JN272876

| 統計ライブラリー

医学への統計学
【第3版】

| 古川俊之
[監修]

| 丹後俊郎
[著]

朝倉書店

第3版への序

　初版『医学への統計学』が，当時，東京大学医学部教授であった古川俊之先生にご指導，ご監修をいただき，1983年9月に刊行され，10年目を迎えた1993年9月には第2版『新版 医学への統計学』が刊行され，30年目を迎えた今年2013年に第3版が刊行される運びとなった．

　この間の医学統計学の進歩はめざましく，新しい方法論やその応用例なども日ごと進歩を遂げている．このような状況のなかで30年もの長い間，本書が今でも読み続けられてきていることは，本書の目指していた「広い意味での医学分野でなにがしかのデータに接する機会の多い人，たとえば，医・理・工学系の学生，研究者，臨床医，臨床検査技師，保健医療の実務家などを対象として，実際に調査・実験を計画し，その過程で得られるデータを扱ううえで基礎となる統計学的な考え方，必要な統計手法を実例とともに解説した医学統計学の入門書」という目的が，読者の皆様の共感を得たものと考えたい．

　初版は筆者が東京都臨床医学総合研究所臨床疫学部に在籍していたころの，共同研究，東京大学医学部学生への教育，医学統計のコンサルテーション，臨床医を対象とした臨床統計学の研修，などの経験から，どちらかというと臨床研究を意識した内容であった．新版では，筆者が国立公衆衛生院疫学部に移ってからの教育・研究活動で経験した疫学研究の事例を加えるとともに，当時の医学研究で問題となっていた統計的諸問題を考慮して，より広範囲な医学研究領域に必要な統計手法の追加を行った．今回の第3版の刊行にあたっては，初版，新版での特徴や本書の目的を保持しつつ，統計学の進歩を意識しながら改訂作業を行った．主な改訂点は次の点である．

　時代がどのように変化しようとも，統計学の基本的な考え方に大きな変化はないものの，統計手法はコンピュータの進歩に伴って，コンピュータ（統計ソフトウェア）を利用しなければ適用できない方法も増えていることは事実である．このような背景から，昨今では統計ソフトウェアの利用を前提にしたテキストが増えてきており，手法の内容を理解せず，機械的にデータを入力し，出力された結果を意味もわからずに写しとる危険な行為が増加している．

　しかし，正しく理解したうえで統計手法を適用することが肝要であるので，第3版でも「原則，手計算により統計手法を理解する」ことをモットーとし，新版の基本構成はほとんどそのまま受け継いだ．ただし，第7章については，疫学系の読者からその物足りなさの指摘を受けていたので，疫学用語の精緻化を含めた大幅な改訂を行っ

た．また，8.5節「経時的繰り返し測定デザイン」については，この分野の最近の方法論の進展に合わせて，かつ，手計算による解析が不可能な分野となっていることを考慮して，統計ソフトウェアを利用した解析を念頭に大幅な改訂を行った．また，他の章・節などについては，筆者が国立保健医療科学院へ移ってからの教育・研究活動，その後の，医学統計学研究センターに移ってからの教育・研究活動での経験から判断して，不要な記述は削除し，必要なものは新しく追加，あるいは，修正するという方針で改訂を行った．

この成否は読者諸賢のご批判を仰ぎたい．

本書が，これまでと同様に，これから医療・医学界を背負っていく人々の統計学的センスを磨き，ひいては，医学研究の発展・医療活動の改善に少しでもお役にたてば幸いである．最後に，第3版への改訂にあたりご尽力をいただいた朝倉書店編集部の関係者の皆様に心からの御礼を申し上げたい．

2013年11月

丹後　俊郎

新版への序

　本書が出版されてからほぼ10年が過ぎたが，読者からお寄せ頂いた批評，本書を利用した教育・研究活動を通して，医学における統計学的な考え方の重要性を普及させるのに少しは貢献できたのではないかと独断と偏見で自負している．

　旧版は，著者の東京都臨床医学総合研究所時代の共同研究，東京大学医学部学生の教育，医学研究における統計学的方法のコンサルテーション，臨床医を対象とした臨床統計学の研修などの経験から，医学統計学に関する入門書の必要性を痛感し，実際に調査・実験を計画し収集したデータを解析する上で必要な統計学的な考え方，手法の適用・解釈上の留意点を実例とともにまとめたものである．したがって，その基本構成は新版にもほとんどそのまま受け継がれている．

　新版では，旧版の基礎の上に，著者が国立公衆衛生院に移ってからの教育・研究活動で経験した事例も多く追加することにより，医学系全般の，より広範囲な領域で，統計学的なアプローチの重要性を解説している．さらに，医学統計学の最近の進展・変化に合わせて，大幅な削除・訂正・追加を行った．とくに，「経時的 repeated measurements design」，「多重比較」，「用量-反応関係の検出」，「交絡因子の調整」，「医学的に意味ある差を積極的に評価する検定」などは新しく独立した章・節として追加した．

　また，最近のコンピューターの発展とともに，なにがしかの統計パッケージが普及しており，わざわざ手計算で解を求める必要性・機会が少なくなっている．また，統計パッケージを利用しないと適用できない手法が増えているのも実状である．したがって，今日のようなコンピューター時代にはもはや計算手順をこまごま説明したテキストは不要であるという意見もあるが，一方で，マニュアルもよく読まず，機械的にデータを入力し，結果だけを意味もわからずにただ写しとる，という危険な傾向が生じており，コンピューターのあまり普

及していない時代には考えられなかったような統計手法の誤用が生じている．結局は，「急がば回れ」，で統計手法をよく理解してから適用することが肝要である．

旧版は，医学生の医学統計学のテキストとしてもよく利用されてきたようである．新版でもテキストとして御利用いただけるように一層の工夫を凝らしたつもりである．ただ，演出問題は載せていないので担当教官のアイデアにお任せしたい．

本書が，これから医療・医学界を背負っていく人々の統計学的センスを磨き，ひいては，医学研究の発展・医療活動の改善に少しでもお役にたてば幸いである．

1993年8月

丹後　俊郎

序

　科学研究はまず仮説にもとづいて対象を適当な規模のモデルに切り出し，モデルの性質を実験と観測によって調べ，その結果を公平客観的な方法で検証して，仮説の妥当性を判断する．この場合，科学的検証の手段として使われるのが統計学である．

　統計学は事象の確率的な生起を前提としている．厳密なはずの科学研究において，仮説の当否を「あいまいさ」を容認した方法で検定するのはいかにも奇妙な感じがある．しかしわれわれが絶対不動の科学法則と考えているものも，無数の実験によって矛盾が発見されなかった結果，万人が信じるに至ったに過ぎない．従って，新しいパラダイムが提唱されて，充分の数の科学者に受け入れられると，過去の科学法則やその上に築かれた体系が根底から否定されるような大変革が起るのである．

　統計学的論証の数学的な構造はまさに無数の実験によって承認されており，今更新しい教科書の必要はないかのように思える．ところが現実には科学の各分野で，分野固有の事例で書かれた統計学の教科書が数多く刊行され，しかもそれぞれが結構重用されている．その理由は統計学の骨格が数学によって記述されているにもかかわらず，数学の学問体系のなかでは，甚だ応用的，世俗的であるためと思われる．つまり数学を使って統計理論を説明することは最も正確であり，執筆者にとって容易でもあるが，読者のほとんどは理解できないのである．このために，検定すべき仮説の性質を具体的に説明した教科書が必要となり，当然のことながら専門分野ごとの良い事例を選ぶことが肝要となる．

　本書は以上のような視点から，とくに臨床研究者の要望を意識して書かれた統計学テキストである．数式による説明はむしろ少な過ぎるとさえ思われるが，数式に頼るのは安易であり使わない方が執筆の苦労は大きい．事例は選りすぐられたものばかりで，サイコロ，トランプ，コイン投げ，碁石の黒白などといった例は一切ない．農作物の品種と収量，テントウムシの斑点の分布，ヒ

キガエルの幼生の発達段階，国語学力と入学試験の関係，遺伝形質の出現比率，走幅跳の記録と身長・体重の関係，機械の故障率の有意差などは医学研究者向けの類書によくみられるが，これらはいずれもそれぞれの専門分野では興味をひく事例であっても，医学研究者にとっては仮説の持つ意味も重要性もわからない．本書にこうした事例がひとつも引用されていないことは，目次のあとの事例一覧を見れば一目瞭然である．

　著者の深い配慮と再々にわたる推敲によって，本書は一日を費やさずして読了できる親切な内容となった．統計学は現代の科学研究に欠くことのできない道具であり，判断の装置である．敢えて刺激的な言葉を使うと，本書の内容を理解できる程度の統計・数理は科学研究者としての生存条件である．医学の客観性をたかめることを志す人々に，統計学の手ごろな解題書としての活用を望むものである．

　1983年8月

古川　俊之

目　　次

事例一覧 ·· xii

1. **医学と統計学** ··· 1
   1.1 医学と統計学 ··· 1
      1.1.1 動物実験と臨床試験 ··· 1
      1.1.2 病歴研究 ··· 2
      1.1.3 コホート研究と患者-対照研究 ·· 3
      1.1.4 横断的研究と縦断的研究 ··· 5
      1.1.5 交絡因子 ··· 5
   1.2 医学でよく使用される統計学的方法 ·· 6

2. **医学データの整理** ·· 9
   2.1 大局的性質の把握――視覚的表示の利用 ··································· 9
      2.1.1 ヒストグラム ··· 9
      2.1.2 散布図 ··· 11
      2.1.3 分割表 ··· 12
   2.2 統計量の計算 ··· 13
      2.2.1 平均, 分散, 標準偏差 ·· 13
      2.2.2 標準誤差 ··· 15
      2.2.3 変動係数 ··· 16
      2.2.4 中央値, パーセント点――平均値±標準偏差の代わりに ······ 17
      2.2.5 箱ヒゲ図 ··· 20
      2.2.6 最頻値 ··· 20
      2.2.7 相関係数 ··· 21
      2.2.8 回帰直線 ··· 25

3. **統計学的推測の基礎** ·· 27
   3.1 母集団と標本 ··· 27
   3.2 母集団の分布型 ·· 28
      3.2.1 正規分布 ··· 29

	3.2.2	正規性の確認	31
	3.2.3	対数正規分布	33
	3.2.4	二 項 分 布	36
	3.2.5	Poisson 分布	38
	3.2.6	負の二項分布	40
	3.2.7	その他の分布型	41
3.3	推定の考え方	41
	3.3.1	標準誤差と信頼区間	41
	3.3.2	最尤推定値	43
3.4	仮説検定の考え方	44
	3.4.1	帰無仮説と対立仮説	44
	3.4.2	片側検定と両側検定	45
	3.4.3	検定統計量と有意水準	46
	3.4.4	正しい仮説を棄却する危険と誤った仮説を採択する危険	48
3.5	検定統計量の従う分布のパーセント点の読み方	50
	3.5.1	標準正規分布	50
	3.5.2	χ^2 分 布	51
	3.5.3	t 分 布	52
	3.5.4	F 分 布	53

4. 飛び離れたデータの Grubbs-Smirnov 棄却検定 …………… 56

5. 平均値に関する推測 …………………………………………… 60

5.1	正規母集団の母平均 μ に関する推測	60
	5.1.1	母平均 μ の信頼区間	60
	5.1.2	母平均 μ の検定	63
5.2	二つの母平均の差の検定——2 標本の差の検定	64
	5.2.1	対応のない場合——独立な 2 標本	66
	5.2.2	対応のある場合——たとえば薬の投与前後の 2 標本	74
5.3	二つの母平均の差の信頼区間	78

6. 相関係数と回帰直線に関する推測 …………………………… 80

6.1	相関係数の検定と信頼区間	80
	6.1.1	母相関係数 ρ の検定	81
	6.1.2	母相関係数 ρ の信頼区間	82

6.1.3	二つの母相関係数の差の検定	83
6.1.4	Spearman の順位相関係数	84
6.2	回帰直線の検定と信頼区間	86
6.2.1	母回帰係数 β の検定と信頼区間	88
6.2.2	母回帰係数 α の検定と信頼区間	91
6.2.3	二つの母回帰直線の差の検定	92
6.2.4	予測値と予測区間	97

7. 頻度に関する推測 …… 100

7.1	proportion と rate	100
7.2	母比率 p に関する推測	101
7.3	二つの母比率の差の検定と信頼区間	103
7.4	2×2 分割表の χ^2 検定	105
7.5	Fisher の正確な検定	106
7.6	対応のある場合の二つの母比率の差の検定と信頼区間	108
7.7	適合度の χ^2 検定	111
7.8	罹患率,死亡率に関する推測	114
7.9	罹患率,死亡率の差と比に関する推測	119
7.10	疫学研究と疫病発生リスクの比較指標	122
7.10.1	コホート研究	122
7.10.2	患者-対照研究	125
7.10.3	横断的研究	134
7.11	順序カテゴリー変数に基づく 2 群の差の Wilcoxon の順位和検定	135

8. 実験計画法——分散分析 …… 139

8.1	基本的な考え方	140
8.2	完全無作為化法	141
8.2.1	一元配置分散分析	142
8.2.2	正規性・等分散の確認	147
8.2.3	Kruskal-Wallis の順位検定	149
8.3	完備乱塊法	150
8.3.1	分散分析	150
8.3.2	Friedman の順位検定	154
8.4	ラテン方格法	155
8.5	経時的繰り返し測定デザイン	159

8.5.1　基本的なデザイン ……………………………………… 161
　　8.5.2　経時的繰り返し測定データの分散分析 ………………… 163
　　8.5.3　ベースラインデータを共変量に入れた共分散分析 …… 168
　　8.5.4　経時的変動パターンの個人差が大きい場合 …………… 170

9. 標本の大きさの決め方 ………………………………………………… 172
　9.1　推定精度 ……………………………………………………… 173
　　9.1.1　母平均の推定 ……………………………………………… 174
　　9.1.2　母比率の推定 ……………………………………………… 174
　9.2　母平均に関する検定 ………………………………………… 174
　　9.2.1　二つの母平均の差の検定 ………………………………… 174
　　9.2.2　一つの母平均の検定 ……………………………………… 178
　9.3　母比率に関する検定 ………………………………………… 179
　　9.3.1　二つの母比率の差の検定 ………………………………… 179
　　9.3.2　一つの母比率の検定 ……………………………………… 182

10. 生存時間に関する推測 ………………………………………………… 184
　10.1　生存率曲線 …………………………………………………… 184
　10.2　生存率の Kaplan-Meier の推定法 ………………………… 186
　10.3　2群の生存時間の差の検定——Peto & Peto の log-rank 検定 … 191
　10.4　Cox の比例ハザードモデル ………………………………… 194

11. 多重比較 ………………………………………………………………… 200
　11.1　母平均の多重比較 …………………………………………… 200
　　11.1.1　等分散・正規性が仮定できる場合 ……………………… 200
　　11.1.2　等分散・正規性が仮定できない場合 …………………… 204
　11.2　母比率の多重比較 …………………………………………… 207
　11.3　順序カテゴリー変数に基づく多重比較 …………………… 209

12. 用量-反応関係の検出 …………………………………………………… 211
　12.1　反応が計量値の場合 ………………………………………… 211
　　12.1.1　回帰分析 …………………………………………………… 211
　　12.1.2　Jonckheere の順位和検定 ………………………………… 213
　12.2　反応が計数値の場合——Mantel-extension 法 …………… 215
　12.3　Poisson trend 検定 …………………………………………… 218

13. 交絡因子の調整 ……………………………………………………… 220
13.1 共分散分析 ……………………………………………………… 220
13.2 層別 2×2 分割表に対する Mantel-Haenszel 法 ………………… 224
13.3 層別 2×k 分割表に対する Mantel-extension 法 ………………… 227
13.4 ロジスティック回帰分析 ……………………………………… 229

14. 医学的に意味ある差を積極的に評価する検定──Δ 検定 ……… 236
14.1 二つの母平均の差の検定 ……………………………………… 237
  14.1.1 医学的に無意味な差を統計学的に有意としない Δ 検定 …… 237
  14.1.2 同等性，非劣性の Δ 検定 ………………………………… 239
14.2 二つの母比率の差の検定 ……………………………………… 240
  14.2.1 医学的に無意味な差を統計学的に有意としない Δ 検定 …… 240
  14.2.2 同等性，非劣性の Δ 検定 ………………………………… 241
  14.2.3 非劣性検定での交絡因子の調整 …………………………… 242
  14.2.4 信頼区間との対応 …………………………………………… 243

15. 多変量解析 ……………………………………………………… 246
15.1 基本的な考え方 ………………………………………………… 247
15.2 適用上の問題点 ………………………………………………… 250
15.3 重回帰分析 ……………………………………………………… 251
  15.3.1 重相関係数と寄与率 ………………………………………… 251
  15.3.2 回帰係数の t 値 …………………………………………… 252
15.4 判 別 分 析 ……………………………………………………… 253
15.5 ロジスティック回帰分析 ……………………………………… 256

数 値 表 …………………………………………………………………… 259
索　　　引 …………………………………………………………………… 281

事 例 一 覧

第 1 章
　慢性肝炎に対するグリチロン錠二号の二重盲検臨床比較試験 …………… 表 1
　受動喫煙と肺がんに関するコホート調査 ……………………………………… 図 2
　学童を対象としたインフルエンザ予防接種の効果に関する調査 ………… 表 4

第 2 章
　新生児の血糖値 ……………………………………………………………………… 表 6
　コラーゲン添加時血小板 ATP 放出量と凝集能との関係 …………………… 表 8
　健常男性の血清ナトリウム ……………………………………………………… 表 9
　健診センターの尿酸・尿素窒素・総コレステロールの精度管理 ………… 表 10

第 3 章
　健常成人の血清アルブミンの分布 ……………………………………………… 図 15
　健常成人の GPT の分布 ………………………………………………………… 図 19
　東京都における日別喘息死亡数の分布 ……………………………………… 例題 3.5
　インフルエンザ様風邪による欠席日数の分布 ……………………………… 図 25
　原因不明の急性出血性腸炎と薬剤性腸炎の嫌気性菌数 …………………… 表 15

第 4 章
　ラットの血清総コレステロール ……………………………………………… 例題 4.1
　頭髪水銀量 ………………………………………………………………………… 例題 4.2

第 5 章
　腎機能障害患者の血清クレアチニン ………………………………………… 例題 5.1
　肝炎患者の ALP …………………………………………………………………… 例題 5.2
　人工透析患者と健常者の IgG …………………………………………………… 例題 5.5
　人工透析患者と健常者の B-cell 免疫グロブリン生成 ……………………… 例題 5.6
　飲酒・非飲酒群の γ-GTP …………………………………………………… 例題 5.7
　眼科患者の水晶体の厚さ ………………………………………………………… 例題 5.8

第 6 章
　健診センター受診者 Hb, Na, UA, Alb, T-Chol の相関 …………………… 例題 6.1
　健診センター受診者の UA と Alb の相関の性差 ………………………… 例題 6.3
　3〜4 歳児齲蝕歯保有率と罹患率との関連 …………………………………… 例題 6.4
　カドミウム作業者の血中 Cd と血中 β_2-MG の相関 …………………… 例題 6.5

事 例 一 覧　　　　　　　　　　xiii

大気汚染物質 NO_2 と気管支炎症状の地域差…………………………………… 例題 6.7

第7章

大気汚染と持続性咳嗽………………………………………………………………… 例題 7.2
狭心症に対する2種類の β ブロッカーの治療効果の比較 ………………… 例題 7.3
心筋梗塞と牛乳抗体の有無………………………………………………………… 例題 7.4
血清 IgE 抗体の定量検査，RAST 法とスクラッチ法の比較………………… 例題 7.7
アセブトロールの狭心症に対する治療効果…………………………………… 例題 7.8
幽門狭窄症の性差…………………………………………………………………… 例題 7.9
職業と気管支炎の既往歴の有無………………………………………………… 例題 7.10
急性白血病の発症と季節変動…………………………………………………… 例題 7.11
アスベスト工場従業員における胸膜中皮腫死亡……………………………… 例題 7.12
運航常務の健康影響………………………………………………………………… 例題 7.14
喫煙と虚血性心疾患死亡との関連……………………………………………… 例題 7.15
肉類摂取頻度と膵臓がん死亡率との関連……………………………………… 表 37
喫煙と関連する特定死因別死亡率……………………………………………… 例題 7.16
心筋梗塞後の2次予防としての β ブロッカーの長期投与試験 …………… 例題 7.17
女性の喫煙と肺がん………………………………………………………………… 例題 7.18
乳がん患者と肥満度指数………………………………………………………… 例題 7.20
直腸がん患者とタマネギ接種…………………………………………………… 例題 7.21
中学生のビタミン A 摂取量と生理的愁訴発現との関連……………………… 表 49
降圧剤ブラゾシンの改善度……………………………………………………… 例題 7.22

第8章

ネズミの発育と食餌接種量……………………………………………………… 例題 8.3
成長ホルモン刺激剤のブタの体重に及ぼす効果……………………………… 例題 8.5
睡眠下暗示と皮膚電位…………………………………………………………… 例題 8.6
刺激に対するサルの反応の差…………………………………………………… 例題 8.7

第9章

血清コレステロールの地域差を検討するための標本数……………………… 例題 9.3
C 型慢性肝炎の臨床比較試験の症例数の設計………………………………… 例題 9.4
未熟児分娩産婦の年齢差を検討するための標本数…………………………… 例題 9.5
二重盲検臨床比較試験で新薬の薬効検定をする場合の両群の大きさ…… 例題 9.6
発がん抑制物質の作用効果を検討するためのラットの頭数………………… 例題 9.7
スギ花粉症鼻炎発生の有意差検出のための標本数…………………………… 例題 9.8

第10章

急性白血病患者の 6-MP，プラセボ群の生存時間…………………………… 例題 10.1

肝硬変患者に対するプレドニソン療法の予後……………………………………… 例題 10.3
第 11 章
　　うっ血性心不全，右心室肥大を誘発させた動物実験における心拍数の
　　比較……………………………………………………………………………………… 例題 11.1
　　PLA$_2$ 値 (active pancreatic) (%) の比較…………………………………………… 例題 11.2
　　初回献血者の C100-3 抗体陽性率の地域比較……………………………………… 例題 11.3
第 12 章
　　ラットを用いた動物実験における赤血球数………………………………………… 例題 12.1
第 13 章
　　成人健診データによる血圧の地域比較……………………………… 表 110, 例題 13.1
　　コーヒー接種と膵臓がん……………………………………………… 表 112, 例題 13.2
　　小児の歯磨きと齲歯との関連………………………………………………………… 例題 13.3
　　自動車排気ガスの健康影響…………………………………………………………… 例題 13.5
第 14 章
　　インフルエンザ予防接種の効果……………………………………………………… 例題 14.1
　　B 型慢性肝炎に対するインターフェロンの臨床比較試験における
　　非劣性検定……………………………………………………………………………… 例題 14.2
　　皮膚真菌症 (足白癬) に対するクリーム剤の二重盲検臨床比較試験
　　の非劣性検定…………………………………………………………………………… 例題 14.3
第 15 章
　　生化学・血液学的成分からがん重量を推定する重回帰式………………………… 例題 15.1
　　分娩難易度を予測する判別式………………………………………………………… 例題 15.2
　　特発性血小板減少性紫斑病における術前の摘脾効果の予測について…………… 例題 15.3
　　中学生の愁訴出現に関与する食生活因子…………………………………………… 例題 15.4

1. 医学と統計学

1.1 医学と統計学

　医学研究は本質的に実験科学であり，広い意味で，生体システムもしくは，それをとりまく環境における因果関係を究明することを目的としている．したがって，そのためには

1) 新しい**仮説の設定**(hypothesis generation)
2) 必要な**データの収集**(data collection)
3) データに基づく**仮説の検証**(hypothesis testing)

という，科学研究の基本的サイクルに従って，対象に積極的に働きかける必要がある．しかし，ヒトを対象とする研究分野では，対象の利益を損なうことなく研究が遂行されねばならず，この特殊性のため，いくつかの研究方法のタイプが工夫されている．以下に，代表的な方法を簡単に紹介しよう．

1.1.1 動物実験と臨床試験

　ヒトを究極の研究対象とする医学研究において，ある意味で完全な実験が行えるのは，"**動物実験**"が可能な基礎医学系の分野であろう．これは，観察対象に影響を与えると思われる因子群をあらかじめ管理することにより，因子の影響を計画的に観察するもので，この方法は，与えられた因果関係に対して適用範囲は動物に限定されるものの最も科学的な客観性の高い結論を導き出せるものである．ここに，統計学でいう，"**実験計画法**(design of experiments)"の考え方が適用できる(第8章参照)．

　しかし，臨床医学系の患者を対象とした研究分野では倫理上の観点から，完全な'人体実験'は不可能であり，かなり制約を受けた'実験'または'試験'が行われうるにすぎない．この代表が，"**臨床試験**(clinical trial)"である．動物実験の成績などにより，有効と思われる因子だけを作用させることによりその効果をみる方法である．患者の**無作為抽出**(random sampling)は一般に不可能であるが薬物などの作用因子の**無作為割付け**(random allocation)が要求される．今日，多用されている**二重盲検法**(double blind test)は，無作為割付け・評価の客観性を特に重視したやり方で，作用因子の実行にあたる医師も，どの因子をどの患者に割り付けるのかはまったく知ら

表 1 慢性肝炎に対するグリチロン錠二号の二重盲検法による臨床試験の有用性の比較(矢野ら[9])

薬剤	有用性分類							計
	きわめて有用	かなり有用	やや有用	有用と思われない	やや好ましくない	かなり好ましくない	非常に好ましくない	
グリチロン	5	20	35	34	6	3	2	105
プラセボ	3	9	24	48	15	3	1	103

Wilcoxon 順位和検定　$Z=3.17$(両側 $p<0.01$)

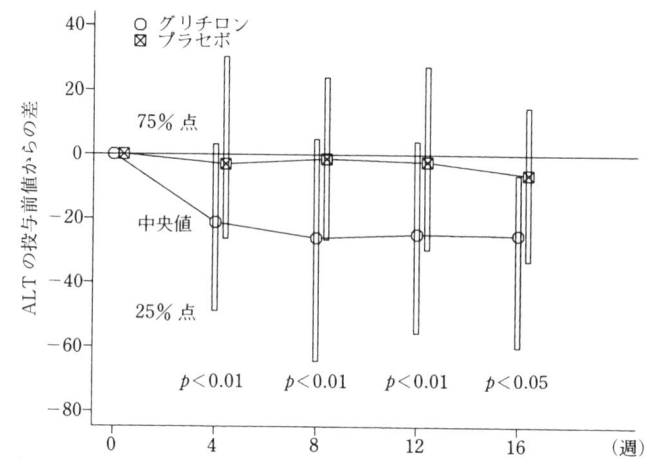

図 1 慢性肝炎に対するグリチロン錠二号の無作為化比較試験における ALT 値の変動
投与前値を 0 とする. 時点ごとの比較は Wilcoxon の順位和検定(Bonferroni 型多重比較を適用)

ず, 第三者が割付けを計画するというものである. 二重盲検法を伴う**無作為化比較試験**(RCT, randomized controlled trial)は, 適切に実施すれば, 最も質の高い科学的根拠が得られる研究デザインであるといわれている.

それだけに, 対象症例の選択基準, 評価指標・評価時点(endpoint), 必要症例数, 解析方法を明記した**プロトコール**を事前に作成し参加施設の医師に十分に理解してもらう必要がある. 評価の具体例として, 慢性肝炎に対するグリチロン錠二号の二重盲検法による臨床試験[9]の有用性の評価, 肝機能検査, ALT の投与後 16 週までの経時的変動パターン(投与直前値からの差)の比較の例を表 1, 図 1 に示そう.

1.1.2 病歴研究

倫理上の問題から十分な'実験'が計画できない臨床・疫学系の分野では, '調査'研究が多用される.

臨床におけるこの種の研究が, **病歴研究**(case-history study)または**観察研究**

表2 ある病院で疾患Xとの併発の頻度が疾患Aに特に高いか否かを調査するために患者記録を整理した結果

	疾患Xとの併発	対象数	疾患Xの併発率	χ^2検定
疾患A	72	612	11.3%	$\chi^2=23.9$
疾患A以外	37	127	29.1%	$p<0.001$

検定結果は高度に有意である.しかし,疾患によって病院を訪れる割合が異なる(selection bias),したがって併発率が病院により大きく異なる可能性が高いので,この種の病院情報をもとにした調査結果からの推論は困難である.

(observational study)といわれるものである.これは,ある病院に来院した患者集団を対象として,ある特定の疾患の病歴を調査することにより,そのなかから臨床的に有効な知見を得ようとする試みである.もちろん,この研究には,将来に向けての予後追跡調査も含まれるが,ほとんどは,事後的に過去もしくは現在の記録を調査するものである.このような事後的でしかも計画的とはいいがたい,偶然性に左右されやすい研究では,統計表・図はできても,そのデータに基づいた統計学的推測が困難な場合が少なくない.なぜなら,次に示すような問題点が存在するからである.

1) 来院患者のデータを対象にするので,標本の想定する母集団(対象疾患)からの標本(患者)の代表性,無作為性(randomness)が問題となり,結果の一般化には注意しなければならない(selection bias).この意味では,厳密には,統計学的検定の適用が困難な領域であるともいえる.
2) 他の死因による死亡,転移,来院せず,などの症例の欠落,また,病歴の不備による情報の欠落などによって,必要な症例が揃わない.
3) 事後的に分類される患者群の比較可能性も大きな問題である.つまり,患者の背景因子(重症度,腫瘍の数,治療にあたった医師の腕前)などの分布の違いが結果に大きな影響を与える可能性が否定できず,この場合には,その影響(交絡因子)の有無を検討し,必要ならば調整しなければならない(層別化,多変量解析の必要性).しかし,それが困難な場合も少なくない.
4) 事後的に分類して比較しようとするために,例数が偏る(一方が極端に少なすぎる),例数が少なくなる,など推測効率が劣る場合が多い.

たとえば,表2に示す病歴情報をもとにした合併に関する調査は,選択バイアス(selection bias)が大きく作用し,推論の困難な調査の典型である.

1.1.3 コホート研究と患者-対照研究

非実験的な調査研究においても,自然に存在する'擬似的実験的環境'を上手に利用することにより,ある程度の原因-結果に対する統計的関連性を検出することが可能である.その方法としてコホート研究と患者-対照研究がよく用いられる.

コホート研究(cohort study)は別名,**前向き研究**(prospective study)または**追跡研**

表 3 喫煙と肺がんの関連性を調べるための 2×2 分割表

因子＼結果		肺がんの有無		計
		あり	なし	
喫煙	あり	A	B	$A+B$
	なし	C	D	$C+D$
計		$A+C$	$B+D$	$A+B+C+D$

究(follow-up study)ともよばれているもので，原因と考えられる因子の有無によって構成された二つの群を長期間追跡し，因子ありの群が，なしの群に比べ，ある結果を生ずる危険性が大きいか否かを観察するものである．表 3 に示された喫煙と肺がんの関連の例でいえば，喫煙者群 $A+B$ と非喫煙者群 $C+D$ を長期間追跡し，両群の肺がんに罹患した割合，つまり $A/(A+B)$ と $C/(C+D)$ を比較する方法である．この両者の割合の比を**相対危険度**(relative risk)とよび，喫煙者群が非喫煙者群に対して何倍の肺がんへのリスクを有しているかを表す尺度である．また，この割合の差を**寄与危険度**(attributable risk)といい，表 3 の例では，肺がんに罹患した割合の喫煙因子だけによると思われる部分を表す尺度である．図 2 には受動喫煙に関するコホート研究の事例を示す．

患者-対照研究(case-control study)は別名，**後ろ向き研究**(retrospective study)ともいわれ，コホート研究とは逆に患者群と非患者群につき原因と思われる因子を有する割合を比較するものである．表 3 の例では，肺がん患者群 $A+C$ と肺がんに罹患していない対照群 $B+D$ の集団を慎重に設定し，これら対象者の過去の記録から喫煙者の割合を調べ，**オッズ比**(odds ratio) AD/BC を推定する方法である．この場合，対照群は患者群に対応して決定されることが多いので，$A/(A+B)$ と $C/(C+D)$ は意味を

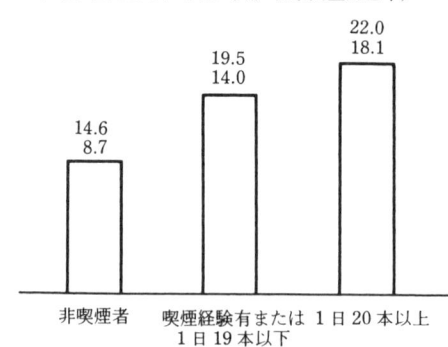

図 2 コホート研究により夫の喫煙習慣別に調べた妻の肺がん死亡率(1 万人当たり)(Hirayama[4]より)
非喫煙者を夫にもつ妻の肺がん死亡の危険度を 1.00 とすると，1 日 19 本以下の粗相対危険度は 1.33，20 本以上では 1.51 と用量-反応関係がみられる．しかし，交絡因子(年齢，夫の職業)を調整した調整死亡率で計算すると，それぞれ 1.00，1.61，2.08 となり，より顕著な用量-反応関係がみられる．交絡変数を調整した用量-反応関係の有意性は，Mantel-extension 法などで解析できる(第 13 章参照)．

なさないことに注意しなければならない．稀な疾病の罹患，死亡を扱う限りオッズ比は近似的に相対危険度と等しい(第7章参照)．

なお，調査研究においても，臨床試験と同様に処置の無作為割付けを行ってその効果を評価する**介入研究**(intervention study)がある．

1.1.4 横断的研究と縦断的研究

医学研究は，また，時間の要素を含めるか否かによって，**横断的研究**(cross-sectional study)と**縦断的研究**(longitudinal study)の二つに分類することもできる．

たとえば，小児の発育状況を調べる研究で，年齢ごとに集団の平均値などで観察するやり方は横断的であり，各個人ごとの発育曲線などのパターンを検討するやり方は縦断的である．両者では研究の目的も自ずと異なっているはずである．また，予後追跡調査，コホート研究は本質的に縦断的研究に属し，住民の健康調査，症状調査などは横断的研究に属する．

1.1.5 交絡因子

いかに工夫された調査であっても，無作為化(randomization)に基づく'割付け'が困難である調査研究などでは，**交絡因子**(confounding factor)の調整は'見かけの現象'による誤った解釈を防ぐ意味できわめて重要である(第13章参照)．

たとえば，表4に示した例は，学童を対象としたインフルエンザ予防接種に関する調査結果である．一般に，学童一人一人に，予防接種を受けるか否かを臨床試験のように無作為割付けをすることは不可能である．したがって，接種の効果を検討するために，インフルエンザシーズンが終了した時点で調査を行い，自らの意思(保護者の意思)で予防接種を受けた群と受けなかった群に分類し，表4に示すような接種の効果の指標(ここでは，インフルエンザ様風邪欠席日数)を単純に比較することが多い．この事例では，2回接種群と非接種群との間に高度な有意差が検出された．

しかし，図3に示すとおり，2回も接種できる群に健康な学童(他の病欠席の数が少ないという意味で)が多く集まっているのに対し，非接種群では，体調不良，禁忌，などのいずれも2回接種群より健康でない学童が多く集まっていることがわかる．しかも，健康な学童ほどインフルエンザ様風邪の欠席日数が減少していることが顕著であ

表4 インフルエンザ予防接種の見かけの効果について(丹後ら[8])

	2回接種	1回接種	非接種
解析対象数	5115	1482	9038
欠席日数 平均	0.704	0.906	0.883
標準誤差	±0.024	±0.049	±0.019

小学生を対象とした予防接種回数別の，インフルエンザ様風邪による平均欠席日数を比較した結果である．2回接種群と非接種群との間に高度な有意差が検出された．
2回接種群と非接種群との比較：
t検定の$t=5.73$；Wilcoxonの順位和検定$Z=5.76$，いずれも両側検定，$p<0.00000001$

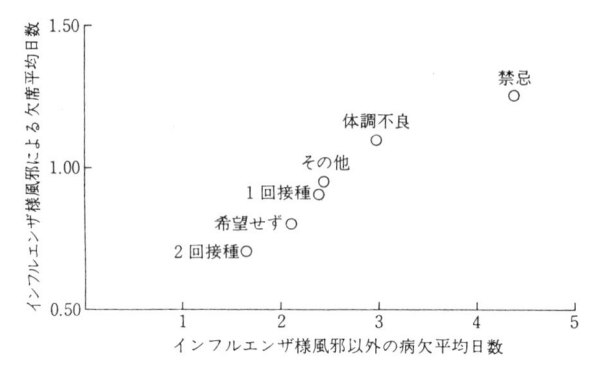

図3 インフルエンザ様風邪による平均欠席日数とそれ以外の平均病欠日数の関連[8]

る．つまり，表4の予防接種の効果は健康度に交絡した'見かけの効果'である可能性が高いことを示唆している．したがって，そのことを確認するためには，この交絡因子を，解析で調整する(層別解析，多変量解析)必要があることを強く示している．この場合は，調整すると表4の有意差は消えてしまうのである[8]．

1.2 医学でよく使用される統計学的方法

現在の日本の医学においては，残念ながら，統計学的方法の重要性への認識が一般に高いとはいえない．素性を明確にしないまま，得られたデータから慣習的に，平均値，標準偏差，相関係数などを計算して，必要ならば代表的な t 検定を行って論文作成へ…，と考えている研究者が大部分を占めている，といったらいいすぎであろうか．医学研究では，統計解析を含めた研究デザインを詳細に検討し，整理した研究プロトコールの作成がなにより重要であることをよく理解する必要がある．丹後[10]を参照していただきたい．

そこで，この種の問題に関する日本の'後進国性'を示す一つの資料として，医学論文に現れた統計手法の日米比較調査結果[7]の一部を紹介しよう．それは表5に示すように，日米双方の代表的な週刊医学雑誌のなかから"New England Journal of Medicine"と「医学のあゆみ」を取り上げ，1979年1～12月でに掲載された，前者については"Original Articles"150題，後者に関しては「あゆみ」と「短報」を合わせた357題について調査した結果である．この二つの雑誌の性格の違いから直接に同じレベルでの比較にはならないが，この表に示された数字をみてどのような感想をもつであろうか．医学統計学に対する考え方，もっと根本的には，医学教育制度の差を歴然と表現しているものととらえることができよう．現在も状況はあまり変わっていない．

たとえば，全体的にみた場合，"New England Journal of Medicine"に載る論文は平

表 5 "New England Journal of Medicine" と「医学のあゆみ」に掲載された論文に使用された統計学的方法の比較(1979年1月～12月の1年間)(丹後[7] より)

統計学的方法	New Engl. J. Med. 頻度	医学のあゆみ 頻度
2群の差の検定		
t検定(対応の有無も含めて)	53(35.3/23.5)	88(24.6/64.7)
Wlicoxon順位和検定	13(8.7/ 5.8)	1(0.3/ 0.7)
Wlicoxon符号付順位和検定	11(7.3/ 4.9)	1(0.3/ 0.7)
符号検定	1(0.7/ 0.4)	0
Kolmogorov-Smirnov検定	1(0.7/ 0.4)	0
相関係数と回帰分析		
Pearsonの相関係数 r と $y=a+bx$	24(16.0/10.6)	37(10.3/27.2)
Spearman順位相関係数	6(4.0/ 2.7)	0
重回帰分析	4(2.7/ 1.8)	2(0.6/ 1.5)
分割表に関する検定と推定		
通常の χ^2 検定	34(22.7/15.0)	7(2.0/ 5.1)
Fisherの直接確率計算法	13(8.7/ 5.8)	0
McNemar検定(対応がある場合)	3(2.0/ 1.3)	0
相対危険度推定のMantel-Haenszel法	6(4.0/ 2.7)	0
相対危険度推定の他の方法	13(8.7/ 5.8)	0
分散分析と共分散分析		
分散分析	9(6.0/ 4.0)	0
共分散分析	3(2.0/ 1.3)	0
多変量分散分析	1(0.7/ 0.4)	0
生存曲線の問題		
生存曲線作成のためのKaplan-Meier法	7(4.7/ 3.1)	0
生存曲線の差の検定としてのlog-rank検定	5(3.3/ 2.2)	0
生存曲線の差の検定としての他の方法	2(1.3/ 0.9)	0
Coxの比例ハザードモデル	3(2.0/ 1.3)	0
正規性の検定	6(4.0/ 2.7)	0
多量ロジスティック関数を用いたリスクファクター分析	2(1.3/ 0.9)	0
その他	6(4.0/ 2.7)	0
(統計パッケージを利用したか)	4(2.7/ －)	1(0.3/ －)
使用された統計手法の総数	226(150.7/100)	136(38.1/100)
調査した論文数	150	357

注1) 頻度の次の欄の(A/B)のパーセントの意味は，A:頻度の調査した論文数に対する割合，B:頻度の使用された統計手法の総数に対する割合

注2) Wilcoxon順位和検定はMann-Whitney U 検定ともよばれる．

均1.5のなんらかの統計手法を使用しているのに対し，「医学のあゆみ」のそれは，平均0.38の数しか統計手法が用いられていない．また，使用された手法の総数に対する各手法の割合を比較してみると，t 検定，相関係数，単回帰直線，分割表の χ^2 検定の占める割合が "New England Journal of Medicine" では49.1%とほぼ半数であるのに対し，「医学のあゆみ」ではほぼ97%とこれらの手法しか使用されていないという現状が理解できよう．単に量的だけではなく，質的な差も明白に存在するのである．高度な統計学的方法を利用することが質の高い医学研究である保証はないが，問題の種類によって適切な統計学的方法の選択が行われている点は注目すべきである．

この差が生じた原因の一つには，米国の総合大学，医科系大学の多くに Dept. of Biostatistics または，Dept. of Medical Statistics があり，医学部との深い交流のなかで数多くの学際的協同研究が行われているのに対し，日本にはこの種の Department が皆無であったという制度上の問題が考えられる．現在では Biostatistics 関連の学科，講座が増えつつあるが，この問題は，医学研究自体の質の差にもつながる重大な問題である．

もちろん，使用される統計手法の数が増加すればそれだけ誤用が増加するわけであり，したがって米国の現状も必ずしも楽観視できるものではなく，種々の問題点が指摘されてはいるが[3]，ともかく日本はそれ以下である．

この結果として，日本の医学研究者の間には

1) 2群間に差がある ⇔ t 検定で有意である
2) 二つの変量間に相関がある ⇔ Pearson 積率相関係数(通常の r)が有意である

という迷信(?)が浸透している．これは，一つの事実として正しく認識し，これを少しでも改善する方向へ研究者個々のベクトルを転換していくべきであろう．

参　考　文　献

1) Altman, D.G. and Bland, J.M. (1991). Improving doctor's understanding of statistics (with discussions). *J. Royal Statist. Soc.*, Series A, **154**, 223-267.
2) Feinstein, A.R. (1977). *Clinical Biostatistics*. Mosby.
3) Glantz, S.A. (1980). Biostatistics: How to detect, correct and prevent errors in the medical literature. *Circulation*, **61**, 1-7.
4) Hirayama, T. (1981). Non-smoking wives of heavy smokers have a higher risk of lung cancer: a study from Japan. *British Med. J.*, **282**, 183-185.
5) Rothman, K.J., Greenland, S. and Lash, T.L. (2008). *Modern Epidemiology*, 3rd Edition. Lippincott Williams & Wilkins.
6) Altman, D.G. (1999). *Practical Statistics for Medical Research*, Chapter16. Chapman & Hall/CRC.
7) 丹後俊郎(1981). 医学で要求される統計計算．応用統計学，**9**，141-158.
8) 丹後俊郎，里見　宏，山岡和枝，母里敬子(1990)．インフルエンザ予防接種の効果について―見かけの効果の検出―．日本公衆衛生学雑誌，**37**，967-978.
9) 矢野右人，鈴木　宏，熊田博光，清水　勝，林　直諒，丹後俊郎(1989)．慢性肝炎に対するグリチロン錠二号の二重盲検法による治療効果の検討．臨床と研究，**66**，2629-2644.
10) 丹後俊郎(1998)．統計学のセンス―デザインする視点，データを見る目―，医学統計学シリーズ1．朝倉書店．

2. 医学データの整理

2.1 大局的性質の把握——視覚的表示の利用

集められた医学データを,平均値のような'特性値'に変換する前に,データのバラツキのようすをグラフ化して,視覚的方法で大局性を把握することは重要である.

人間の視覚的認識能力は,パターン認識に関しては,コンピュータの能力よりはるかにすぐれたものである.

本章では,データのグラフ表現のためによく用いられる,**ヒストグラム**(histogram),**散布図**(scatter diagram),さらには定性的なデータの散布図に相当する**分割表**(contingency table または cross table)について簡単に説明しよう.

2.1.1 ヒストグラム

1変量のデータに対するグラフ表現が,ヒストグラムであり
1) データの分布状況の把握,対称形か否か
2) 飛び離れたデータの検出

などが視覚的に簡単に行える.

表6に示した新生児60名の血糖値(mg/dl)のデータを例にとり,ヒストグラム作成の手順を説明しよう.

1) まず最小値と最大値を探す.この例では最小値は 29 mg/dl であり,最大値は 166 mg/dl である.

表6 新生児60名の血糖値(mg/dl)(中山ら[2] より)

98	46	98	136	71	109
33	115	162	67	29	68
36	48	90	58	71	36
79	67	69	61	74	56
59	56	69	71	62	49
102	43	89	65	50	125
67	40	38	93	80	43
146	113	35	78	93	138
64	53	125	81	166	79
30	64	80	150	97	93

2) 階級(区分)の数と幅を決める．階級数は，データ数を n としたとき，$\sqrt{n}+1$ 前後を目安にすればよい．

いまの例では $n=60$ で $\sqrt{60}+1=8.74\cdots$ となるから，ここでは，階級数を 8 としてみる．階級の幅は

$$(最大値-最小値)/階級数=17.12\cdots$$

を参考にして，だいたい 20 mg/dl とすればよいだろう．

したがって，20〜180 を 8 等分することにしてみよう．

3) 表 7 のような，度数分布表を作成する．そこで階級区間が，40.5〜60.4 などのように小数第 1 位まで出していることに注意してもらいたい．これは，40，60 などのデータがどちらの階級に所属するかを明確にするためのもので，測定単位の 1 桁下の位の数字を記入するのが慣例である．しかし，これは必ずそうしなければならないというものではない．

表 7　新生児 60 名の血糖値(mg/dl)の度数分布表

階　級	階級値	度数 (f)	相対度数 ($f/n \times 100\%$)	累積相対度数
20.5〜 40.4	30	8	13.3	13.3
40.5〜 60.4	50	11	18.3	31.7
60.5〜 80.4	70	20	33.3	65.0
80.5〜100.4	90	9	15.0	80.0
100.5〜120.4	110	4	6.7	86.7
120.5〜140.4	130	4	6.7	93.4
140.5〜160.4	150	2	3.3	96.7
160.5〜180.4	170	2	3.3	100.0
計		60	100%	

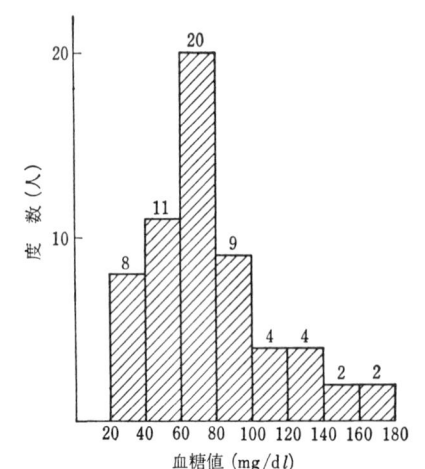

図 4　新生児 60 名の血糖値のヒストグラム

3.1) 階級の代表としての階級の中心値(**階級値**という)を記入する．
3.2) 階級に含まれるデータの度数 f を数える．
3.3) 相対度数 $f/n \times 100\%$ を計算する．
3.4) 度数 f を累積して，累積相対度数を計算する．
4) 最後に階級を x 軸に，度数を y 軸にとり，棒グラフを作成することにより，図4のヒストグラムができ上がる．

図4の例では，特に飛び離れたデータは存在しないが，データの分布の裾が高値の方に伸びた非対称をなしていることが理解できる．データの分布が，対称形か非対称形かを把握することは，統計解析上重要な前処理である(第3章参照)．

2.1.2 散布図

2変量データに対するグラフ表現の一つが散布図である．このグラフを利用することにより

1) 直線性か曲線性かの把握
2) 相関の強さ
3) 飛び離れたデータの検出
4) クラスタリング(集積性)の状況
5) 散布密度

などが一目で理解できる．いくつかの群に分類されているデータを同一平面上にプロットしたい場合には，プロットの記号(○，●，×など)を変えることにより，群の違いを視覚的に認識できる．

適用例として，表8のデータを考えよう．これは，開腹手術を施行した婦人科患者10名の，開腹術前と開腹術2週間後における，コラーゲン添加時の血小板凝集能(%)とATP放出量(10^{-5} M)との関係を示すものである．この2変量データを，術前を●，術後を○の記号でプロットしたのが図5で，x 軸にATP放出量，y 軸に凝集能が

表8 開腹手術を施行した婦人科患者10名のコラーゲン添加時
血小板ATP放出量(10^{-5} M)と凝集能(%)(林ら[1]より)

患者No.	開腹手術前		開腹手術2週間後	
	ATP放出量	凝集能	ATP放出量	凝集能
1	58.3	86	38.1	84.7
2	18.0	82.7	19.6	86
3	29.2	88.5	44.4	81.4
4	11.6	69.2	0.8	4.7
5	15.1	83.7	17.9	82.4
6	19.9	71.3	6.9	43.8
7	14.6	74.3	22.8	80.4
8	5.0	38.0	27.6	87.0
9	12.3	86.4	17.1	86.4
10	9.4	68.5	32.6	84.0

図 5 コラーゲン添加時血小板 ATP 放出量と凝集能との関係

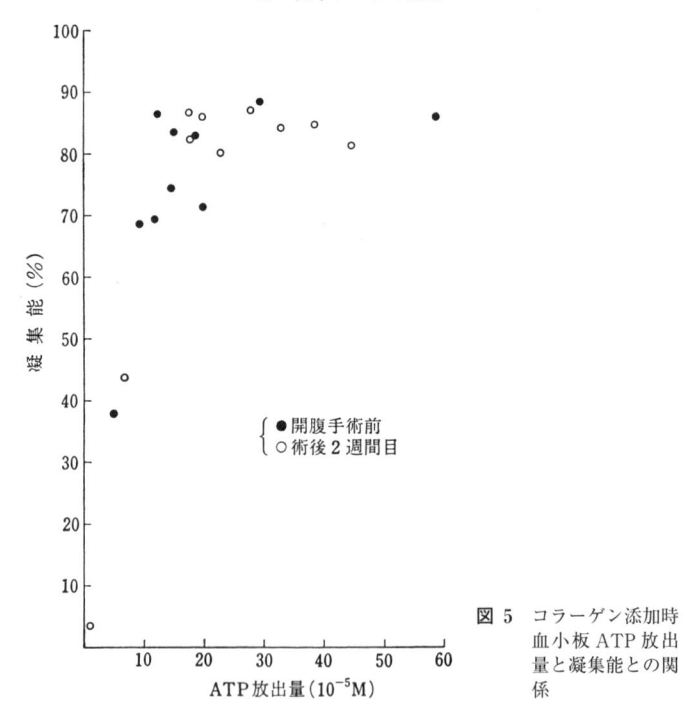

とられている．この図より，この2変量の間には指数関数的な曲線傾向があること，術前，術後とも同じような曲線上にのること，などが把握できる．

散布図の適用範囲は，すでに与えられた2変量相互の関係をみるだけに限られるものではない．第15章でも述べるように医学データは本質的に多変量データであり，標本を構成する個々の個体は多次元空間上の一点に対応していると考えるのが自然である．つまり，このような多次元空間上での点のバラツキを視覚的に認識するために，適当な2次元平面に投影することがよく用いられるが，このような場合にも散布図は非常に重要なグラフ表現となるのである．

2.1.3 分 割 表

分割表は，クロス集計ともいわれ，定性データの散布図に相当するものである．クロス集計は統計表をつくる基本操作であるが，その解釈が，第1章で述べた，喫煙と肺がんの関連性を示す表3の2×2分割表の例のように，研究方法の種類によって異なることがあることに注意すべきであろう．

2.2 統計量の計算

視覚的表示でデータのバラツキの状態(分布)を把握した後で,その状態をいくつかの特性値で表現することを考えてみよう.データのもつ情報がいくつかの特性値に縮約されれば便利であろう.この特性値を統計学用語で**標本統計量**(sample statistic)といい,そのなかでもデータのもっている情報が十分に縮約されている統計量を**十分統計量**(sufficient statistic)という.ここでは代表的な標本統計量のいくつかを説明するが,'標本(sample)' という言葉は原則として省略する.

なお,データの視覚的表示の方法の一つとして,最近**箱ヒゲ図**(box-whisker plot)がよく使われるようになってきており,パーセント点を利用した方法なのでここで紹介しよう.

2.2.1 平均,分散,標準偏差

平均(mean)$\bar{X}$ はデータの代表値の一つであり,**分散**(variance)S^2 はデータのバラツキを表す尺度の一つである.大きさ n の標本を $(X_1, X_2, \cdots, X_n)$ とすると,それぞれ

$$\bar{X} = \frac{X_1 + X_2 + \cdots + X_n}{n} = \frac{\sum_{i=1}^{n} X_i}{n} \tag{2.1}$$

$$S^2 = \frac{(X_1 - \bar{X})^2 + (X_2 - \bar{X})^2 + \cdots + (X_n - \bar{X})^2}{n-1} = \frac{\sum_{i=1}^{n} (X_i - \bar{X})^2}{n-1} \tag{2.2}$$

で与えられる.分散の計算式の分母が n でなく,$n-1$ となっているが,$n-1$ は**自由度**(degrees of freedom)を意味し,データの数から推定した平均値の個数を引いた数である.(2.2)式は不偏分散ともよばれ,n で割ったものより,統計学的性質が良いものであり,一般に分散といえばこの不偏分散をさす.

標準偏差(standard deviation, SD)S は分散の平方根であり

$$S = \sqrt{\frac{\sum_{i=1}^{n} (X_i - \bar{X})^2}{n-1}} \tag{2.3}$$

で与えられ,これも'データのバラツキ'を表し,ある意味では分散よりも多用される.

表9のデータを例にして,この三つの統計量を計算してみよう.分散を計算するには,計算を簡単にするために,次の三つの方法が考えられる.

1) (2.2)式を変形した

$$S^2 = \frac{\sum X_i^2 - (\sum X_i)^2 / n}{n-1} \tag{2.4}$$

を利用する(表9(a)参照).

2) 適当な定数 a を引いて $Z_i = X_i - a$ とおいて

表 9 男性健常者 9 名の血清ナトリウム値 (mEq/l) のデータの分散 S^2 の計算法

血清ナトリウム		(a) 方法(1)〔(2.4)式〕		(b) 方法(2)〔(2.5)式〕		(c) 方法(3)〔(2.2)式〕	
健常者 i	X_i	X_i^2		$Z_i=X_i-150$	Z_i^2	$X_i-\bar{X}$	$(X_i-\bar{X})^2$
1	151.4	22921.96		1.4	1.96	0.38	0.1444
2	149.8	22440.04		−0.2	0.04	−1.22	1.4884
3	152.7	23317.29		2.7	7.29	1.68	2.8224
4	150.5	22650.25		0.5	0.25	−0.52	0.2704
5	151.8	23043.24		1.8	3.24	0.78	0.6084
6	148.2	21963.24		−1.8	3.24	−2.82	7.9524
7	153.1	23439.61		3.1	9.61	2.08	4.3264
8	150.1	22530.01		0.1	0.01	−0.92	0.8464
9	151.6	22982.56		1.6	2.56	0.58	0.3364
合計	1359.2	205288.20		9.2	28.20	0.02*	18.7956

平均 $\bar{X}=151.02$**
分散 $S^2=2.349$
標準偏差 $S=\sqrt{2.349}=1.53$

(a): $S^2=\dfrac{205288.20-(1359.2)^2/9}{9-1}=2.349$

(b): $S^2=\dfrac{28.2-(9.2)^2/9}{9-1}=2.349$

(c): $S^2=\dfrac{18.7956}{9-1}=2.349$

* けた落ちのため 0 となるところが 0.02 となっている (理論上は $\sum(X_i-\bar{X})=0$ である).
** 明らかに平均は $\bar{X}=1359.2/9=151.02$ と計算される.

$$S^2=\frac{\sum((X_i-a)-(\bar{X}-a))^2}{n-1}=\frac{\sum(Z_i-\bar{Z})^2}{n-1}$$
$$=\frac{\sum Z_i^2-(\sum Z_i)^2/n}{n-1} \qquad (2.5)$$

を利用する (表 9(b) 参照). ここで $\bar{Z}$ は Z_i の平均である.

3) 直接 (2.2) 式を用いる (表 9(c) 参照).

この三つの方法のなかでは, (2.5) 式を用いるのが最も簡単で, 計算ミスも少ないであろう.

しかし, いかに計算が簡単でも, データの数が多くなると手計算ではめんどうで, 2 乗, 平方根の計算もやっかいであり計算ミスも多くなる. したがって科学計算用の簡単な電卓, できれば, 簡単な関数 ($\sqrt{}$, $\log_{10}$, $\ln$, e^x など) と平均値, 標準偏差 (σ_{n-1} と表示されていることが多い), 相関係数, 回帰直線などのプログラムが組み込まれている電卓を用意しておくと便利である. たとえば, 表 6 に示された新生児 60 名の血糖値に関する, 平均値, 分散, 標準偏差を手計算で行うのは, いかに (2.5) 式を用いたとしても, きわめてめんどうであり, 得られた結果の信頼性は乏しいであろう. 試しに手計算を行ってみるのも良い経験ではあろうが, ここでは, 電卓によって計算した答だけを記しておく. 計算ミスを防ぐため 2 回計算して, 平均 77.7 mg/dl, 分散 1146.34, 標準偏差 33.86 mg/dl と計算された. 所要時間は繰り返し計算を含めて約 8 分くらいであった.

データの分布が, 上の例の血清ナトリウム値の分布 (図 6) のように対称形で次章に

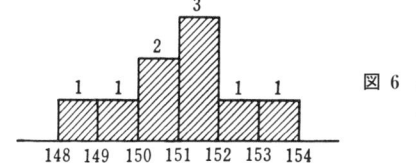

図6 男性健常者9名の血清ナトリウム値(mEq/l)の分布 (表9参照)

述べる正規分布に近い形をなす場合には，平均 $\overline{X}$ と標準偏差 S(または分散 S^2)は大変強力な働きを示す．つまり，この組合せが十分統計量を構成し，この組合せを計算するだけで，1変量に関してのほとんどすべての統計処理が可能となる．

逆に，分布の形状が非対称形で正規分布にほど遠い場合には，平均値・標準偏差を計算して，データを代表させると誤った結論を導く可能性が大きくなることに注意しなければならない．

2.2.2 標準誤差

標準誤差(standard error, *SE*)と標準偏差がよく混同して用いられている．権威のある医学書のなかにも多くみられ，その混乱ぶりがうかがわれる．

標準偏差が，'データ一つ一つのバラツキ'を示す統計量であったのに対し，標準誤差は'標本平均 $\overline{X}$ のバラツキ'を示す統計量である．換言すれば，標準誤差は平均値の信頼性を表現しているのである．医学論文では，mean±*SE* と表現することが多いが，これは，単に平均値だけを示すより，そのバラツキ *SE* を合わせて記し，その確からしさを示すためである(より正確には 3.3.1 項参照)．

標準誤差は，標準偏差を S として

$$SE = \frac{S}{\sqrt{n}} \qquad (2.6)$$

と計算される．たとえば，表9の血清ナトリウム値の標準誤差を計算すれば，$S=1.53$ mEq/l であるから

$$SE = \frac{1.53}{\sqrt{9}} = 0.51 \quad (\text{mEq}/l)$$

となり，この場合，「血清ナトリウム値の平均値は 151.02±0.51 mEq/l(mean±*SE*)である」と表現できる．この場合，目的によっては，標準偏差を用いて，「151.02±1.53(mean±*SD*)」と表現することもあるが，いずれにせよ，符号±の後の値が *SE* であるのか *SD* であるのかを明確に示す必要がある．計算結果を図示する場合にも，このような区別が必要である．図7をみていただきたい．ある著名な雑誌に載ったある論文から引用したものである．各観察時点(x軸)での測定値の平均値とバラツキの大きさが示されているが，このバラツキが *SD* か *SE* か明示されておらず，しかも，論文中にも明確な記述がない，悪い典型例である．このような場合には *SE* をとるべきで

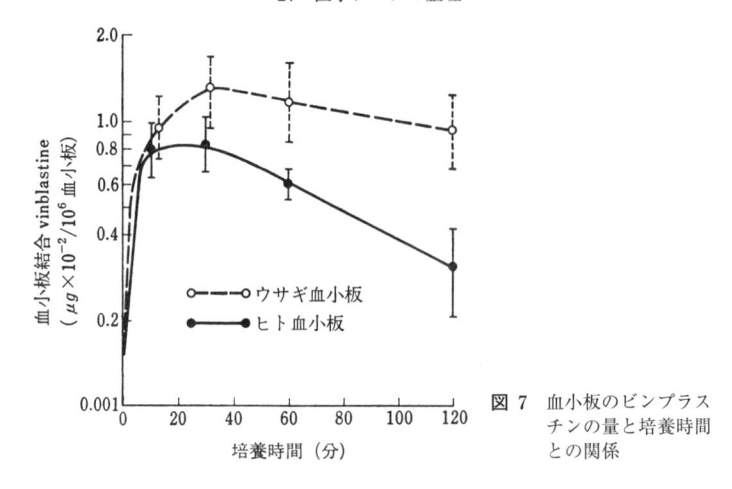

図7 血小板のビンブラスチンの量と培養時間との関係

あり,この論文の著者も SE を暗黙の了解事項としているのかもしれないが,これは一つの決まりとして明示すべきであろう.

2.2.3 変動係数

変動係数(coefficient of variation, CV)は,平均を $\bar{X}$,標準偏差を S として

$$CV = \frac{S}{\bar{X}} \tag{2.7}$$

で定義される.変動係数は,一般に'精度'を表す尺度であるといわれ,測定系の精度の比較によく用いられる.なぜ,データのバラツキ(したがって測定系の精度)を表す標準偏差 S が,その比較の尺度としては適当でないのだろうか.その理由は,主として

 1) SD は単位系に依存する
 2) 測定対象の大きさが変化すれば,SD も変化する

ことがあげられる.したがって,測定系のバラツキ(SDで代表)の大きさが,対象の大きさ($\bar{X}$で代表)に比例していると仮定できる.すなわち

$$(測定系のバラツキ) \propto k (測定対象の大きさ)$$

が成立するならば,その比例係数 k がその測定系固有の'精度'を表すものと考えられる.この k が(2.7)式の変動係数とよばれるものである.

表10には自動分析器を用いて測定された精度管理用のデータのまとめが示されている.平均値の大きさが違う尿酸,尿素窒素,総コレステロールの SD が平均値の大きさに応じて変化しているが,変動係数($CV \times 100$でパーセント表示されることが多い)がどれも1%前後の'精度'を保っているのが理解できよう.したがって,逆にいえば,この CV 値により精度の'管理'が可能となるのである.

表 10 ある健診センターの精度管理を目的として、ある日の管理血清を用いて繰り返し測定したデータのまとめが、尿酸値、尿素窒素、総コレステロールの3項目について示されている。

項目 統計量	尿酸値 (mg/dl)	尿素窒素 (mg/dl)	総コレステロール (mg/dl)
繰り返し数	20	20	15
平均 $\bar{X}$	6.3	53.5	137.5
標準偏差 S	0.07	0.51	1.46
変動係数 $CV \times 100(\%)$	1.11	0.95	1.06

2.2.4 中央値、パーセント点——平均値±標準偏差の代わりに

データがほぼ対称で、正規分布に近い形状を示す場合には、データのもつすべての情報が平均値と標準偏差の二つに縮約され、必要な統計処理は$(\bar{X}, S)$だけの組合せとなる点で重要であることはすでに述べた。しかし、医学データの多くは非負、非対称で、高値に裾が長い分布を示すことが多く、この指標を'条件反射'のように用いるのは好ましくない。

たとえば、患者のある生化学検査値のデータのなかから、9名のデータをアトランダムに抽出して、小さい値から並べ替えたところ

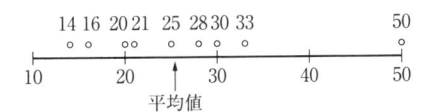

となった。このデータの平均値は26.3、標準偏差は10.9となる。しかし、データのサンプリングによっては、最大値が50の代わりに132となるかもしれない。その場合、データは

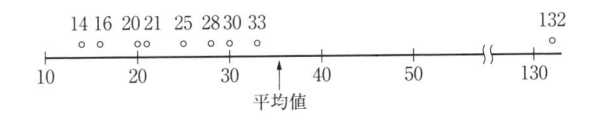

となり、平均値は35.4、標準偏差は35.76となる。平均値が残り8個のデータのどれよりも大きく、しかも、標準偏差が残りの8個の範囲(range)＝33−14＝19の2倍弱となり、分布の特性を正しく表現できないことが理解できる。このように、分布の裾にある少数のデータ（飛び離れたデータ）により分布の中央部にある大多数のデータを正しく表現できない危険性が平均値、標準偏差という統計量には潜んでいるのである。

これに対して、分布の特性をみる最も単純で、上記の危険性が少ない統計量としては、データ全体における個体の相対的位置を表現する**パーセンタイル**(percentile)、**パーセント点**(percentage point)がある。たとえば、20パーセント点といえば、データ

全体の20%がその値より小さく,80%がその値より大きい値を示す.

パーセント点をデータ$(X_1, X_2, \cdots, X_n)$から計算するためには,データを小さい方から,大きい方に並べ替えて

$$X_{(1)} \leq X_{(2)} \leq \cdots \leq X_{(n)}$$

とおく.ここで,$X_{(i)}$はi番目の**順序統計量**(order statistic)という.このとき$100p$パーセント点($100p$-th percentile)X_p, $0 < p < 1$, は

$$(n+1)p = k 番目の順序統計量 X_{(k)}$$

となる.もし,kが整数でなければ

$$(n+1)p = k = k^*(整数部分) + \alpha(小数部分)$$

に分けて,線形補間により

$$X_p = X_{(k^*)} + (k - k^*)(X_{(k^*+1)} - X_{(k^*)})$$
$$= (1-\alpha)X_{(k^*)} + \alpha X_{(k^*+1)} \tag{2.8}$$

で計算する.50パーセント点がいわゆる**中央値**(median)とよばれるもので,nが奇数であれば,文字どおり中央の$(n+1)/2$番目の値,nが偶数であれば,$n/2$番目と$n/2+1$番目の平均値となる."メディアン"と英語読みでよばれることも多い.

表6の新生児60名の血糖値のデータを例にして,パーセント点を計算してみよう.まず60個のデータを大小の順に並べる必要がある.その結果は表11に示してある.まず中央値はデータ数60が偶数であるから

$$X_{0.5} = (X_{(30)} + X_{(31)})/2 = (69+71)/2 = 70 \quad (\text{mg/d}l)$$

となる.20パーセント点は$(60+1) \times 0.2 = 12.2$より(2.8)式から

$$X_{0.2} = X_{(12)} + (12.2 - 12) \times (X_{(13)} - X_{(12)})$$
$$= 48 + 0.2(49 - 48)$$

表11 新生児60名の血糖値(mg/dl)のデータの大小順に並べた表(表6参照)

ランク	データ	ランク	データ	ランク	データ	ランク	データ
1	29	16	56	31	71	46	97
2	30	17	56	32	71	47	98
3	33	18	58	33	71	48	98
4	35	19	59	34	74	49	102
5	36	20	61	35	78	50	109
6	36	21	62	36	79	51	113
7	38	22	64	37	79	52	115
8	40	23	64	38	80	53	125
9	43	24	65	39	80	54	125
10	43	25	67	40	81	55	136
11	46	26	67	41	89	56	138
12	48	27	67	42	90	57	146
13	49	28	68	43	93	58	150
14	50	29	69	44	93	59	162
15	53	30	69	45	93	60	166

2.2 統計量の計算

$$= 48.2 \quad (\mathrm{mg/d}l)$$

と推定できる．ところが，99 パーセント点は $(60+1) \times 0.99 = 60.39$ 番目の順序統計量となるが，この場合，標本の大きさは 60 であり，第 61 番目の統計量は存在しない．したがって，線形補間ができず，99 パーセント点は '$X_{(60)} = 166(\mathrm{mg/d}l)$ を超える'としかいえない．

さて，パーセント点では
1) 分布の位置情報として，中央値
2) 分布のバラツキの大きさの指標として，25 パーセント点(第 1 四分位点，1st quartile)，75 パーセント点(第 3 四分位点，3rd quartile)

が利用できるので，平均値±標準偏差の代わりに

中央値：〔25 パーセント点，75 パーセント点〕

の形式でデータを要約することができる．分布が高値に裾を引く場合，特に，標準偏差 SD が平均値とほぼ同程度の大きさか，または SD の方が大きい場合は上記のパーセント点によるデータの要約が望ましい．

上記の 9 名の検査データで計算してみると
1) 中央値は小さい方から 5 番目のデータとなるから 25 となり，最大値が 50 でも，132 でも変わらない．
2) 25, 75 パーセント点はそれぞれ，$0.25(9+1) = 2.5$ 番目，$0.75(9+1) = 7.5$ 番目の順序統計量となるから，線形補間式より

$$X_{0.25} = 0.5 X_{(2)} + 0.5 X_{(3)} = (16+20)/2 = 18$$
$$X_{0.75} = 0.5 X_{(7)} + 0.5 X_{(8)} = (30+33)/2 = 31.5$$

となる．すなわち，平均値±標準偏差の代わりに，25：〔18, 31.5〕とデータを要約することができる．表 12 には慢性肝炎に対する二重盲検臨床試験での背景因子の比較にパーセント点を利用したデータの要約の例を掲載する．肝機能検査の多くは，高い値に裾が長い非対称な分布の形状を示し，SD が $\bar{X}$ より大きくなることも少なくないからである．

表 12 臨床検査値の背景因子の比較(試験開始時)[4]

項目	グリチロン群			プラセボ群		
	例数	中央値	〔25%, 75%〕	例数	中央値	〔25%, 75%〕
AST	106	74.0	〔52.0, 109.3〕	107	71.0	〔45.0, 115.0〕
ALT	106	108.0	〔69.8, 170.0〕	107	107.0	〔66.0, 155.0〕
ALP	106	127.0	〔58.7, 202.5〕	107	131.0	〔58.9, 206.0〕
γ-GTP	106	45.5	〔29.5, 80.8〕	106	45.5	〔27.0, 69.5〕
T-Bil	106	0.60	〔0.50, 0.80〕	106	0.630	〔0.50, 0.82〕
TTT	89	6.40	〔2.65, 11.60〕	90	7.90	〔3.90, 11.73〕
ZTT	97	14.00	〔10.00, 16.95〕	101	14.00	〔10.15, 17.70〕
TP	106	7.60	〔7.20, 8.00〕	105	7.70	〔7.15, 8.00〕

2.2.5 箱ヒゲ図

ヒストグラムは分布の形状の把握に主眼をおいたものであるが，分布の主要特性，分布の裾の状態を把握することはそんなに容易ではない．これらの主要特性をきわめて容易に把握することができる道具が**箱ヒゲ図**(box-whisker plot)である．

箱ヒゲ図は，中央値，25，75 パーセント点を利用して，飛び離れた値も表示するように工夫されたものである．その手順は

1) まず，中央値，25，75 パーセント点を求め，25 パーセント点から 75 パーセント点までの区域を箱型で示し，箱のなかに中央値を示す線を入れる．
2) 分布の裾の大きさとして，下の式で定義される二つの境界点

$$下側境界点 = X_{0.25} - 1.5(X_{0.75} - X_{0.25})$$
$$上側境界点 = X_{0.75} + 1.5(X_{0.75} - X_{0.25})$$

を計算し，中央値寄りで境界点に最も近い点(隣接値)を見つけ，それぞれのパーセント点からヒゲ(───)をつける．

3) 境界点より外側に位置する点は，飛び離れている点として，それぞれ，星印 '☆'，'★' などで示す．

前項の検査値のデータについて箱ヒゲ図を描いてみると

1) 下側境界点は $18 - 1.5(31.5 - 18) = -2.25$ であり，この隣接値は 14
2) 上側境界点は $31.5 + 1.5(31.5 - 18) = 51.75$ であり，この隣接値は 50

となるから，箱ヒゲ図は図 8 のようになる．分布の特徴がよく理解できるであろう．図 9 には表 18 の γ-GTP のデータの箱ヒゲ図を示す．また，第 1 章の図 1 はヒゲのない箱図(box-plot)である．

2.2.6 最頻値

最頻値(mode)は，最大度数を示す階級値である．表 6 の血糖値のデータの例でい

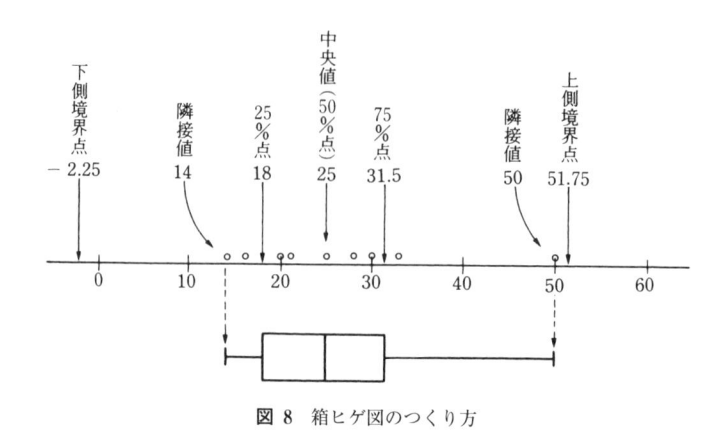

図 8 箱ヒゲ図のつくり方

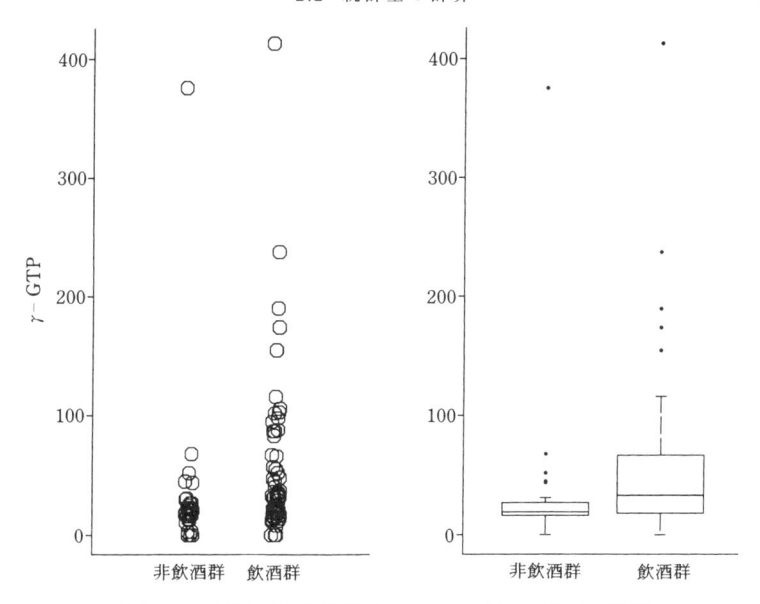

図 9 γ-GTP(表 18)の飲酒習慣別のプロット(左)と箱ヒゲ図(右)

えば，その度数分布表(表 7)またはヒストグラム(図 4)から 70 mg/dl が最頻値となる．

最頻値もパーセント点も，データの分布が対称形でなく，平均値があまり意味をなさない場合に，データの代表値として用いられることが多い．

2.2.7 相関係数

二つの計量データの相関の強さを計る尺度として，**相関係数**(correlation coefficient)がよく用いられている．これは，2 変量データの n 組のデータを

$$(X_1, Y_1), (X_2, Y_2), \cdots, (X_n, Y_n)$$

とすると

$$r = \frac{\sum_{i=1}^{n}(X_i - \bar{X})(Y_i - \bar{Y})}{\sqrt{\sum_{i=1}^{n}(X_i - \bar{X})^2 \sum_{i=1}^{n}(Y_i - \bar{Y})^2}} \tag{2.9}$$

で定義される．相関係数 r を計算する前に，散布図を描いてデータのバラツキ具合を確認しておくことは重要である．なぜなら，(2.9)式の相関係数は Pearson 積率相関係数ともいわれ，直線性を測る一つの尺度にすぎず，曲線傾向を示す，たとえば表 8 すなわち図 5 のデータに r を計算することは '相関' を測るという観点からは誤りであるからである．この場合には，図 10 に示したように x 軸の ATP 放出量の値を $\log_{10} X$ に変換した値と y 軸の凝集能の値をプロットしてみると直線的な関係を示す

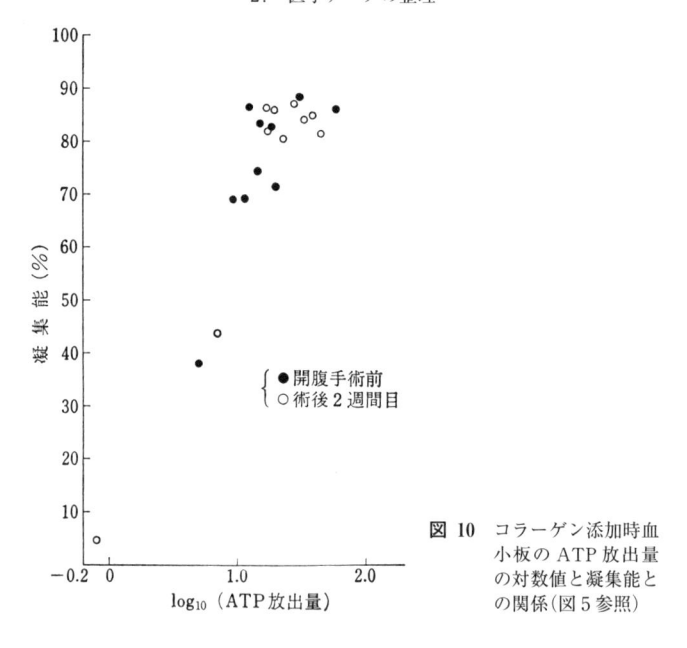

図 10 コラーゲン添加時血小板の ATP 放出量の対数値と凝集能との関係（図 5 参照）

ことが把握できるであろう．したがって変換後のデータに対して r を計算すべきである（例題 3.4 を参照せよ）．

相関係数 r を計算するには，次に示す**積和**(sum of cross products)，**平方和**(sum of squares)

$$SS_{XY} = \sum_{i=1}^{n}(X_i - \bar{X})(Y_i - \bar{Y})$$

$$SS_X = \sum_{i=1}^{n}(X_i - \bar{X})^2$$

$$SS_Y = \sum_{i=1}^{n}(Y_i - \bar{Y})^2$$

を計算して

$$r = \frac{SS_{XY}}{\sqrt{SS_X SS_Y}} \tag{2.10}$$

とすればよい．もし，すでに，X, Y の標準偏差 S_X, S_Y が計算されていれば

$$S_X = \sqrt{\frac{SS_X}{n-1}}, \qquad S_Y = \sqrt{\frac{SS_Y}{n-1}}$$

であるから

$$r = \frac{S_{XY}}{S_X S_Y} \tag{2.11}$$

2.2 統計量の計算

と計算できる．ここで

$$S_{XY} = \frac{SS_{XY}}{n-1}$$

であり，これは**共分散**(covariance)とよばれる．共分散を求める場合も，分散の場合の(2.5)式と同様に，適当な C,D を見つけて，$X_i' = X_i - C$，$Y_i' = Y_i - D$ とおいて，

$$\begin{aligned}
S_{XY} &= \frac{\sum_{i=1}^{n}[(X_i-C)-(\bar{X}-C)][(Y_i-D)-(\bar{Y}-D)]}{n-1} \\
&= \frac{\sum_{i=1}^{n}(X_i'-\bar{X}')(Y_i'-\bar{Y}')}{n-1} \\
&= \frac{\sum_{i=1}^{n}X_i'Y_i' - (\sum_{i=1}^{n}X_i')(\sum_{i=1}^{n}Y_i')/n}{n-1}
\end{aligned} \tag{2.12}$$

を用いるのが，手計算では簡単である．

表13のデータについて，相関係数を計算してみよう．散布図を図11に示したが，これからだいたい直線関係が認められるので，相関係数 r を求めると表13のように $r=0.91$ と計算され，正の強い相関が認められる．

一般に $-1 \leq r \leq 1$ であり，$r>0$ であれば正の相関，$r<0$ であれば負の相関があるという．つまり正相関では，X_i が増加すれば Y_i も増加する傾向を示し，負相関では，X_i が増加すれば Y_i が逆に減少する傾向を示す．

表 13 制がん剤ラット実験におけるある特性値 X_i(mg/kg) と生存日数 Y_i(日) との関係

No.	X_i	Y_i	$X_i'=X_i-55$	$Y_i'=Y_i-50$	$X_i'^2$	$Y_i'^2$	$X_i'Y_i'$
1	47	58	-8	8	64	64	-64
2	27	30	-28	-20	784	400	560
3	62	65	7	15	49	225	105
4	51	42	-4	-8	16	64	32
5	110	96	55	46	3025	2116	2530
6	36	47	-19	-3	361	9	57
7	71	65	16	15	256	225	240
8	56	53	1	3	1	9	3
9	47	55	-8	5	64	25	-40
10	41	26	-14	-24	196	576	336
総和 $\sum$	548	537	-2	37	4816	3713	3759

平　均　$\bar{X}=54.8$　$\bar{Y}=53.7$

標準偏差　$S_X = \sqrt{\dfrac{\sum X_i'^2 - (\sum X_i')^2/n}{n-1}} = \sqrt{\dfrac{4816-(-2)^2/10}{9}} = 23.1$

$S_Y = \sqrt{\dfrac{3713-(37)^2/10}{9}} = 19.9$

共分散　$S_{XY} = \dfrac{\sum X_i'Y_i' - (\sum X_i')(\sum Y_i')/n}{n-1} = \dfrac{3759-(-2)\times(37)/10}{9} = 418.49$

相関係数　$r = \dfrac{S_{XY}}{S_X S_Y} = \dfrac{418.49}{23.1 \times 19.9} = 0.91$

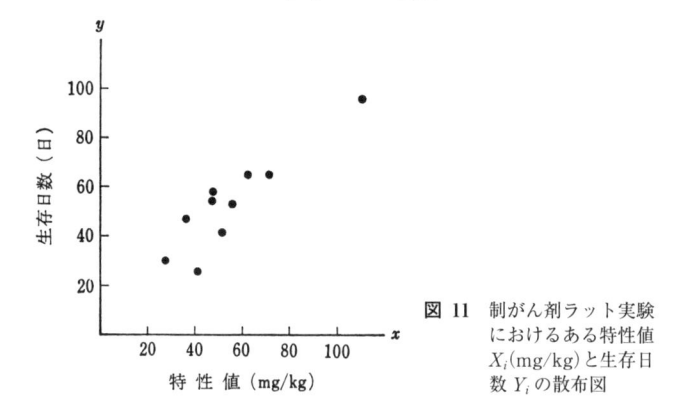

24   2. 医学データの整理

図 11 制がん剤ラット実験におけるある特性値 X_i(mg/kg) と生存日数 Y_i の散布図

データ数が 50 以上にもなると手計算ではそろそろ限界となり，散布図をつくるのさえ，長い時間を有する単調作業となる．したがってこの場合は，簡単な電卓よりはパソコンを利用することを考えるべきである．統計ソフトを利用すれば，n 組のデー

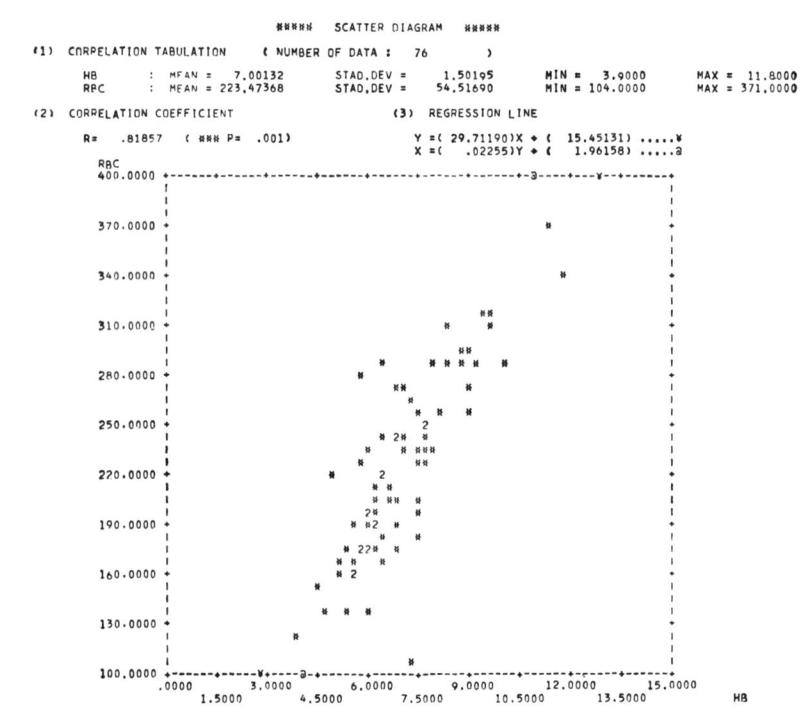

```
                    ##### SCATTER DIAGRAM  #####
 (1)  CORRELATION TABULATION   ( NUMBER OF DATA :   76     )
        HB   : MEAN =   7.00132   STAD.DEV =     1.50195   MIN =   3.9000   MAX =  11.8000
        RBC  : MEAN = 223.47368   STAD.DEV =    54.51690   MIN = 104.0000   MAX = 371.0000
 (2)  CORRELATION COEFFICIENT            (3)  REGRESSION LINE
        R=  .81857  ( ### P=  .001)        Y =( 29.71190)X + ( 15.45131) .....¥
                                           X =(   .02255)Y + (  1.96158) .....a
        RBC
      400.0000 +----+----+----+----+----+----a----+----¥-+----+
               |                                                |
               |                                             #  |
      370.0000 +                                                +
               |                                                |
               |                                          #     |
      340.0000 +                                                +
               |                                                |
               |                                      ##        |
      310.0000 +                                    ##          +
               |                                                |
               |                              #  ####           |
      280.0000 +                           ##    #              +
               |                        ##     #                |
               |                      ##                        |
      250.0000 +                    # 2#                        +
               |                      # ###                     |
               |                   ##   ##                      |
      220.0000 +              #     2                           +
               |                   # ##                         |
               |                 2#                             |
      190.0000 +              ##2                               +
               |                                                |
               |              # 22#                             |
      160.0000 +           # 2                                  +
               |                                                |
               |                                                |
      130.0000 +           ##                                   +
               |                                                |
               |                                                |
      100.0000 +----+----¥--a-----+----+----+----+----+----+----+
                .0000   3.0000   6.0000   9.0000  12.0000  15.0000   HB
                   1.5000   4.5000   7.5000  10.5000  13.5000
```

図 12 HB と RBC の散布図，その他統計量の出力

タ入力後は，簡単な作業で，散布図，ヒストグラムから平均，標準偏差，相関係数まで一度に出してくれるであろう[3]．コンピュータを用いて，76名の人工透析患者のヘモグロビン HB(mg/dl)と赤血球数 RBC($\times 10^4$)のデータの相関係数，散布図などを求めたものを図12に示す．

2.2.8 回帰直線

計量的な2変量の関係を調べるためには，散布図を描き，直線性が認められれば相関係数 r を計算し，相関(直線傾向)の強さを計量的に計ることができることはすでに述べた．さらには，この直線を推定したい状況も起こるであろう．この直線を**回帰直線**(regression line) $y=a+bx$ とよび，x の値から y の値を予測する式を意味する．

回帰直線を求めるための基本的な考え方は図13に示すとおりである．平面上に配置された各データ (X_i, Y_i)，$i=1, 2, \cdots, n$ から想定する回帰直線 $y=a+bx$ まで y 軸に平行に下ろした距離 d_i を考え，この二乗和を最小にする a, b を求めようとするものである．すなわち

$$\sum_{i=1}^{n} d_i^2 = \sum_{i=1}^{n} \{Y_i - (a+bX_i)\}^2 \longrightarrow 最小$$

であり，これがいわゆる**最小二乗法**(least square method)とよばれているものである．これを解くと(a と b で微分してみるとよい)

$$b = \frac{\sum_{i=1}^{n}(X_i-\bar{X})(Y_i-\bar{Y})}{\sum_{i=1}^{n}(X_i-\bar{X})^2} = r\frac{S_Y}{S_X} \tag{2.13}$$

$$a = \frac{\sum_{i=1}^{n} Y_i - b\sum_{i=1}^{n} X_i}{n} = \bar{Y} - b\bar{X} \tag{2.14}$$

が得られる．したがって求める回帰直線は

$$y - \bar{Y} = r\frac{S_Y}{S_X}(x - \bar{X}) \tag{2.15}$$

となり，平均値の点 $(\bar{X}, \bar{Y})$ を通ることがわかる．

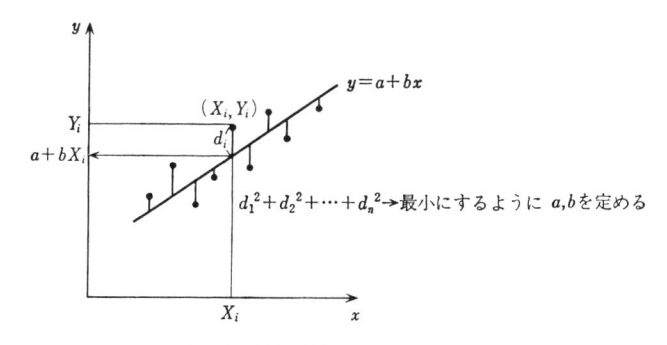

図 13 回帰直線 $y=a+bx$ の求め方

表13の制がん剤ラット実験の例では$\bar{X}=54.8$, $S_X=23.1$, $\bar{Y}=53.7$, $S_Y=19.9$, $r=0.91$と計算されているから,生存日数 y を特性値 x から回帰する式は

$$y-53.7=0.91\times\frac{19.9}{23.1}(x-54.8)$$

となり,整理して

$$y=10.74+0.78x$$

となる.ただ,この計算方法は四捨五入した五つのパラメータを用いて計算をしているので誤差が若干大きくなる.表13のデータをプログラム電卓で計算した式

$$y=10.84+0.78x$$

とは少々異なる.

(2.15)式は y の x に対する(x の値から y の値を予測する)回帰直線であるが,x の y に対する(y の値から x の値を予測する)回帰直線は(2.15)式を x について解いた式,つまり同じ直線ではなく

$$x-\bar{X}=r\frac{S_X}{S_Y}(y-\bar{Y}) \tag{2.16}$$

となる.

参　考　文　献

1) 林　雅敏,他(1981).開腹手術前後における血小板のATP放出能の変動.第23回日本臨床血液学会論文集,p.417.
2) 中山　恵,他(1979).Dextrotix-Reflectance Meter(DRM)法についての検討(第2報)—分離血清を用いた測定法—.第15回日本新生児学会論文集.
3) 矢野右人,鈴木　宏,熊田博光,清水　勝,林　直諒,丹後俊郎(1989).慢性肝炎に対するグリチロン錠二号の二重盲検法による治療効果の検討.臨床と研究,**66**,2629-2644.

3. 統計学的推測の基礎

3.1 母集団と標本

　統計学用語では，研究対象としての個体の全体集合を**母集団**(population)，実際に調査しうる個体の集合を**標本**(sample)とよぶ．一般には，母集団を構成する個体の数は多く(無限母集団)，**全数調査**(complete enumeration)ができるのは稀である．したがって，少数の標本を調査して(標本調査)，母集団を推測する以外に手はないのである．このように，標本について得られた知識から母集団の特性を推測する方法論を**統計学的推測**(statistical inference)という．

　そこで，標本から母集団を適切に推測するためには，標本が母集団の縮図となるように抽出される必要がある．つまり，母集団を構成するどの個体についても標本として選ばれる可能性が等しくなければならない．このような抽出法を**無作為抽出**(random sampling)，抽出された標本を**無作為標本**(random sample)とよんでいる．

　無作為抽出を実行するには乱数表(付表 J)が利用できる．関数電卓には乱数発生の機能がついているものも多いので，それを利用してもよい．

例題 3.1　ある地区の住民を対象として花粉症の有症率の調査を行いたい．この地区には全部で 800 世帯あるが，今回の調査には 200 世帯を無作為に抽出せよ．

　解答　各世帯ごとに 1～800 番までの通し番号をつける．次に 3 桁の乱数表(付表 J のように 2 桁しかない場合は適当に 3 桁を選ぶ)から 801～999 番までの乱数は除き，さらに重複乱数も除いて，200 個の乱数をとり，この相異なる乱数と一致した番号を有する世帯を選べばよい．乱数表がなければ電話帳を利用して，下 3 桁をとればよい．　□

　しかし，特に臨床研究においては，事前に設定した母集団から標本(患者)を無作為に抽出するという行為自体不可能なことが多い．なぜなら，病院の窓口を通して，自らの意思で集まってくる患者を標本として，受動的にしか研究が遂行できないことが多いからである．したがって，この場合，標本から得られた知識を想定する母集団に適用する際には十分慎重でなければならない．

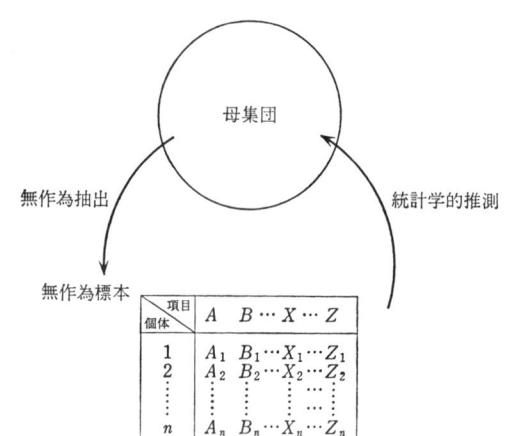

図 14 統計学的推測における母集団と標本との基本的な関係

一般に，標本は，図 14 に示されているように，個体と項目(変量)の表形式で構成されているのが普通である．したがって，標本の多変量的な把握が本質的に重要となるが，本書の大部分は 1 変量または 2 変量に関する議論が多いので，1 組の標本をある変量の測定値とみなして

$$(X_1, X_2, \cdots, X_n)$$

と表現することが多い．ここで，n は**標本の大きさ**(sample size)，つまり抽出された個体数である．

われわれは，標本のことを通常，**データ**(data)とよんでいるが，本書でもこれらの区別はしないことにする．したがって，ときには'標本'，ときには'データ'とよぶことがある．

データは，その属性により，**計量的**または**定量的**データ(quantitative data)と**計数的**または**定性的**データ(qualitative data)の 2 種類に分類できる．

計量的データは，身長，体重，血圧などのように連続的に変化すると考えられるもので**連続量**ともよばれる．計数的データは，性，診断名，血液型などのようにカテゴリカルなもので，**離散量**ともよばれる．

3.2 母集団の分布型

ここでは，統計学的推測の基礎となる，母集団の構造，すなわち**分布型**(distribution-type)について述べる．

計量的な医学データによる，統計学的推測の多くはその前提として，母集団を構成する個体のバラツキに

1) 確率分布の型，たとえば正規分布型を仮定する場合と
 2) 分布型を仮定しない場合

の二つに大別される．通常，"t 検知"，"F 検定"などといわれている検定法の多くは，母集団が正規分布をなすことを仮定している．後者は，"**分布型によらない方法**(distribution-free)または**ノンパラメトリック法**(nonparametric method)"とよばれているもので，母集団が'正規分布'するかどうかわからないときによく用いられる．したがって，データが正規分布をするか否かを把握することは，適切な統計学的方法を選択する意味で，きわめて重要である．

また，計数的なデータの分布を表現する代表的な確率分布
 1) 二項分布
 2) Poisson 分布
 3) 負の二項分布

について述べる．

3.2.1 正規分布

ある病院の男子職員を対象として，健常者179名の血清アルブミン濃度(g/dl)を測定したところ，図15のヒストグラムを得た．このデータの平均は 4.516 g/dl，標準偏差は 0.230 g/dl であった．この分布をみると，だいたい，平均値を中心として対称で，つり鐘型をしている．**正規分布**(normal distribution)とは，このような形をとる分布の一つである．

母集団が正規分布をすれば，そこから抽出された無作為標本も正規分布に似た形をするはずである．これを，**データの正規性**(normality of data)という．

正規分布の理論式は

$$f(x) = \frac{1}{\sqrt{2\pi}\,\sigma} \exp\left(-\frac{(x-\mu)^2}{2\sigma^2}\right), \quad -\infty < x < \infty \tag{3.1}$$

で与えられ，その曲線は図16に示されている．この $f(x)$ を正規分布の確率密度関数とよび，この曲線と x 軸とで囲まれる面積は 1 となっている．

正規母集団から無作為標本 X の平均値は X の**期待値**(expected value)ともよばれ，記号 E を用いて

$$E(X) = \int_{-\infty}^{\infty} x f(x)\,dx = \mu \tag{3.2}$$

と計算される．また，X のバラツキの指標である分散(variance)は平均値 μ からの偏差$(X-\mu)^2$ の期待値であり，記号 V を用いて

$$V(X) = E\{(X-\mu)^2\} = \int_{-\infty}^{\infty}(x-\mu)^2 f(x)\,dx = \sigma^2 \tag{3.3}$$

で与えられる．

(3.1)式で，μ は'母集団に関する'という意味で**母平均**(population mean)，同様に

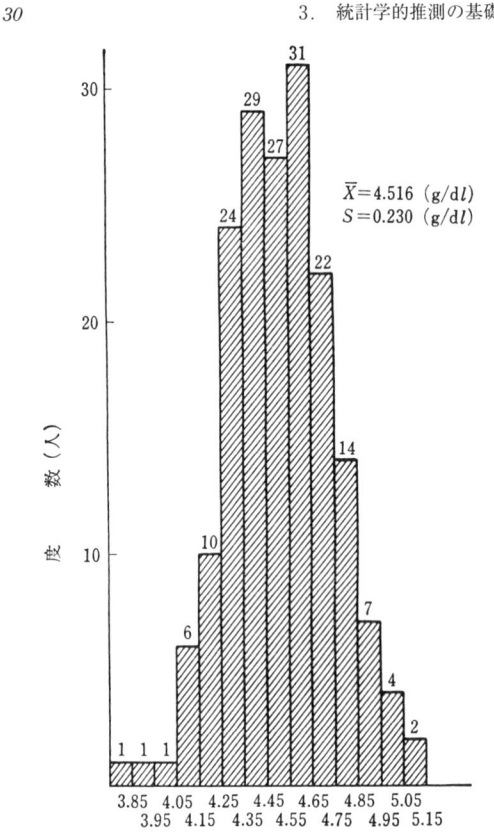

図 15 健常者 179 名の血清アルブミン濃度 (g/dl) の分布 各階級の区間は右閉区間 $(a, b]$ である (渡辺ら[7]).

σ^2 は**母分散** (population variance), σ は**母標準偏差** (population standard deviation) とよばれ, 標本から計算されるものと区別する. 本書では, 母平均 μ, 母分散 σ^2 の正規分布を $N(\mu, \sigma^2)$ という記号で表す.

母集団が正規分布に従うことがわかれば, いろいろと便利なことが多い. たとえば

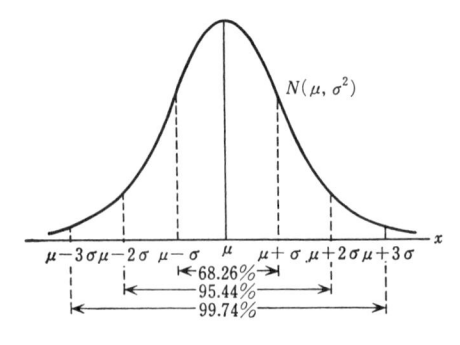

図 16 正規分布 $N(\mu, \sigma^2)$ の密度関数の理論曲線と中心から 1 シグマ, 2 シグマ, 3 シグマ内に含まれる正規母集団の個体の割合

1) 正規分布 $N(\mu, \sigma^2)$ は μ と σ^2(または σ)で一意に決定される．
2) μ は標本平均 $\bar{X}$，σ^2 は標本分散 S^2 で推定できる．
3) したがって，正規母集団からの標本のもつ情報は $\bar{X}$ と S^2 に縮約される（十分統計量）．
4) その分布形が母平均 μ に関して左右対称であるため，図16に示したように，データ数 n が十分に大きければ（$n \geq 100$ くらい）
    i) $\bar{X} \pm S$ 内に全体の 68.26%
    ii) $\bar{X} \pm 2S$ 内に全体の 95.44%
    iii) $\bar{X} \pm 3S$ 内に全体の 99.74%

が含まれる，といえる．これらはそれぞれ 1σ(シグマ)ルール，2σ ルール，3σ ルールとよばれているものである．

このルールを利用している代表的な例は，臨床検査項目の"**正常範囲**(normal range)"であり，約95%の健常者が入る範囲として，健常者集団のデータより $\bar{X} \pm 2S$ で設定されることが多い[6]．

なお，$\mu=0$，$\sigma=1$ とした正規分布 $N(0,1)$ を**標準正規分布**(standard normal distribution)という．

3.2.2 正規性の確認

データが正規分布をなすかどうかを調べるには，第2章で述べたヒストグラムを描いてみれば，対称形かどうかでだいたい見当がつくが，それでもデータ数が小さければはっきりしないことも多い．そこで，データの正規性を視覚的に，より正確に把握するためには"**正規確率紙**(normal probability paper)"を利用するとよい．これは市販されている．

表14 健常者179名の血清アルブミン濃度(g/dl)の度数分布表（図15参照）

階級	階級値	度数 f	相対度数 $f/n \times 100\%$	累積相対度数 $\Sigma f/n \times 100\%$
3.76〜3.85	3.8	1	0.56	0.56
3.86〜3.95	3.9	1	0.56	1.12
3.96〜4.05	4.0	1	0.56	1.68
4.06〜4.15	4.1	6	3.35	5.03
4.16〜4.25	4.2	10	5.59	10.61
4.26〜4.35	4.3	24	13.41	24.02
4.36〜4.45	4.4	29	16.20	40.22
4.46〜4.55	4.5	27	15.08	55.31
4.56〜4.65	4.6	31	17.32	72.62
4.66〜4.75	4.7	22	12.29	84.92
4.76〜4.85	4.8	14	7.82	92.74
4.86〜4.95	4.9	7	3.91	96.65
4.96〜5.05	5.0	4	2.23	98.88
5.06〜5.15	5.1	2	1.12	100.00
計		179	100.00	

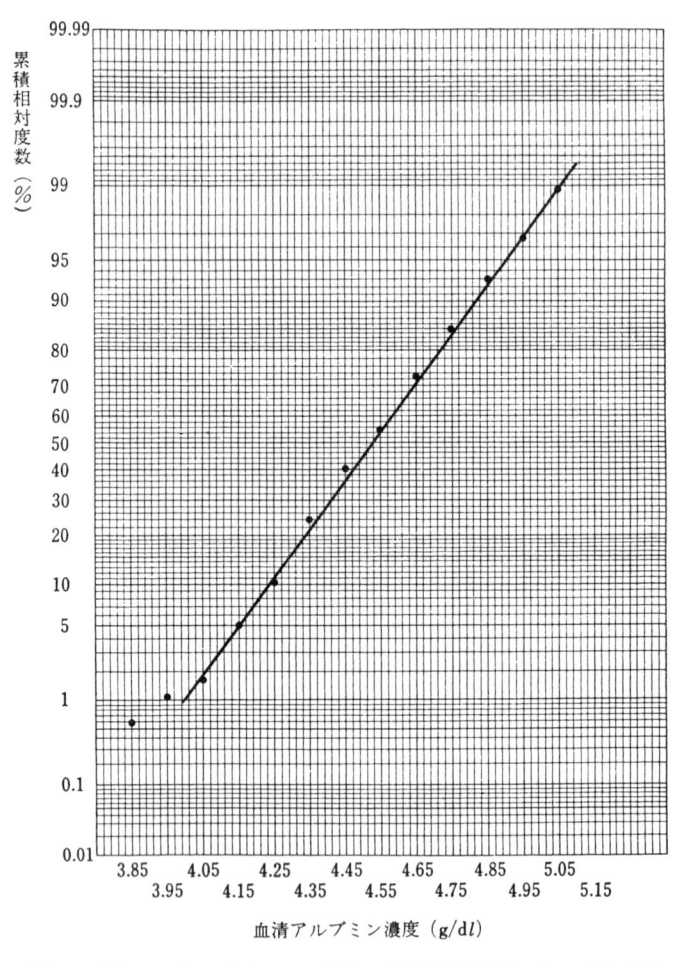

図 17 血清アルブミン濃度のデータ図 15 を正規確率紙上にプロットした図

 正規確率紙は，もし，データが正規分布に従うならば，プロットされた点が直線上に並ぶように，y 軸の累積相対度数(%)が目盛られている．x 軸はデータの単位である．正規確率紙の用い方は，次の 2 通りが考えられる．
 1) データ数が大きく，ヒストグラムを用いる場合： 各階級 $(a_i, b_i]$ に対して累積相対度数を P_i(%) とすると，x 軸に b_i(区間の右端)，y 軸に P_i を目盛る．
 2) データ数が小さい場合 ($n \leq 20$ くらい)： 得られた標本 $(X_1, X_2, \cdots, X_n)$ を大小の順に並べ替えた順序統計量 $(X_{(1)} \leq X_{(2)} \leq \cdots \leq X_{(n)})$ をつくり，各 $X_{(i)}$ に対し，累積相対度数を $100i/(n+1)$(%) としてプロットする．

例題 3.2 図15の血清アルブミン濃度(g/dl)のデータを正規確率紙上にプロットしてみよう．

解答 図15のヒストグラムから表14の度数分布表をつくる．各階級の区間の右端を x 軸に，累積相対度数を y 軸に目盛ると，図17のようになる．これから，非常にきれいな直線性を示し，正規分布を示すことがわかる． □

3.2.3 対数正規分布

計量的な医学データの分布すべてが，伝統的な統計学的方法にとって望ましい，正規分布に似た対称形をしているとは限らない．むしろ，図18の ALT(units) のように非対称形で，高値の方に裾が長く伸びている分布が多い[3,5]．この場合，データの対数 ($\log_{10} X$ でも $\log_e X$ でもよい)をとった分布は正規分布に似た形をすることがある．図18の ALT のデータに常用対数 $\log_{10} X$ を施した分布を図19に示したが，対称形で正規分布に近い形状をしているのがうかがえる．そこで，図19のヒストグラムに基づいて正規確率紙にプロットすると，図20のように直線性を示し，正規分布しているのがわかる．

このように，標本 $(X_1, X_2, \cdots, X_n)$ に対数変換を施したデータ $(\log X_1, \log X_2, \cdots, \log X_n)$ が正規分布に従う場合，もとのデータは**対数正規分布**(log-normal distribution)に従うという．この確率密度関数は，たとえば自然対数 $\log_e X$ をとった場合

$$f(x) = \frac{1}{\sqrt{2\pi}\,\sigma x} \exp\left(-\frac{(\log x - \mu)^2}{2\sigma^2}\right), \quad x > 0 \tag{3.4}$$

で与えられる．無作為標本 X の母平均，母分散は

$$E(X) = \int_0^\infty x f(x)\,dx = \exp(\mu + \sigma^2/2) \tag{3.5}$$

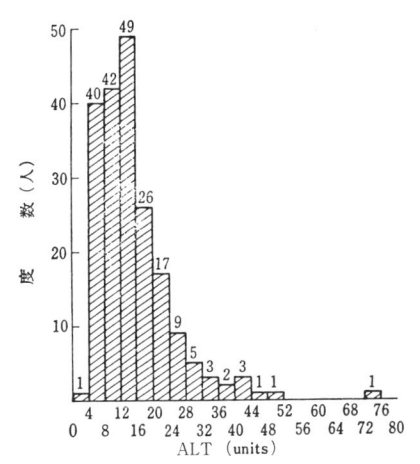

図 18 32歳男性健常者200名の ALT の分布
各階級の区間は右閉区間 $(a, b]$ である(丹後[5])．

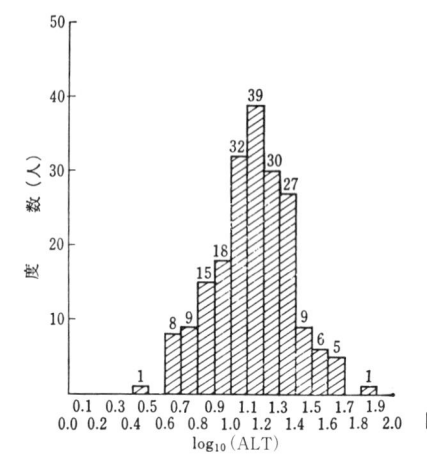

[図 19 ALT データの $\log_{10} x$ 変換後の分布]

$$V(X)=\int_0^\infty (x-\mu)^2 f(x)\,dx = \exp(2\mu+\sigma^2)\{\exp(\sigma^2)-1\} \qquad (3.6)$$

で与えられる．

対数正規分布に従うかどうかを調べるには，対数変換したデータの分布を正規確率紙により確かめることができるが，対数変換をしなくても，x 軸が対数目盛りの"**対数正規確率紙**"を用いることにより，その図上での直線性から判断できる．その方法は正規確率紙を用いるときとまったく同様である．

例題 3.3 表 8 の血小板の ATP 放出量(10^{-5} M)のデータが対数正規分布に近いことを検討せよ．

解答 図 5 の散布図より，開腹術前と開腹術 2 週間後のデータのバラツキには差が認められないので双方のデータを一緒にして分布形を検討してみよう．まずヒストグラムを図 21 に示したが，これから対数正規分布のような形状を示しており，対数正規確率紙上へのプロット(図 22)により確認することができる．つまり ATP 放出量のデータは対数正規分布に従うことがわかる．

この例は，散布図を描いて曲線関係が検出されたとき，各軸の分布型を調べることにより，正規分布に近づける適当な変換(この場合は log 変換)を施して

曲線関係 ⟶ 直線関係

にすることができることを教えてくれる(図 10 参照)．　　　　　　　　　　　□

自然界には，観測データが対数正規分布をするものが多い．その理由の一つは，図 23 に示したように，観測対象の本質的なバラツキは正規分布に似た形をするにもかかわらず，測定系の性格から，対数の逆変換つまり指数変換を施された形で観測される

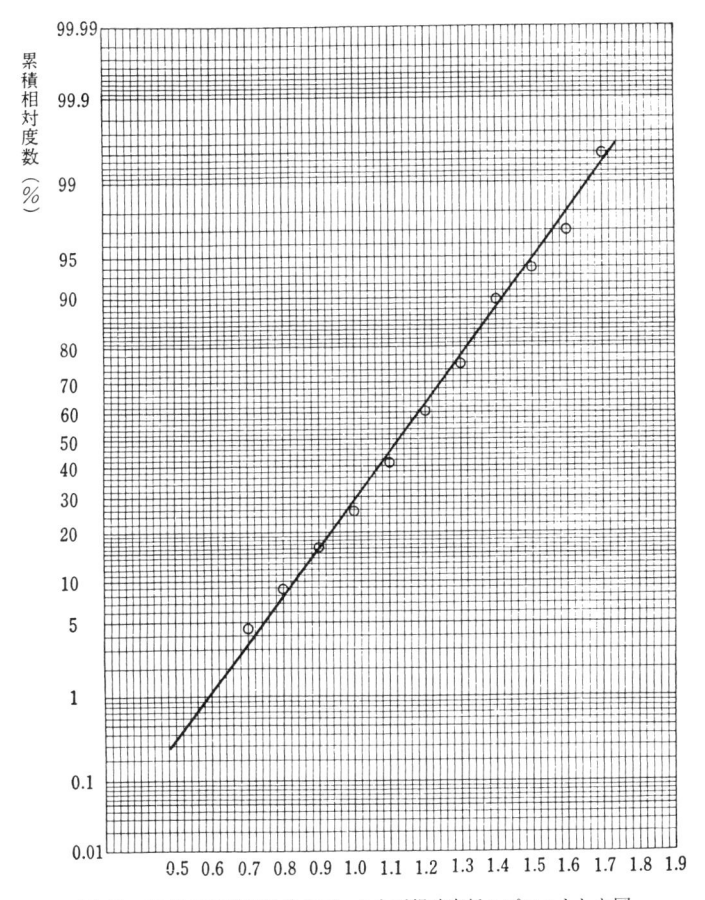

図 20　ALT の対数変換後のデータを正規確率紙へプロットした図

ことが多いからである．この場合は，対数変換後のデータを利用して統計処理を行う方が誤った結論を導く可能性が少ない．つまり，データが対数正規分布に従うことが確認されれば，平均 $\bar{X}$ と分散 S^2 を用いて統計処理を行うことは適切でなく，対数変換後の平均 $\bar{X}_L$，分散 S_L^2 を用いて統計処理を行うべきである．常用対数を例にとれば，$\bar{X}_L$, S_L^2 は

$$\bar{X}_L = \frac{\log_{10}X_1 + \log_{10}X_2 + \cdots + \log_{10}X_n}{n} = \frac{\sum_{i=1}^{n}\log_{10}X_i}{n} \tag{3.7}$$

$$S_L^2 = \frac{(\log_{10}X_1 - \bar{X}_L)^2 + \cdots + (\log_{10}X_n - \bar{X}_L)^2}{n-1} = \frac{\sum_{i=1}^{n}(\log_{10}X_i - \bar{X}_L)^2}{n-1} \tag{3.8}$$

で計算できる．もとの標本の位置に関する情報が必要であれば，指数変換を行えばよ

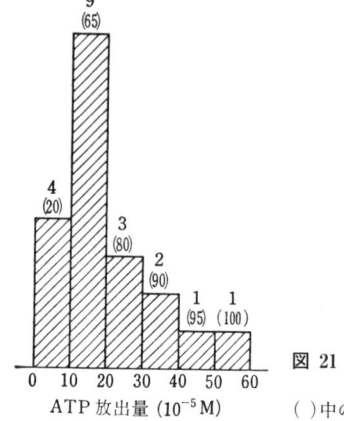

図 21 表 8 の血小板 ATP 放出量 20 例のデータのヒストグラム
( )中の数字は累積相対度数(%)である．

い．たとえば，対数正規分布に従う母集団の母平均 μ は，標本平均 $\bar{X}$(算術平均)で推定するのではなく，(3.7)式の指数変換，すなわち $10^{\bar{X}_L}$ で推定しなければならない．ところで，この $10^{\bar{X}_L}$ の意味を考えてみよう．$y=10^{\bar{X}_L}$ とおいて，両辺の対数をとると

$$\log_{10} y = \bar{X}_L = \log_{10} \sqrt[n]{X_1 X_2 \cdots X_n}$$

つまり

$$10^{\bar{X}_L} = \sqrt[n]{X_1 X_2 \cdots X_n}$$

となり，**幾何平均**(geometric mean)であることがわかる．一般に，**算術平均**(arithmetic mean) $\bar{X}$ との関係は

$$\bar{X} = \frac{X_1 + X_2 + \cdots + X_n}{n} \geq \sqrt[n]{X_1 X_2 \cdots X_n} = 10^{\bar{X}_L}$$

であるが，対数正規分布のように，右に裾が伸びた分布を示す場合には幾何平均を用いた方がよいことが多い．

3.2.4 二項分布

一般にある事象の出現率(有効率，死亡率など)が p である母集団(無限母集団を想定)から n 個の標本を無作為に抽出したとき，その事象が出現する個数(確率変数)を X としたとき，r 個出現する確率は，**二項分布**(binomial distribution)

$$\Pr\{X=r\} = B(r|n,p) = {}_nC_r p^r (1-p)^{n-r} \tag{3.9}$$

で与えられる．ここで，${}_nC_r$ は相異なる n 個から r 個とる組合せの数で

$$_nC_r = \frac{n!}{r!(n-r)!} = \frac{n(n-1)\cdots(n-r+1)}{1 \cdot 2 \cdot 3 \cdots r} \tag{3.10}$$

である．出現数 X の母平均，母分散は

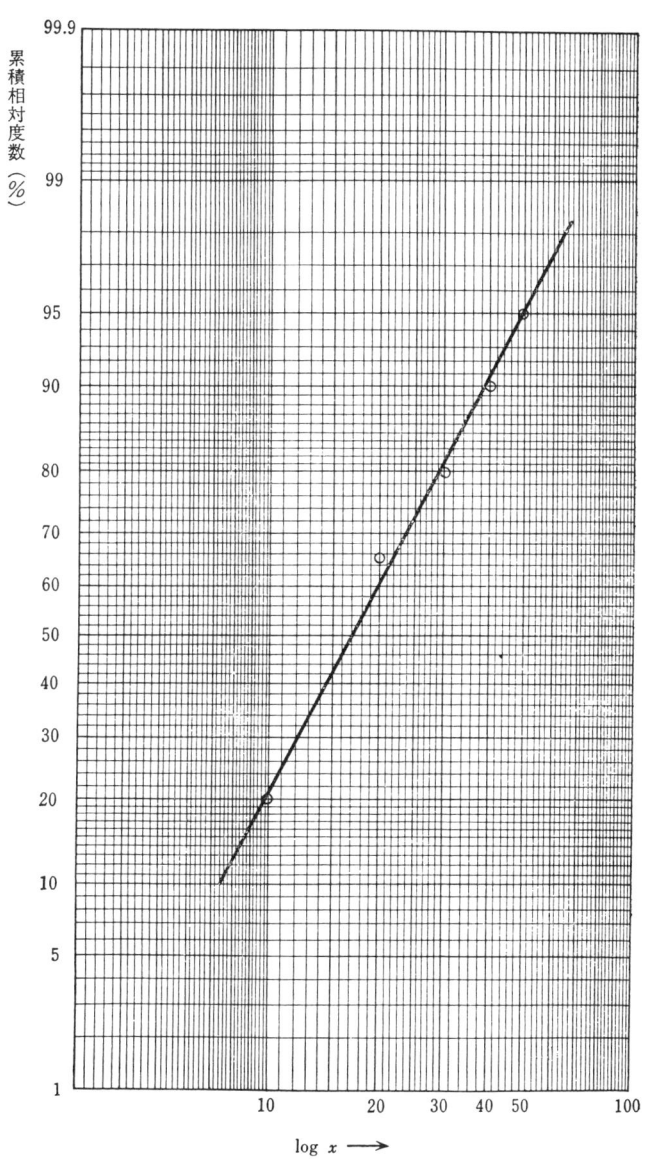

図 22 表 8 の血小板 ATP 放出量の 20 例のデータのヒストグラム (図 21) に基づく対数正規確率紙上でのプロット. 直線性が示されている.

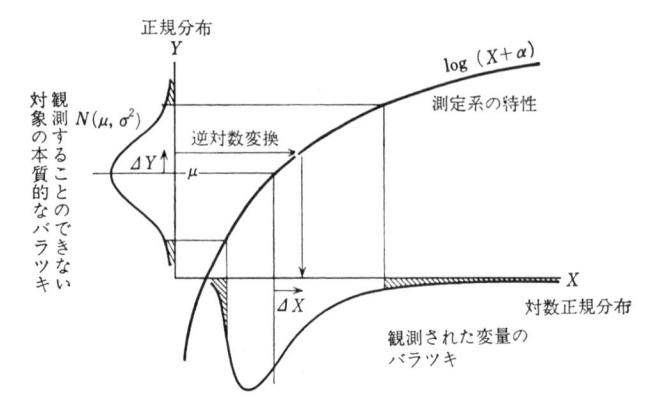

図 23 観測することのできない対象の真のバラツキが正規分布をしていると考えられる場合，測定系の特性により対数正規分布の形で観測される模式図で ΔY のバラツキが ΔX のバラツキとして観測されることを示している．

$$E(X) = \sum_{k=0}^{n} B(k|n,p) = np \tag{3.11}$$

$$V(X) = \sum_{k=0}^{n} (k-np)^2 B(k|n,p) = np(1-p) \tag{3.12}$$

となる．標本数が大きくなると計算が大変なので，後で示すように，Poisson 分布，正規分布への近似が必要になる．

例題3.4 慢性肝炎に対するある新薬の有用性が 70% であるという臨床試験の報告が出たとしよう．そこで，ある病院で同様の患者 10 名に対してこの新薬を投与したところ，1 例だけが有用で，残り 9 例は有用と判定されなかった．この場合どのような推論が可能であろうか．

解答 本当に有用率 70% であると信用して，10 例中 r 例が有用となる確率 $B(r|n,p)$ を求めてみると図 24 のようになる．平均値 $10 \times 0.7 = 7$ 個のところの確率が，最大値 0.267 となっている．そこで，1 例以下の確率を求めると 0.000144 となり，1 例だけ出現という現象がいかにめずらしいかが理解できるであろう．この結果は有用率 70% という報告が疑わしいことを示唆している． □

3.2.5 Poisson 分布

前項の二項分布で，$np = \lambda$ (事象の出現回数の期待値，平均値)を満たしながら，$p \to 0$ (きわめて稀な現象)，$n \to \infty$ (試行回数，標本数を多くする)としたとき

$$\Pr\{X=r\} = B(r|n,p) \longrightarrow p(r|\lambda) = \frac{\lambda^r}{r!} e^{-\lambda} \tag{3.13}$$

と **Poisson 分布** (Poisson distribution)に近似できる．X の母平均，母分散は

3.2 母集団の分布型

$n=10$, $p=0.7$ の二項分布

r	$B(r\|n,p)$
0	0.000006
1	0.000138
2	0.001447
3	0.009002
4	0.036757
5	0.102919
6	0.200121
7	0.266828
8	0.233474
9	0.121061
10	0.028248

0と1の和: 0.000144

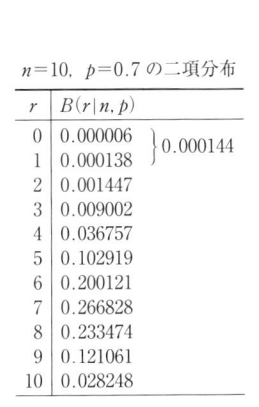

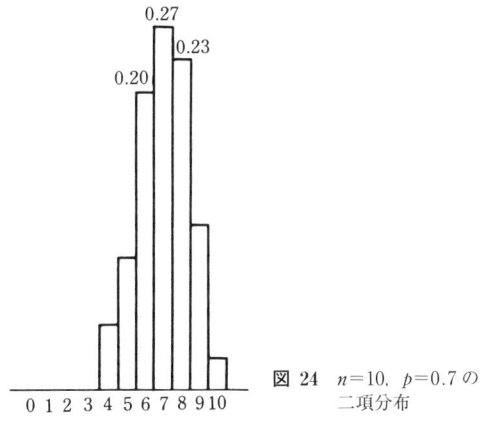

図 24 $n=10$, $p=0.7$ の二項分布

$$E(X) = \sum_{k=0}^{\infty} k p(k|\lambda) = \lambda \quad (3.14)$$

$$V(X) = \sum_{k=0}^{\infty} (k-\lambda)^2 p(k|\lambda) = \lambda \quad (3.15)$$

となり，ともに λ となる．したがって，標準偏差は $\sqrt{\lambda}$ となる．この性質は重要である．ある一定期間，一定地域において時間の経過とともに発生する事象（死亡数，細菌数など）の数はしばしば Poisson 分布で近似できる．

例題 3.5 下の表は東京都における 1980（昭和 55）年 1 月から 4 月までの日別喘息死亡数の分布である．Poisson 分布に従っているといえるか．

死亡数	0	1	2	3	4	5	6	7	計
観測度数	31	44	33	8	3	1	0	1	121
期待値	32.8	42.8	28.0	12.2	4.0	1.0	0.2	0.0	121.0

解答 日別死亡数の平均値を計算すると

$$\frac{44 + 2\times 33 + 3\times 8 + 4\times 3 + 5 + 7}{121} = 1.306$$

となる．つまり $\lambda=1.306$ と推定されたことになる．そこで日別の死亡数 X が Poisson 分布に従っているか否かを調べるには，$X=r$ の度数の期待値 $np(r|\lambda)$ を計算して観測度数と比較すればよい．たとえば，$r=2$ の期待値は

$$121 \times \frac{1.306^2}{2!} e^{-1.306} = 27.95$$

と計算される．その他は表に示すとおりである．観測度数と期待値がよく一致していて，Poisson 分布に従っていると推測できよう．分散を計算してみると $S^2=1.364$ とほぼ平均と等しい（より詳細には，第 7 章を参照）． □

3.2.6 負の二項分布

しかし，事象の発生に個体差，地域差などが無視できないと，観測される事象の発生数 X（全国レベルでの肺がん死亡数など）の分布 $\Pr\{X=k\}$ の裾が Poisson 分布の裾より長くなり Poisson 分布では適合しないケースが生じる．この場合には，個体差，地域差を考慮した**負の二項分布**（negative binomial distribution）

$$\Pr\{X=r\} = NB(r|\lambda,\phi) = \left(\frac{\phi}{\phi+\lambda}\right)^\phi \left(\frac{\lambda}{\phi+\lambda}\right)^r \cdot \prod_{j=0}^{r-1}\left(\frac{j+\phi}{j+1}\right) \quad (3.16)$$

が適用できる．その例として，図25にインフルエンザ様風邪による欠席日数の分布[8]を示す．その母平均，母分散は

$$E(X) = \sum_{k=0}^{\infty} kNB(k|\lambda,\phi) = \lambda \quad (3.17)$$

$$V(X) = \sum_{k=0}^{\infty} (k-\lambda)^2 NB(r|\lambda,\phi) = \lambda + \frac{\lambda^2}{\phi} \quad (3.18)$$

となる．前項の Poisson 分布の分散と比較してみると，パラメータ ϕ が分散を制御していることがわかる．$\phi \to \infty$ のときに Poisson 分布に一致する．Poisson 分布か，負の二項分布かは分散が平均より大きいかどうかを検討すればよい．パラメータ (λ, ϕ) を推定する簡単な方法は，データの平均値 $\bar{X}$，分散 S^2 から

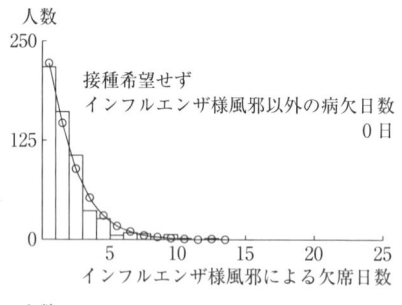

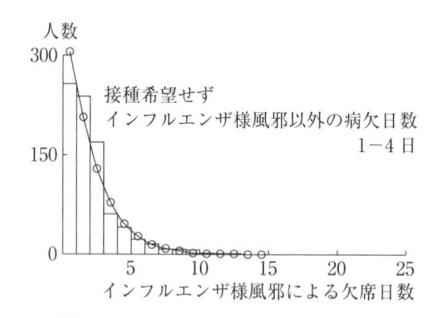

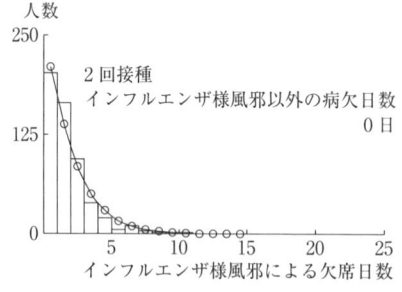

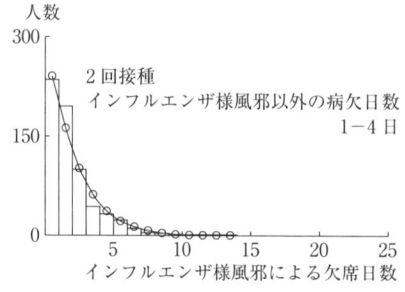

図25 接種・健康度別のインフルエンザ様風邪による欠席日数（1日以上）の観測頻度と感染-欠席モデルによる期待頻度（○—○で示す）

欠席日数0日の頻度，つまり非欠席者数の観測頻度と期待頻度は省略した．

$$\hat{\lambda} = \bar{X}, \quad \hat{\phi} = \frac{\hat{\lambda}^2}{S^2 - \hat{\lambda}}, \quad \phi > 0$$

と推定する．分布の当てはめは，Poisson分布と同様であるが，手計算では無理であるので，コンピュータで計算したい．

3.2.7 その他の分布型

統計学では，正規分布，対数正規分布以外にも数多くの分布が計量データに考えられている．たとえば，寿命のデータに対してよく用いられる指数分布，Weibull分布，ガンマ分布などがその代表である．しかし，これらを適用するには高度の統計学的知識と対象に対するモデル化が必要となり，本書の範囲外であるので，他の専門書，たとえば丹後[4]を参照されたい．

医学研究では，患者群，実験群などを対象とすることが多いので，一定の規則性のある分布型に従うと仮定すること自体無理があることも多い．この場合データに対数変換以外にも適当な変換，たとえば $\sqrt{x}$, x^2, $\sqrt[3]{x}$ など，を施して正規分布に近づけることが可能であるが，単に統計処理上の操作性だけで変換を行うことは，ときとして誤った解釈を導く危険性もあるので十分に慎重でなければならない．

このような場合に，分布型によらない方法(distribution-free)が重要となる．

3.3 推定の考え方

3.3.1 標準誤差と信頼区間

統計学的推測の目的が，無作為標本から母集団を推測することにあることはすでに述べたとおりである．したがって，母集団の母平均とか母分散といった**母数**(population parameter)を推定しようとすると，必ず，標本抽出の無作為化による偶然変動，すなわち，'**サンプリング誤差**(sampling error)' がつきものである．逆に，このサンプリング誤差の大きさがどの程度あるかがわからないと，得られた推定値の信頼性がわからないのである．

表9の血清ナトリウム値(mEq/l)のデータを例にして説明を進めよう．この例では図6の分布の具合から正規母集団からの標本とみなせ，その母平均 μ は，標本平均より $\bar{X} = 151.02$ mEq/l と推定できる．これを統計学用語で**点推定**(point estimation)というが，点推定値だけでは真の母平均 μ がどこにあるか，標本平均 $\bar{X}$ が母平均 μ にどのくらい近いかに関する情報が得られない．

そこで，通常は，標本平均の誤差である標準誤差(2.6)式を計算して，母平均 μ の推定値に関しては mean±SE と表現することが多く，いまの例では，「男性健常者の血清ナトリウム値の平均は 151.02±0.51 mEq/l(mean±SE)である」と表現できることは第2章ですでに述べた．

平均値だけに限らず，より一般にある母数 θ をなんらかの統計学的方法で推定して推定値 $\hat{\theta}$ を得たとき，その**推定誤差**を一般に**標準誤差** SE とよぶ．この標準誤差の概念は統計学できわめて重要で，ほとんどの統計学的推測は

　　推定された値(差)がサンプリングによる誤差(標準誤差)に比して大きい
　　か小さいか

によって，'意味がある値(差)'，'見かけの値(差)' と推測するのである．

このような表現により推定値の誤差が明示されたわけで，これで十分目的が達せられる場合も多いが，もう少し明確な表現，すなわち，真の母平均 μ が存在していると思われる区間とその確からしさの程度(信頼度)を知りたいことも多い．このような区間を推定することを，点推定と区別して**区間推定**(interval estimation)といい，その区間を**信頼区間**(confidence interval)という．

ある母数 θ の，$100(1-\alpha)$% 信頼区間を求めるということは，数学的には

$$\Pr\{a(X_1, X_2, \cdots, X_n) \leq \theta \leq b(X_1, X_2, \cdots, X_n)\} = 1 - \alpha \quad (3.19)$$

となる二つの統計量 $a(X_1, X_2, \cdots, X_n)$，$b(X_1, X_2, \cdots, X_n)$ を標本から構成することである．この二つの統計量を**信頼限界**(confidence limit)，$1-\alpha$ を**信頼度**(confidence level)という．通常 $\alpha=0.05$, 0.01 とおいて，95%，99% 信頼区間がよく用いられる．

正規母集団の母平均 μ の $100(1-\alpha)$% 信頼区間は，第5章で詳述するように，自由度 $n-1$ の t 分布の上側 $100(\alpha/2)$ パーセント点を $t_{n-1}(\alpha/2)$ として

$$\bar{X} - \frac{S}{\sqrt{n}} t_{n-1}(\alpha/2) \leq \mu \leq \bar{X} + \frac{S}{\sqrt{n}} t_{n-1}(\alpha/2)$$

で与えられる．上の例で 95% 信頼区間を求めると，$\bar{X}=151.02$ mEq/l，$SE=S/\sqrt{n}=0.51$ mEq/l，付表 C により $t_{9-1}(0.025)=2.306$ であるから

$$149.84 \leq \mu \leq 152.20$$

となる．したがって，「男性健常者の血清ナトリウム値の平均は区間(149.84, 152.20)にあると考えられ，その信頼度は 95% である」といえる．

しかし，信頼区間の意味をもう少し正確に述べると次のようになる．実は上の例で計算された，血清ナトリウム値の 95% 信頼区間(149.84, 152.20)のなかに母平均 μ が存在する確率が 95% という意味ではないことに注意していただきたい．ある計算された区間に μ が含まれる確率は 0 か 1 であって，その中間の値ではない．この計算された信頼区間は一つの，大きさ 9 の標本から計算されたものである．したがって，もう一度，大きさ 9 の標本をとって μ の 95% 信頼区間を計算すれば，別の区間が得られるはずである．つまり，このような計算を，標本を繰り返しとりながら行ったとき，そのつど計算された 95% 信頼区間は，あるときは μ を含み，あるときには含まないかもしれないが，しかし，含んでいる場合の数を数えると 100 回のうち 95 回(95%)くらいは真の値 μ を含んでいるという信頼度をもつ，という意味である．したがっ

て，極端ないい方をすれば，いま計算された区間(149.84, 152.20)のなかに真のμは含まれていないかもしれない．

3.3.2 最尤推定値

確率分布$f(x|\theta)$(θは母数)で規定される母集団よりn個の独立な標本$(X_1, X_2, \cdots, X_n)$を無作為に抽出した状況を考えてみよう．このとき，母数$\theta=\theta_0$の下で標本が同時に

$$X_1=x_1, \quad X_2=x_2, \quad \cdots, \quad X_n=x_n$$

となる確からしさ(**尤度**，likelihood)は

$$L(\theta_0)=f(x_1|\theta_0)f(x_2|\theta_0)\cdots f(x_n|\theta_0)$$

となる．標本を得た時点では$(x_1, x_2, \cdots, x_n)$は1組のデータとして固定されているので$L(\theta_0)$はθ_0だけの関数となる．そこでθの値をいろいろと考えれば$L(\theta)$の値も変化し，その値が最大となる．つまり最も確からしくなるθの値を探そうとする方法が**最尤法**(maximum likelihood method)である．この結果得られる推定値を**最尤推定値**(maximum likelihood estimate，略してMLE)という．最尤推定値は漸近的(nが大きいとき)に大変良い性質をもっているので広く利用される．

数学的には$\partial L(\theta)/\partial\theta=0$の解であるが，簡単のため対数をとった対数尤度の偏微分

$$\frac{\partial \log L(\theta)}{\partial \theta}=\sum_{i=1}^{n}\frac{\partial \log f(x_i|\theta)}{\partial \theta}=0 \tag{3.20}$$

の解として求めることができる．最尤推定値$\hat{\theta}$の分布はほぼ正規分布をなし，その分散は

$$V(\hat{\theta})\sim 1/nE\left(\frac{\partial \log f(X|\theta)}{\partial \theta}\right)^2 \tag{3.21}$$

となる．またθの95%信頼区間も近似的に

$$\hat{\theta}\pm 2\sqrt{V(\hat{\theta})} \tag{3.22}$$

で与えられる．ここで$\hat{\theta}$の"^"(ハット)はθの推定値を表す記号である．

例題 3.6 (3.9)式で与えられる二項分布の事象の生起確率pの推定値$\hat{p}$を最尤法で求めよ．

解答 n回の試行でr回事象が起こったとすればその尤度は(3.9)式そのものとなり，対数尤度は

$$\log L=\log {}_nC_r+r\log p+(n-r)\log(1-p)$$

となる．したがって

$$\frac{\partial \log L}{\partial p}=\frac{r}{p}-\frac{n-r}{1-p}=0$$

の解，つまり

$$\hat{p} = \frac{r}{n}$$

となり，普通よく使う比率に一致する．　　　　　　　　　　　　　　　　□

なお正規分布 $N(\mu, \sigma^2)$ の最尤推定値は $\hat{\mu} = \bar{X}$ となり

$$\hat{\sigma}^2 = \frac{\sum(X_i - \bar{X})^2}{n} = \frac{n-1}{n} S^2$$

となるが，n が大きい場合はほぼ S^2 とみなして差しつかえない．

3.4 仮説検定の考え方

医学研究で統計処理といえば，検定を行うことといわれるくらい，検定を行うことは重要な研究の一部分を占めている．しかし，検定の意味をよく理解せず，形式的な計算だけを行うことは危険な行為である．ここでは，検定とは何か，について考えてみよう．

3.4.1 帰無仮説と対立仮説

具体例として，血性下痢を呈する原因不明の急性出血性腸炎の素性を研究するために，腸内フローラの嫌気性菌数を薬剤性腸炎の患者のそれと比較したデータについて考えてみよう(表15)．

研究者は，この種の研究を始める場合，なんらかの'差'があることを期待していることが多い．なぜなら，差が検出されることによって，次の研究段階へ進む手がかりとなることが多いからである．つまり，'差がある'という仮説を立てて研究を進め

表 15　血性下痢を呈する原因不明の急性出血性腸炎患者 10 名と薬剤性
腸炎患者 8 名の腸内フローラの嫌気性菌数の比較
単位：$\log_{10}$(嫌気性菌数)(福田ら[2])

No.	原因不明の急性出血性腸炎患者 (A 群)	薬剤性腸炎患者 (B 群)
1	8.4	7.3
2	9.4	8.1
3	7.7	7.7
4	9.4	6.4
5	7.8	6.8
6	8.6	7.2
7	8.9	7.8
8	8.2	9.0
9	9.6	
10	8.8	
平　均　$\bar{X}$ 標準偏差　S 分　散　S^2 データ数　n	$\bar{X}_A = 8.68$ $S_A = 0.67$ $S_A^2 = 0.444$ $n_A = 10$	$\bar{X}_B = 7.54$ $S_B = 0.81$ $S_B^2 = 0.651$ $n_B = 8$

るのである．しかし，研究の結果，'差がない'という仮説が否定できないかもしれない．この否定的結果が出てしまうと，何もわからない，無に帰してしまうというわけで，'差がない'という仮説を**帰無仮説**(null hypothesis)といい H_0 という記号を用いる．一方，検出したいと考えている仮説を，これに対立するという意味で**対立仮説**(alternative hypothesis)といい，H_1 という記号で表す．

統計学的検定の方法は，最初から'差がある'ことを積極的に主張するのではなく，まず，'差がない'という帰無仮説を受け入れるのである．次に，真に差がない状況，つまり，サンプリング誤差による偶然変動だけではとても説明できない稀な現象が起こったか否かを検討し，起こったと判断できる場合にのみ，帰無仮説を棄却し対立仮説を受け入れ，'差がある'と主張するのである．

3.4.2 片側検定と両側検定

さて，表15のデータの分布を調べるためにヒストグラムをつくり(図26)，正規確率紙にプロットしてみると図27のようになり，原因不明の急性出血性腸炎患者(A群)のデータも薬剤性腸炎患者のデータもだいたい正規分布をしていると考えてもよい．そこでこの場合，十分統計量としての平均 $\bar{X}$ と分散 S^2 でデータを代表できることになる．つまり，問題は二つの正規母集団 $N(\mu_A, \sigma_A^2)$, $N(\mu_B, \sigma_B^2)$ の比較ということになる．もし等分散性 $\sigma_A^2 = \sigma_B^2 = \sigma^2$ が仮定できれば(この例では等分散性が認められる)，帰無仮説 H_0 と対立仮説 H_1 は

$$H_0 : \mu_A = \mu_B$$
$$H_1 : \mu_A \neq \mu_B \quad (\text{または} \mu_A > \mu_B, \ \mu_A < \mu_B)$$

と言い換えられる．ここで，対立仮説が $H_1 : \mu_A > \mu_B$ または $H_2 : \mu_A < \mu_B$ であるとき，**片側検定**(one-tailed test)といい，$H_1 : \mu_A \neq \mu_B$ であるとき，**両側検定**(two-tailed test)

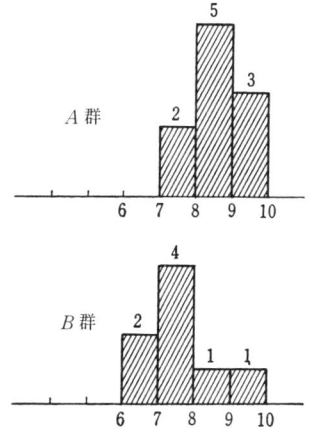

図26 原因不明の急性出血性腸炎患者10名と薬剤性腸炎患者8名の嫌気性菌数の分布

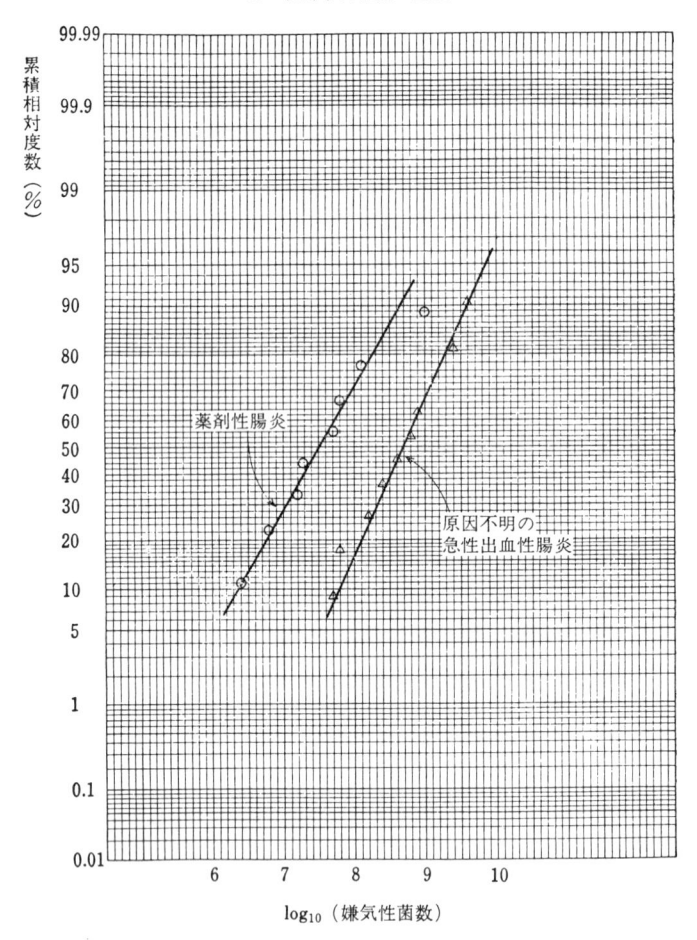

図 27 原因不明の急性出血性腸炎患者10名と薬剤性腸炎患者8名の嫌気性菌数のデータの正規確率紙上へのプロット

という.一般に,一方の群が,他方の群に比べて,大小関係が予想できる場合に片側検定を用いることができる.しかし,大小関係が予想できたとしてもその関係が,研究者間で認められていない場合には片側検定を用いるのは望ましくなく,さらに,それは,両側検定に比べて,有意でない差を有意としてしまう可能性が高くなるので,両側検定を用いる方が問題になることは少なくてすむ.ここでも,両側検定を考えてみよう.

3.4.3 検定統計量と有意水準

さて,観測された平均値の差は

3.4 仮説検定の考え方

$$\hat{\delta} = \bar{X}_A - \bar{X}_B$$

であり，そのサンプリング誤差は等分散の仮定の下で

$$SE(\hat{\delta}) = \sqrt{\left(\frac{1}{n_A} + \frac{1}{n_B}\right)\left(\frac{(n_A-1)S_A^2 + (n_B-1)S_B^2}{n_A + n_B - 2}\right)}$$

である．検定とは，観測された差 $\hat{\delta}$ が，サンプリング誤差 $SE(\hat{\delta})$ を超えて帰無仮説 H_0 の下では得にくい大きい(絶対値が)値であるか否かを判断することである．そのためには，$\hat{\delta}$ と $SE(\hat{\delta})$ の比

$$T = \frac{\bar{X}_A - \bar{X}_B}{\sqrt{\left(\frac{1}{n_A} + \frac{1}{n_B}\right)\left(\frac{(n_A-1)S_A^2 + (n_B-1)S_B^2}{n_A + n_B - 2}\right)}} \underset{H_0\text{の下で}}{\sim} t_{n_A + n_B - 2} \text{分布}$$

を計算して，帰無仮説 H_0 の下での変動幅を把握しておけばよい．この場合は自由度 $n_A + n_B - 2$ の t 分布となる．この種の統計量を**検定統計量**(test statistic)といい，上式を Student の t 検定(Student's t-test)という．

図28に示してあるように，自由度 $10+8-2=16$ の t 分布では，-2.12 よりも小さい値，または 2.12 よりも高い値が得られる可能性はそれぞれ 2.5% 程度，両者合わせて 5% 程度である．したがって，計算された T の値が区間 $(-\infty, -2.12]$ または $[2.12, \infty)$ に落ちたとしたら，帰無仮説が正しければ，起こりうる確率が 5% 以下というめずらしい低い値または高い値が得られたとして H_0 を棄却(reject)し H_1 を採択(accept)するのである．この区間を**棄却域**(critical region)とよび，5% という小さな確率を**有意水準**(significance level)という．有意水準は通常 α で表す．いまの例では

$$T = \frac{8.68 - 7.54}{\sqrt{\left(\frac{1}{10} + \frac{1}{8}\right)\frac{9 \times 0.444 + 7 \times 0.651}{10 + 8 - 2}}} = 3.29$$

となるから，明らかに棄却域 $[2.12, \infty)$ のなかに落ち，帰無仮説が棄却され，差があるという対立仮説が採択されるのである．つまり，「原因不明の急性出血性腸炎患者と薬剤性腸炎患者との間には，有意水準 $\alpha=0.05$ (または 5%)で有意な差がみられ，前者の方が有意に高い」という結論が得られる．

もし，対立仮説として，片側検定 $H_1: \mu_A > \mu_B$ を考えるのであれば，棄却域として，T の値が正となる方向にとる必要があり，有意水準 5% として，図29に示す $[1.746,$

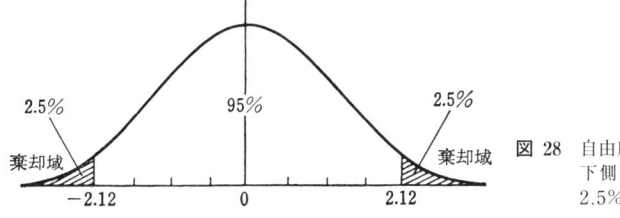

図28 自由度16の t 分布の下側 2.5% 点と上側 2.5% 点

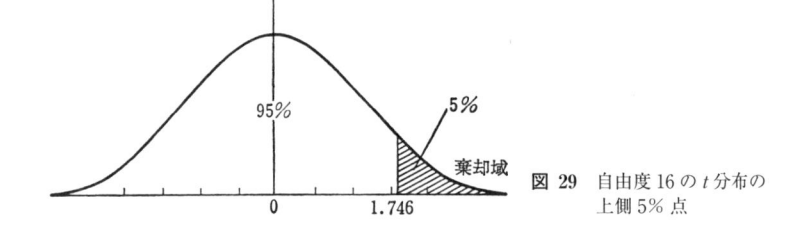

図 29 自由度 16 の t 分布の上側 5% 点

∞)が棄却域となる．いまの例では，この場合にも明らかに同じ結論が得られる．

一般に，有意水準は検定を行う前に設定するべきであり，5%，1%，0.1%(ときには 0.5%)などがよく用いられる．しかし，最近では，事後的に得られた結果の"**得にくさ**"を示す指標として，計算された統計量の絶対値の上側確率(両側検定では上側確率の 2 倍)を求めて表示することを要求されることが多くなってきた．この値を p で表し，**p 値**(p-value)という．片側検定の p 値を片側 p 値，両側検定の p 値を両側 p 値という．いまの片側検定の例で p 値を求めると，自由度 16 の t 分布の $T=3.29$ に対する上側確率を求めればよいから(3.5.3 項参照)，付表 C よりだいたい $p=0.003$ と読み取れ，この値から，帰無仮説の下では 1000 回に 2～3 回くらいしか起こらないめずらしい現象が生じたと推測するのである．

慣例的には，両側検定で有意水準 α を 5%，1%，0.1% の三つを事前に設定し，両側 p 値(片側 p 値の 2 倍)を求め，検定結果を

1) N.S.(non-significant, 有意でない)
2) $p<0.05$(5% で有意)
3) $p<0.01$(1% で有意)
4) $p<0.001$(0.1% で有意)

のいずれかとすることが多い．上の例では $p<0.01$ と表示できよう．

3.4.4 正しい仮説を棄却する危険と誤った仮説を採択する危険

有意水準 α の意味を考えてみれば，それは

「正しい帰無仮説 H_0 を誤って棄却する確率」

であり，一般に**第 1 種の過誤**(type I error)の確率とよばれている．それゆえこの誤ちを犯す危険を少なくするために，有意水準 α をより小さく設定することも可能であるが，もし帰無仮説が正しくないとした場合の別の危険が増大してしまう．すなわち

「正しくない帰無仮説 H_0 を誤って採択する確率」

が増大するのである．これを，**第 2 種の過誤**(type II error)の確率といい β で表す．

この α と β の関係を上の例で片側検定 $H_1: \mu_A > \mu_B$ について考えてみよう．帰無仮説 H_0 の下では，検定統計量 T が自由度 $\nu=n_A+n_B-2$ の t 分布に従うことはすでに述べたとおりである．$\delta=\mu_A-\mu_B$ とおくと，H_0 の下では $\delta=0$ となる．ところが対立

3.4 仮説検定の考え方

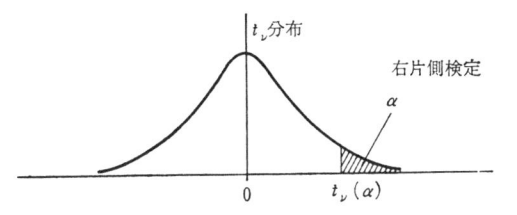

(a) H_0 の下での統計量 T の分布は t 分布

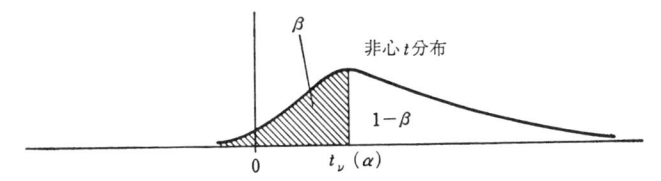

(b) H_1 の下で $\delta = \mu_A - \mu_B > 0$ に対する統計量 T の分布は非心 t 分布

図 30 第1種の過誤の確率 α,第2種の過誤の確率 β と検出力 $1-\beta$ の関係

仮説 H_1 の下では $\delta = \mu_A - \mu_B > 0$ となり,この場合の統計量 T の分布は対称な t 分布ではなく,非対称で右の方にゆがんだ非心 t 分布 (non-central t-distribution) となることが知られている.この関係を図30に示した.右片側検定の場合に有意水準 α, 自由度 ν である t 分布の上側パーセント点 $t_\nu(\alpha)$ に対して,図30(b)の斜線部の面積が

$$\beta = \int_{-\infty}^{t_\nu(\alpha)} (\text{非心 } t \text{ 分布}) dx$$

となり,第2種の過誤の確率に対応する.この図から $t_\nu(\alpha)$ を動かしてみれば

$$\alpha \to \text{小} \iff \beta \to \text{大}$$
$$\alpha \to \text{大} \iff \beta \to \text{小}$$

となり,α, β とも小さくすることは不可能なことがわかるであろう.通常は,制御可能な α を小さい値に固定して,β を小さくしようと考えるのである.

一般に β より $1-\beta$ がよく用いられ,この $(1-\beta)$ を**検出力** (power) といい

「対立仮説が正しいときに,これを正しく検出する確率」

を意味する.一般に,$1-\beta$ は α と,標本の大きさ n (いまの例では $n = n_A + n_B$) と,検出したい差 $d (= (\mu_A - \mu_B)/\sigma)$ によって決定される.逆に,検定に必要な標本の大きさ n は,α と $1-\beta$ と d によって計算できることになる.このように,必要な標本数を事前に決定しておくことは,研究を効率的かつ経済的に進めていくうえでも重要である.これについては,第9章を参照せよ.

3.5 検定統計量の従う分布のパーセント点の読み方

信頼区間を計算したり，検定を行うためには，必要な統計量が従う分布の上側確率や下側確率の示すパーセント点が必要不可欠となる．この数値は，'付表'として本書の巻末にまとめられている．

標本 $(X_1, X_2, \cdots, X_n)$ が正規母集団からの無作為標本である場合，信頼区間や検定のためにつくられる統計量は

1) 標準正規分布 — $N(0,1)$ —
2) χ^2 分布 — χ_ν^2 —
3) t 分布 — t_ν —
4) F 分布 — F_{ν_1, ν_2} —

のいずれかに従うことが多い．

標本が正規母集団からの無作為標本であることが(適当な変換を考えても)認められない場合によく用いられる'分布型によらない検定'においても，小標本(small sample)の場合には，各方法ごとに特別の数表が必要になるが，大標本(large sample)の場合には，これら四つの分布の一つに近似される統計量を計算することが多い．

本書では統計量 T が帰無仮説 H_0 の下で，ある分布，たとえば標準正規分布 $N(0,1)$ に従う場合

$$T \underset{H_0 \text{の下で}}{\sim} N(0,1) \text{分布}$$

という書き方で統一することにする．

3.5.1 標準正規分布

標準正規分布 $N(0,1)$ の上側確率 α に対する上側 100α のパーセント点 $Z(\alpha)$ (図31参照)が付表 A に示されており，読み方の向きを考慮して

付表 A.1 に，α の値を知って，$Z(\alpha)$ を求める表

付表 A.2 に，Z の値を知って，α の値を求める表

が示されている．

なお，自明であるが，下側 100α パーセント点は，正規分布の対称性より

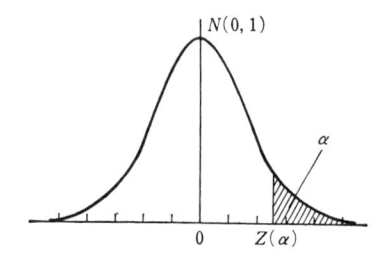

図31 標準正規分布 $N(0,1)$ の上側確率 α と上側 100α パーセント点 $Z(\alpha)$

3.5 検定統計量の従う分布のパーセント点の読み方

$$Z(1-\alpha) = -Z(\alpha) \qquad (3.23)$$

で求められる.

例題 3.7 標準正規分布の上側確率 $\alpha=0.05$ に対する上側 5 パーセント点は付表 A.1 により $Z(0.05)=1.64485$, また $\alpha=0.005$ に対する上側 0.5 パーセント点は $Z(0.005)=2.57583$ となる.

例題 3.8 標準正規分布 $N(0,1)$ に従うある統計量 T を計算したところ $T=2.04$ が得られた. この場合の上側確率 α を求めよ.

解答 付表 A.2 より, $Z=2.04$ の値を読んで, $\alpha=0.020675$ となる. □

3.5.2 χ^2 分布

χ^2 分布 (chi-square distribution) は一つの自由度 ν をもった分布であり, 図 32 のように, 自由度 ν の大きさに従って分布の形状が変化する. 正規分布のパーセント点との間に

$$\chi_1^2(\alpha) = [Z(\alpha/2)]^2 \qquad (3.24)$$

という関係がある. 巻末の付表 B は, χ^2 分布の上側確率 α を知って, 上側 100α パーセント点 $\chi_\nu^2(\alpha)$ を読み取る表である (図 33 参照).

図 32 自由度 ν の χ^2 の分布

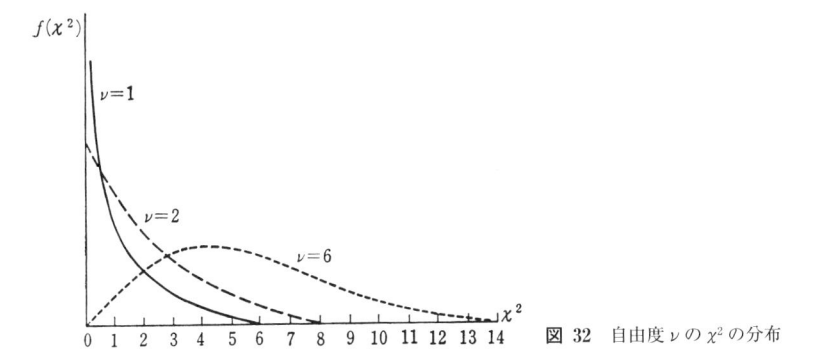

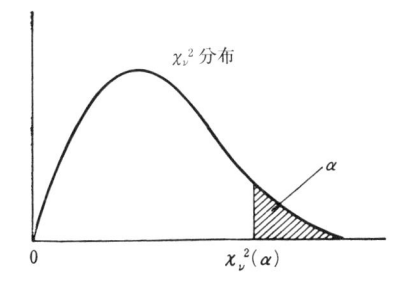

図 33 自由度 ν の χ^2 分布における上側確率 α と上側 100α パーセント点 $\chi_\nu^2(\alpha)$

例題 3.9

1) 自由度 $\nu=1$ の上側 5 パーセント点 $(\alpha=0.05)$ は $\chi_1^2(0.05)=3.84$
2) 自由度 $\nu=19$ の上側 1 パーセント点 $(\alpha=0.01)$ は $\chi_{19}^2(0.01)=36.19$

例題 3.10 自由度 $\nu=6$ の χ^2 分布に従う統計量 T を計算したところ $T=15.23$ となった．この場合の上側確率を求めよ．

解答 付表 B の自由度 6 の行から χ^2 の値 15.23 がどの辺にあるかを読むと，$\alpha=0.025$ の列の $\chi_6^2(0.025)=14.45$，$\alpha=0.010$ の $\chi_6^2(0.01)=16.81$ の間に入ることがわかる．つまり，上側確率は $0.01<\alpha<0.025$ の範囲にある． □

3.5.3 t 分 布

t 分布（t-distribution）も一つの自由度 ν をもった，原点に関して対称な分布であり，ν が大きくなるにつれて正規分布 $N(0,1)$ に近づく（図 34 参照）．付表 C は図 35 に示されているように，上側確率 α と上側 100α パーセント点 $t_\nu(\alpha)$ の対応表であり，α の値を知って，$t_\nu(\alpha)$ を求める表が示されている．

t 分布の対称性より下側 100α パーセント点は

$$t_\nu(1-\alpha)=-t_\nu(\alpha) \tag{3.25}$$

と求まる．

例題 3.11

1) 自由度 $\nu=7$ の上側確率 $\alpha=0.05$ に対する上側 5 パーセント点は，付表 C より

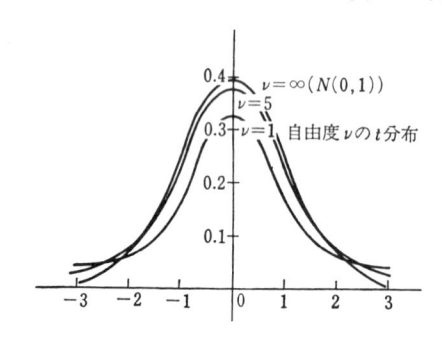

図 34 自由度 ν の t 分布

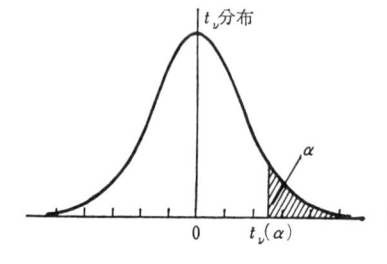

図 35 自由度 ν の t 分布における上側確率 α と上側 100α パーセント点 $t_\nu(\alpha)$

$t_7(0.05)=1.895$ である．

2) 自由度 $\nu=67$ の上側確率 $\alpha=0.01$ に対する上側1パーセント点は，付表Cから $\nu=60$ に対する $t_{60}(0.01)=2.390$，$\nu=80$ に対する $t_{80}(0.01)=2.374$ となることから $2.374<t_{67}(0.01)<2.390$ となる．必要ならば補間してもよい．

3.5.4 F 分 布

F 分布（F-distribution）は二つの自由度（ν_1, ν_2）で規定される分布である（図36参照）．付表Dは，F 分布の上側確率 α を知って，自由度のペア（ν_1, ν_2）に対する上側 100α パーセント点 $F_{\nu_1, \nu_2}(\alpha)$ を読み取る表である（図37参照）．この場合は，一つの α の値に対して，一つの表がつくられるので，付表D.1〜D.5に，それぞれ $\alpha=0.1$, 0.05, 0.025, 0.01, 0.001 に対する $F_{\nu_1, \nu_2}(\alpha)$ の値が与えられている．

下側 100α パーセント点，つまり上側 $100(1-\alpha)$ パーセント点 $F_{\nu_1, \nu_2}(1-\alpha)$ を求めるには，次式

$$F_{\nu_1, \nu_2}(1-\alpha) = \frac{1}{F_{\nu_2, \nu_1}(\alpha)} \tag{3.26}$$

を用いる．つまり，自由度（ν_1, ν_2）の F 分布の上側 $100(1-\alpha)$ パーセント点は，自由度（ν_2, ν_1）の F 分布の上側 100α パーセント点の逆数に等しいという F 分布の性質を利用する．

図36 自由度（ν_1, ν_2）の F 分布

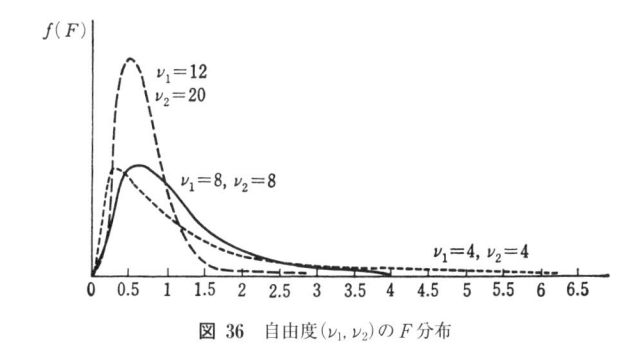

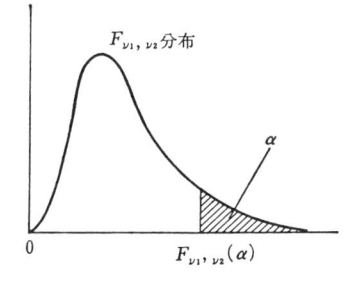

図37 自由度（ν_1, ν_2）の F 分布における上側確率 α と上側 100α パーセント点 $F_{\nu_1, \nu_2}(\alpha)$

また t 分布との間には

$$F_{1,\nu_2}(\alpha) = [t_{\nu_2}(\alpha/2)]^2 \tag{3.27}$$

という関係がある．

例題 3.12

1) 自由度 $\nu_1=3$, $\nu_2=25$ の $\alpha=0.05$ に対する上側5パーセント点は，付表 D.2 より $F_{3,25}(0.05)=2.991$ となる．

2) 自由度 $\nu_1=8$, $\nu_2=100$ の $\alpha=0.01$ に対する上側1パーセント点は，付表 D.4 により $\nu_2=100$ が載っていないため，$\nu_2=80$ と $\nu_2=120$ の行をみることにより，$F_{8,80}(0.01)=2.742$, $F_{8,120}(0.01)=2.663$ であるから $2.663<F_{8,100}(0.01)<2.742$ の範囲にあることがわかる．

例題 3.13 自由度 $\nu_1=2$, $\nu_2=5$ の下側2.5パーセント点 $(\alpha=0.025)$ を求めよ．

解答 (3.26)式を用いる．付表 D.3 より $\nu_1=5$, $\nu_2=2$ に対する上側2.5パーセント点は $F_{5,2}(0.025)=39.298$ となるから自由度 $\nu_1=2$, $\nu_2=5$ の下側2.5パーセント点は(3.26)式より $F_{2,5}(0.975)=1/39.298=0.025$ となる． □

参 考 文 献

1) Altman, D.G. (1999). *Practical Statistics for Medical Research*, Chapter7. Chapman & Hall/CRC.
2) 福田一男, 他(1980). 急性出血性腸炎の腸内フローラ. 第54回日本感染症学会論文集.
3) 増山元三郎(1978). 生化学的にみた個体差. 自然, 4月号, pp.26-44.
4) 丹後俊郎(2000). 統計モデル入門, 医学統計学シリーズ2. 朝倉書店.
5) 丹後俊郎(1979). 正規分布か対数正規分布か？ 臨床病理, **27**, 1551-1155.
6) 丹後俊郎(1986). 臨床検査への統計学, 統計ライブラリー. 朝倉書店.
7) 渡辺富博, 他(1980). いわゆる健常者集団における血液化学成分に影響を及ぼす諸因子について. 臨床病理, **28**, 補冊, 264.
8) 丹後俊郎, 里見 宏, 山岡和枝, 母里敬子(1990). インフルエンザ予防接種の効果について―見かけの効果の検出―. 日本公衆衛生学雑誌, **37**, 967-978.

Coffee Break

臨床試験の統計解析に関するプロトコール

最近は臨床試験のプロトコールのなかに統計解析の基本的指針を明記しなければならなくなった．これは薬効評価の客観性からは当然のことである．データを集計してから，探索的にいろいろな解析を実施し，都合の良い結果を報告することなどとんでもない！

以下に，著者が参加した慢性肝炎に対する一般臨床試験のプロトコールの

なかの統計解析の一部を参考までに掲載しよう．

この試験は1980年代後半のもので，当時としては異例のプロトコールであった．

1) 統計解析の基本方針

肝機能検査値の推移を主要な評価指標とする本試験では，肝機能検査値の個体差を表現する分布が，高値に裾の長い非対称な分布型を示す．したがって，要約統計量としては，従来の mean±SD に代わり，median (25パーセント点, 75パーセント点)を採用する．また，統計学的検定においても mean, SD に基づく検定は適用せず，ノンパラメトリック検定を適用する．

2) 主要評価項目である肝機能評価指標の解析

AST, ALT などの肝機能検査値9項目の経時的変動については，投与開始時点の測定値からの差, 比率について，Wilcoxon の符号付順位和検定を適用する．

3) 他覚所見，自覚症状の推移の解析は，投与開始時点からの改善率，悪化率を観察時点ごとに計算し，符号検定を適用する．

4) 副作用の解析

4.1) 症状の一覧表を作成する．

4.2) 電解質，血液検査，尿検査，浮腫，血圧はデータの性質により投与開始時点の値からの差に関して，Wilcoxon の符号付順位和検定を適用する．

5) 主治医判定の総合評価，二次判定は，本試験がオープンの臨床試験であることから，その評価は参考とする．

6) 検定は両側検定で行い，その有意水準は5%，1%，0.1% とする．また，すべての検定は，項目ごとに有意水準を一定とする．必要なら Bonferroni 型の多重比較法を適用する．

4. 飛び離れたデータの Grubbs-Smirnov 棄却検定

医学データを整理し，その分布のようすをみると，一つ，二つ，**飛び離れたデータ** (outlier)が存在することがある．この飛び離れているデータを目的の統計処理に含めてよいか否かは，判断に困ることが多い．このような場合に，もし，データが正規母集団からの無作為標本と考えられる(またはそれに近い)ならば，以下に示す Grubbs-Smirnov 棄却検定が利用できる．

この場合の仮説は

H_0： 飛び離れたデータは存在しない
H_1： 最大値または最小値が飛び離れている

である．これを検定する前に，飛び離れているデータを除いた $n-1$ 個のデータの分布が正規分布のように対称形を示すかどうかを調べる必要がある．分布の裾が高値の方に長く伸びている対数正規分布のようなデータに対しては，対数変換などを施して正規分布に近づけてからこの検定を利用しないと誤った結論を導く危険性がある．

Grubbs-Smirnov 棄却検定は，次の統計量 T

$$T = \frac{X_{(n)} - \bar{X}}{S} \quad \text{(最大値 } X_{(n)} \text{ が飛び離れている場合)}$$

または

$$T = \frac{\bar{X} - X_{(1)}}{S} \quad \text{(最小値 } X_{(1)} \text{ が飛び離れている場合)}$$

を計算し，付表 E より，データ数 n，有意水準 α に対する T の分布の上側 100α パーセント点 $T_n(\alpha)$ を読み取り(図 38 参照)

$$T > T_n(\alpha)$$

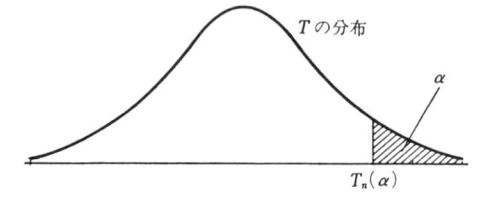

図 38 Grubbs-Smirnov 棄却検定の検定統計量 T 分布の上側 100α パーセント点 $T_n(\alpha)$

であれば，$X_{(1)}$ または $X_{(n)}$ が飛び離れていないと主張する帰無仮説 H_0 は有意水準 α で棄却される．

例題 4.1 ある動物実験で，対照群として使用した 10 匹のラットの血清コレステロール値(mg/dl)を測定したところ，次のデータが得られた．

ラット No.	1	2	3	4	5	6	7	8	9	10
T-Chol	120	125	118	114	130	154	124	122	117	126

ラット No.6 のデータは少々飛び離れているが，これも対照群のデータとみなして，解析に含めるべきだろうか？

解答 まず，10 個のデータのヒストグラムを作成してみる．図 39 により，残り 9 個のデータはだいたい対称形をしていて，正規性の条件を満たしていると考えてよい．そこで，必要な統計量，平均 $\bar{X}$ と標準偏差 S を計算すると(計算は第 2 章参照)
$$\bar{X}=125, \qquad S=11.23$$
となるから
$$T=\frac{154-125}{11.23}=2.58$$
となる．付表 E より
$$T=2.58 > T_{10}(0.01)=2.41$$
であるから，ラット No.6 の 154 mg/dl という値は，有意水準 1%($p<0.01$)で捨ててよい，つまり同じ標本とはみなしにくいといえる． □

しかし，この結果から，自動的に 154 mg/dl という値を捨ててよいという意味ではない．この結果は，研究者に，「なぜ 154 mg/dl という高い値が得られたのかの原因を追求せよ」ということを示しているのである．測定上のミスは，No.6 のラットは対照として用いるのに不適当ではないのか，など可能な限り原因を追求する必要がある．もし原因がわからなければ，「疑わしきは罰せず」で，飛び離れたデータを含めた場合と除外した場合の 2 通りについて統計処理を進める方がよい．

例題 4.2 次のデータは，新潟水俣病で，厚生省疫学班が調査した阿賀野川上流の頭髪水銀量(ppm)のデータの一部の 34 例である[1]．No.21 の 75 ppm のデータは飛び離れた値として捨ててよいか．

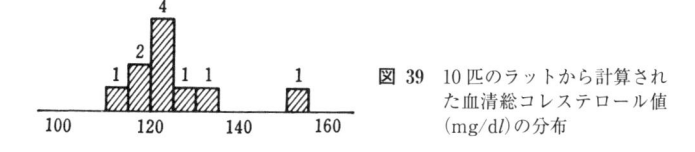

図 39 10 匹のラットから計算された血清総コレステロール値(mg/dl)の分布

4. 飛び離れたデータの Grubbs-Smirnov 棄却検定

$\bar{X}=12.95$, $S=13.35$

$\bar{X}_L=0.965$, $S_L=0.352$

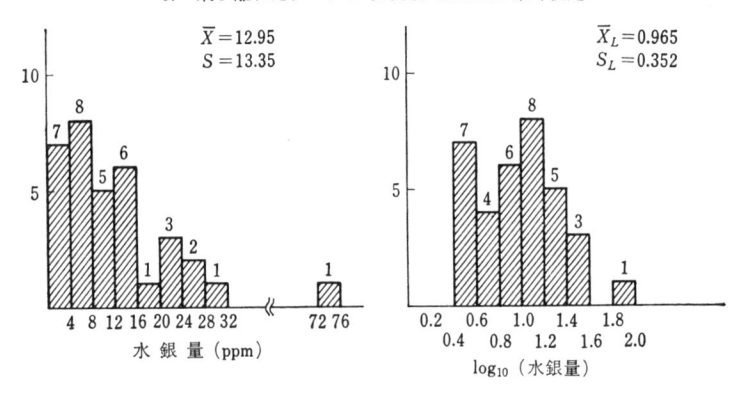

図 40 頭髪水銀量とその対数の分布

No.	1	2	3	4	5	6	7	8	9	10
水銀量(X)	6.4	6.4	3.1	5.5	2.8	4.9	14.0	3.9	10.7	11.0
$\log_{10} X$	0.806	0.806	0.491	0.740	0.447	0.690	1.146	0.591	1.029	1.041

11	12	13	14	15	16	17	18	19	20	㉑	22
10.9	3.3	8.5	31.3	12.8	15.0	12.5	2.8	4.1	20.4	75.0	7.8
1.037	0.519	0.929	1.496	1.107	1.176	1.097	0.447	0.613	1.310	1.875	0.892

23	24	25	26	27	28	29	30	31	32	33	34
20.0	5.2	22.1	12.6	3.5	14.2	18.7	26.7	25.4	7.3	2.8	8.7
1.301	0.716	1.344	1.100	0.544	1.152	1.272	1.427	1.405	0.863	0.447	0.940

解答 データの分布が正規分布にほど遠く，むしろ対数正規分布に近いと考えられる(図 40)．このことを無視して Grubbs-Smirnov 棄却検定を行うと，$\bar{X}=12.95$ ppm, $S=13.35$ ppm と計算されるから，付表 E より

$$T=\frac{75-12.95}{13.35}=4.65>T_{34}(0.01)\approx T_{35}(0.01)=3.178$$

となり，75 ppm というデータは有意水準 1% で同じ標本とは考えられない，という結論が得られる(この種の悪用を，新潟水俣病の加害者の昭和電工側がみずからの責任逃れのために行ったといわれている[1])．

ところが，高値に裾が長く伸びている分布は対数変換により正規分布に近づくことが多いから，この場合も $\log_{10} X$ 変換後のデータに対し Grubbs-Smirnov 棄却検定を適用してみよう．変換後，$\bar{X}_L=0.965$, $S_L=0.352$ となるから，

$$T=\frac{1.875-0.965}{0.352}=2.59<T_{34}(0.10)\approx T_{35}(0.10)=2.627$$

10% の有意水準でも，75 ppm というデータは棄却できないことが示される． □

参 考 文 献

1) 吉村 功(1971). 統計手法の誤用 II —新潟水俣病事件の場合. 科学, **41**, No. 9, 496-506.
2) 吉村 功(1971). 統計手法の誤用 III —新潟と四日市における相関分析. 科学, **41**, No. 11, 626-637.

5. 平均値に関する推測

5.1 正規母集団の母平均 μ に関する推測

ここでは，得られた標本 $(X_1, X_2, \cdots, X_n)$ が正規母集団 $N(\mu, \sigma^2)$ からの無作為標本とみなせる場合に，未知の母平均 μ（母分散 σ^2 も未知）に関する信頼区間と検定について説明しよう．標本平均を $\bar{X}$，標本分散を S^2，標本標準偏差を S とする（2.2.1 項参照）．

5.1.1 母平均 μ の信頼区間

標本 $(X_1, X_2, \cdots, X_n)$ が正規母集団 $N(\mu, \sigma^2)$ からの無作為標本とすれば，次の統計量 T の性質

$$T = \frac{\bar{X} - \mu}{S/\sqrt{n}} \sim t_{n-1} \text{分布} \tag{5.1}$$

はよく知られている．したがって，自由度 $n-1$ の t 分布の上側 $100(\alpha/2)$ パーセント点 $t_{n-1}(\alpha/2)$ を用いて（図 41 参照），μ の $100(1-\alpha)$％ 信頼区間は

$$-t_{n-1}(\alpha/2) \leq \frac{\bar{X} - \mu}{S/\sqrt{n}} \leq t_{n-1}(\alpha/2)$$

すなわち次のように与えられる．

$$\bar{X} - t_{n-1}(\alpha/2) \frac{S}{\sqrt{n}} \leq \mu \leq \bar{X} + t_{n-1}(\alpha/2) \frac{S}{\sqrt{n}} \tag{5.2}$$

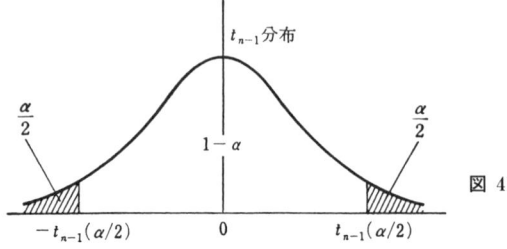

例題 5.1 腎機能障害の患者 6 名の血清クレアチニン濃度（mg/dl）を測定したところ

図 41 自由度 $n-1$ の t 分布とパーセント点

5.1 正規母集団の母平均 μ に関する推測

4.0 3.9 3.8 4.0 4.4 3.9

というデータが得られた．この疾患の，血清クレアチニン濃度の母平均 μ の 95% 信頼区間を求めよ．

解答 六つのデータのバラツキをみると，だいたい正規分布すると考えてもよいから，(5.2) 式が適用できる．

$\bar{X}=4.0$, $S=0.21$ と計算され，付表 C より，自由度 $\nu=6-1=5$ の t 分布の上側 $100(0.05/2)=2.5$ パーセント点 $t_5(0.025)=2.571$ から

$$4-2.571\times\frac{0.21}{\sqrt{6}}\leq\mu\leq 4+2.571\times\frac{0.21}{\sqrt{6}}$$

すなわち

$$3.78\leq\mu\leq 4.22$$

となる． □

例題 5.2 あるタイプの肝炎患者 11 名のアルカリフォスファターゼ (ALP) 値 (IU/l) のデータは次のとおりである．

206 235 155 169 180 199 151 172 291 182 260

このタイプの肝疾患の ALP 値の母平均 μ の 95% 信頼区間を計算せよ．

解答 データのバラツキをみると，右の方に分布の裾が長く伸びており (図42)，正規分布とは考えられない．そこで，対数正規確率紙 (3.2.3 項参照) にプロットしてみると，図 43 のように，ほぼ直線上に並んで，対数正規分布を示すことがわかる．そこで，$Y=\log_{10}X$ と常用対数変換を行い，Y の値について (5.2) 式を適用する．$\bar{Y}=2.2918$, $S_y=0.0918$ (Y の標準偏差) と計算され，付表 C より，自由度 $\nu=11-1=10$ の上側 2.5 パーセント点 $t_{10}(0.025)=2.228$ から，Y の母平均 μ_y の 95% 信頼区間は

$$2.2918-2.228\times\frac{0.0918}{\sqrt{11}}\leq\mu_y\leq 2.2918+2.228\times\frac{0.0918}{\sqrt{11}}$$

X	206	235	155	169	180	199	151	172	291	182	260
$Y=\log_{10}X$	2.313	2.371	2.190	2.228	2.255	2.299	2.179	2.236	2.464	2.260	2.415

すなわち，$2.23\leq\mu_y\leq 2.35$ となる．ここで，$Y=\log_{10}X$ の逆変換，$X=10^Y$ を用いて，μ の 95% 信頼区間は

$$10^{2.23}\leq\mu\leq 10^{2.35}$$

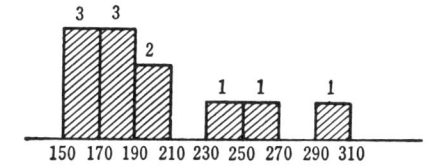

図 42 肝炎患者 11 名の ALP 値

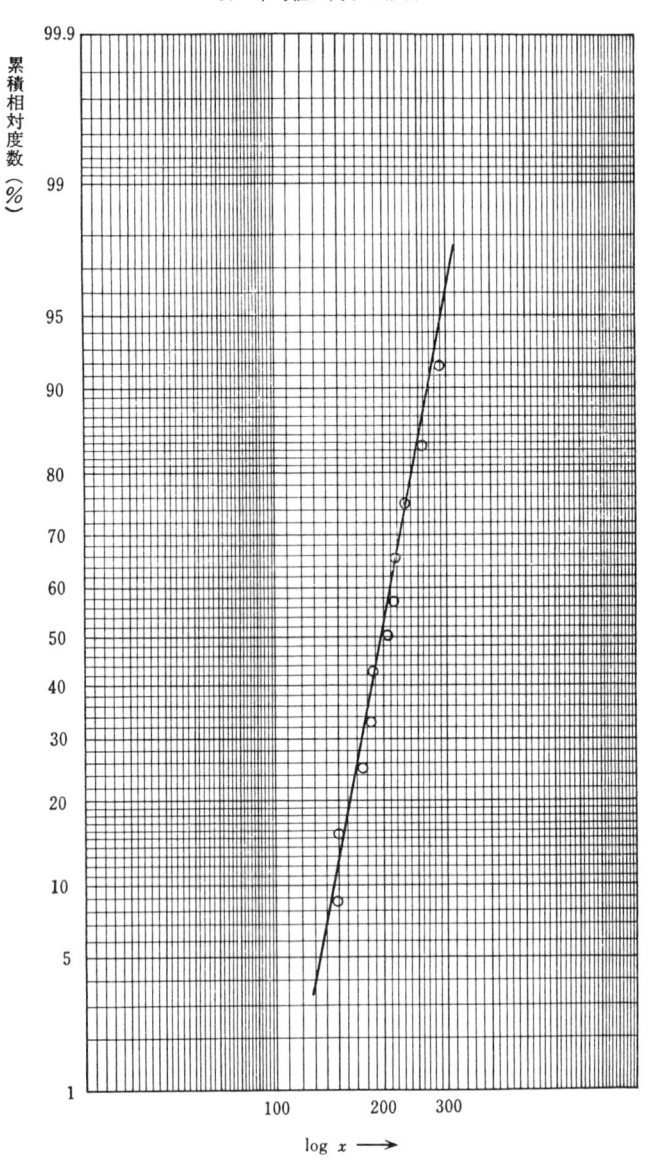

図 43 肝炎患者 11 名の ALP 値の対数正規確率紙へのプロット 直線性が示されている.

5.1 正規母集団の母平均 μ に関する推測

すなわち
$$169.8 \leq \mu \leq 223.9$$
と求められる.

もし,対数正規分布に従っていることを無視して,正規分布に近いデータに適用できる(5.2)式をオリジナルのデータに適用してみると,$\bar{X}=200$,$S=44.76$ であるから
$$200 - 2.228 \times \frac{44.76}{\sqrt{11}} \leq \mu \leq 200 + 2.228 \times \frac{44.76}{\sqrt{11}}$$
すなわち,$169.9 \leq \mu \leq 230.1$ となり,一般に信頼区間の上限の値が大きくなってしまい,誤った結論を導く危険性が大きくなる(例題 5.4 参照). □

5.1.2 母平均 μ の検定

得られた標本 $(X_1, X_2, \cdots, X_n)$ が母平均 $\mu = \mu_0$ をもつ正規母集団からの標本であるか否か,すなわち
$$H_0 : \mu = \mu_0$$
$$H_1 : \mu \neq \mu_0 \quad (\text{または } \mu > \mu_0, \ \mu < \mu_0)$$
を検定するには,(5.1)式で $\mu = \mu_0$ とおいた統計量 T の
$$T = \frac{\bar{X} - \mu_0}{S/\sqrt{n}} = \frac{\bar{X} - \mu_0}{S}\sqrt{n} \underset{H_0 \text{の下で}}{\sim} t_{n-1} \text{ 分布} \tag{5.3}$$
という性質を利用する.付表 C を参照して
$$H_1 : \mu \neq \mu_0 \quad (\text{両 側}) \implies |T| > t_{n-1}(\alpha/2) \tag{5.4}$$
$$H_1 : \mu > \mu_0 \quad (\text{右片側}) \implies T > t_{n-1}(\alpha) \tag{5.5}$$
$$H_1 : \mu < \mu_0 \quad (\text{左片側}) \implies T < -t_{n-1}(\alpha) \tag{5.6}$$
であれば,有意水準 α で H_0 が棄却でき,有意差が認められる.

例題 5.3 例題 5.1 において,別の病院における,同じ腎機能障害の血清クレアチニン濃度の平均値は $4.3\,\text{mg}/dl$ であった.測定法は同じとして,二つの異なる病院を受診した患者の層に違いが認められるか.

解答 両側検定と考えよう.(5.3),(5.4)式を利用して
$$|T| = \frac{|4.0 - 4.3|}{0.21}\sqrt{6} = 3.50 > t_5(0.025) = 2.571$$
となり,有意水準 5% で有意差が認められる($p < 0.05$). □

例題 5.4 例題 5.2 において,別のタイプの肝炎患者の ALP 値は過去の症例から平均値が $226(\text{IU}/l)$ であることがわかっている.二つのタイプ間に差があるといえるか.

解答 両側検定と考えよう.データの分布を把握することなしに,いきなり(5.4)式を適用すると

$$|T| = \frac{|200-226|}{44.76} \times \sqrt{11} = 1.93 < t_{10}(0.025) = 2.228$$

となり，有意差は，有意水準5%で認められない（$p > 0.05$, NS）という結果が得られる．

しかし，このデータは，対数正規分布をすることが確かめられているので，$Y = \log_{10} X$と変換したYについて(5.4)式を適用すべきである．$\mu_{0y} = \log_{10}(226) = 2.3541$より，$Y$について(5.4)式を適用すると

$$|T_y| = \frac{|\bar{Y} - \mu_{0y}|}{S_y}\sqrt{n} = \frac{|2.2918 - 2.3541|}{0.0918} \times \sqrt{11}$$
$$= 2.251 > t_{10}(0.025) = 2.228$$

となり，有意水準5%で有意差が認められる（$p < 0.05$）という逆のおそらく正しい結論が導かれる． □

5.2 二つの母平均の差の検定——2標本の差の検定

ここでは，いわゆる'平均値の差の検定'で一般に代表されている'2標本の差'または'2群の差'の検定について考えてみよう．

よく，この種の検定は'平均値の差'という言葉で表現されるが，研究者はこれから検定しようとしている'差'とは何であるかをよく考えねばならない．つまり

（p-1）　平均的な差だけで，バラツキの差は問題としないのか

（p-2）　平均的な差も，バラツキの差も問題とするのか

ということである．これは研究目的によって違ってくるはずである．

また，観測対象としての母集団の性格をよく把握し，標本間に対応があるのかないのか，データは正規分布しているのか否か，などよく吟味しなければならない．前提条件によって，統計処理の方法は変わってくるからであり，この吟味なくして，いわゆる'平均値の差の検定'を行うことは，誤用，誤った結論を導く大きな原因となることに注意していただきたい．

適当な統計手法の選択方法の概略は次のとおりである．

A．対応のない場合

　A-1　正規分布が（変換を含めて）仮定できる場合：

等分散のF検定　　等分散が認められる　→　いわゆる平均値のt検定（Student's t-test）
（バラツキの検定）　等分散が認められない　→　平均値のWelchのt検定（Welch's t-test）

A-2　正規分布が(変換を含めて)仮定できない場合：
　　　Wilcoxon の順位和検定(Wilcoxon rank-sum test)
B.　対応がある場合
B-1　正規分布が(変換を含めて)仮定できる場合：
　　　対応のある t 検定(paired-t-test)
B-2　正規分布が(変換を含めて)仮定できない場合：
　　　Wilcoxon の符号付順位和検定(Wilcoxon signed-rank test)

ここで「変換を含めて」という意味は，「データに適当な変換(両群に共通の変換)を施して，正規分布に近づけることを含めて」，という意味である．

　上に述べた(p-1)と(p-2)の違いが特に問題となるのは，対応のない場合の，A-1 の場合である．この場合，もし(p-1)が目的であれば，結論は等分散の F 検定の結果には関係なく，次に行う t 検定の結論が求めるものである．この際，**分散の等分散の検定の有意水準は，次の t 検定の有意水準を α とするならば，4α くらいに設定する**，ことが推奨されている[1]．

　もし(p-2)を目的とする場合には，等分散の F 検定で差が認められれば，たとえ，次の t 検定で平均値に差が認められなくとも'差があり'と結論すべきであろう(図 44 参照)．一方，Wilcoxon の順位和検定は，分布型を仮定しないノンパラメトリック法

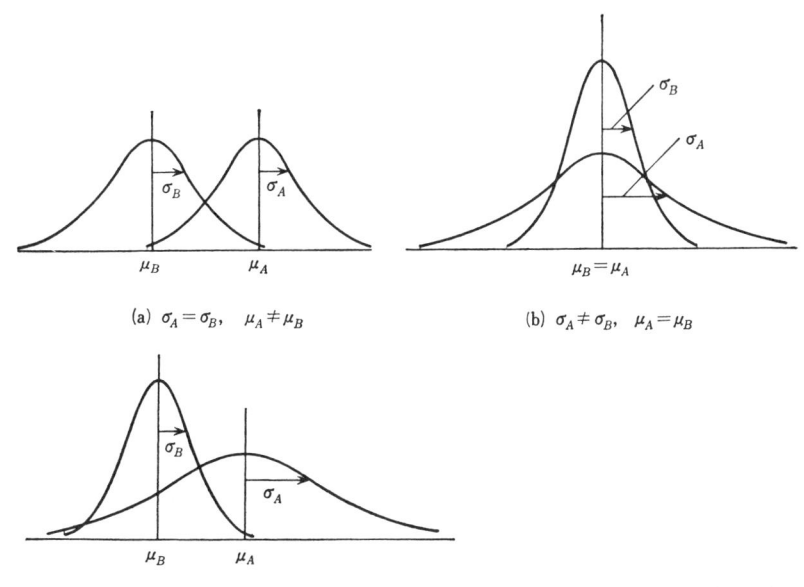

(a) $\sigma_A = \sigma_B$,　$\mu_A \neq \mu_B$

(b) $\sigma_A \neq \sigma_B$,　$\mu_A = \mu_B$

(c) $\sigma_A \neq \sigma_B$,　$\mu_A \neq \mu_B$

図 44　二つの正規母集団 $N(\mu_A, \sigma_A^2)$，$N(\mu_B, \sigma_B^2)$ の'差'の三つの場合

(non-parametric method)とよばれる検定法の一つで平均値とバラツキを分離しているわけではないので，バラツキに差があっても2標本に有意差ありとの結果が得られる場合があることに注意したい．この意味で，**Wilcoxonの順位和検定に代表される順位和に基づく検定法は，平均的な大きさと形状を含めた「2標本の差」の有無を検定する方法**といえる．たとえば，新薬のプラセボ対照無作為化比較試験では，新薬の治療効果としてエンドポイントの分布が新薬群で高値に裾が長い非対称となり，かつ，プラセボ群のバラツキより新薬群のバラツキの方が大きくなることがある．このような状況が想定される場合には，t 検定ではなくWilcoxon順位和検定を適用すべきである．

5.2.1 対応のない場合──独立な2標本

2群を A, B として，次のように記号を約束しよう．

標本の大きさ	n_A	n_B
標本平均	$\bar{X}_A$	$\bar{X}_B$
標本分散	S_A^2	S_B^2
標本標準偏差	S_A	S_B
母平均	μ_A	μ_B
母分散	σ_A^2	σ_B^2

(1) 等分散の F 検定

2群に正規母集団 $N(\mu_A, \sigma_A^2)$, $N(\mu_B, \sigma_B^2)$ が仮定できる場合に適用する．

$$H_0: \sigma_A^2 = \sigma_B^2$$
$$H_1: \sigma_A^2 \neq \sigma_B^2 \text{ または } \sigma_A^2 > \sigma_B^2$$

$S_A^2 > S_B^2$ として，次の統計量 F を計算して

$$F = \frac{S_A^2}{S_B^2} \underset{H_0 \text{の下で}}{\sim} F_{n_A-1, n_B-1} \text{ 分布} \tag{5.7}$$

の性質を利用する．$\nu_1 = n_A - 1$, $\nu_2 = n_B - 1$ とおいて，付表D.1〜D.5を参照して，自由度 (ν_1, ν_2) の F 分布の上側パーセント点を読み取り

$$H_1: \sigma_A^2 \neq \sigma_B^2 \text{(両 側)} \implies F > F_{\nu_1, \nu_2}(\alpha/2) \tag{5.8}$$
$$H_1: \sigma_A^2 > \sigma_B^2 \text{(右片側)} \implies F > F_{\nu_1, \nu_2}(\alpha) \tag{5.9}$$

であれば有意水準 α で H_0 が棄却される(図45参照)．事前に $S_A^2 > S_B^2$ を確かめて，$F = S_A^2/S_B^2 > 1$ となるように統計量 F を決めているので，両側検定の左側の棄却領域 $(0, F_{\nu_1, \nu_2}(1-\alpha/2)]$ は考える必要はない．また，同じ意味で左片側検定も考える必要はない．

(2) 平均値のStudentの t 検定

二つの正規母集団 $N(\mu_A, \sigma_A^2)$, $N(\mu_B, \sigma_B^2)$ の間に等分散 $\sigma_A^2 = \sigma_B^2$ が仮定できる ($H_0: \sigma_A^2 = \sigma_B^2$ が F 検定で棄却されない) 場合に適用する(図44(a)参照)．

5.2 二つの母平均の差の検定

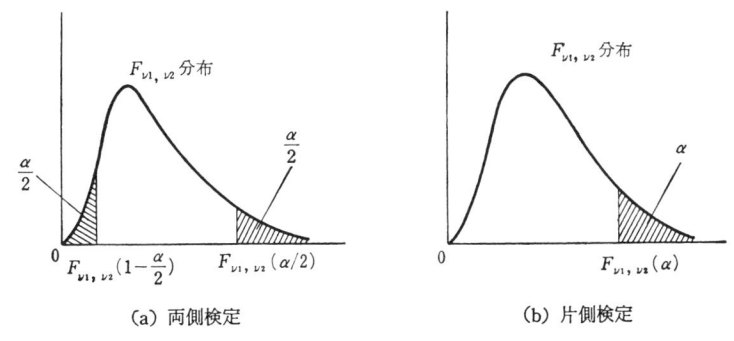

図 45 等分散($\sigma_A^2=\sigma_B^2$)の検定とパーセント点

(a) 両側検定　　(b) 片側検定

$$H_0 : \mu_A = \mu_B$$
$$H_1 : \mu_A \neq \mu_B \quad (\text{または } \mu_A > \mu_B,\ \mu_A < \mu_B)$$

次の統計量 T を計算して

$$T = \frac{\bar{X}_A - \bar{X}_B}{\sqrt{\left(\dfrac{1}{n_A} + \dfrac{1}{n_B}\right)\left(\dfrac{(n_A-1)S_A^2 + (n_B-1)S_B^2}{n_A + n_B - 2}\right)}} \underset{H_0 \text{の下で}}{\sim} t_{n_A+n_B-2} \text{分布} \quad (5.10)$$

の性質を利用する. $\nu = n_A + n_B - 2$ とおいて, 付表 C を参照して

$$H_1 : \mu_A \neq \mu_B \quad (\text{両　側}) \implies |T| > t_\nu(\alpha/2) \quad (5.11)$$
$$H_1 : \mu_A > \mu_B \quad (\text{右片側}) \implies T > t_\nu(\alpha) \quad (5.12)$$
$$H_1 : \mu_A < \mu_B \quad (\text{左片側}) \implies T < -t_\nu(\alpha) \quad (5.13)$$

であれば, 有意水準 α で H_0 が棄却できる.

(3) 平均値の Welch の t 検定

二つの正規母集団 $N(\mu_A, \sigma_A^2)$, $N(\mu_B, \sigma_B^2)$ の間に等分散性 $\sigma_A^2 = \sigma_B^2$ が仮定できない (F 検定で $H_0 : \sigma_A^2 = \sigma_B^2$ が棄却された) 場合に適用する (図 44(b), (c) 参照).

$$H_0 : \mu_A = \mu_B$$
$$H_1 : \mu_A \neq \mu_B \quad (\text{または } \mu_A > \mu_B,\ \mu_A < \mu_B)$$

この場合は, 自由度 ν が通常の t 検定のように $n_A + n_B - 2$ とはならず, 次のように計算する必要がある.

$$c = \frac{S_A^2/n_A}{S_A^2/n_A + S_B^2/n_B} \quad (5.14)$$

とおいて

$$\nu = \frac{1}{c^2/(n_A-1) + (1-c)^2/(n_B-1)} \text{ の四捨五入した整数} \quad (5.15)$$

と計算し, 自由度 ν を求める.

検定統計量は，次の統計量 T を計算し

$$T = \frac{\bar{X}_A - \bar{X}_B}{\sqrt{S_A^2/n_A + S_B^2/n_B}} \underset{H_0 \text{の下で}}{\frown} t_\nu \text{ 分布} \qquad (5.16)$$

の性質を利用する．付表 C を参照して

$$H_1: \mu_A \neq \mu_B \quad (\text{両 側}) \implies |T| > t_\nu(\alpha/2) \qquad (5.17)$$
$$H_1: \mu_A > \mu_B \quad (\text{右片側}) \implies T > t_\nu(\alpha) \qquad (5.18)$$
$$H_1: \mu_A < \mu_B \quad (\text{左片側}) \implies T < -t_\nu(\alpha) \qquad (5.19)$$

であれば，有意水準 α で H_0 が棄却される．

(4) Wilcoxon の順位和検定

2群に適当な変換(対数など)を施しても，正規分布に近づかない場合に適用する．

$$H_0: \mu_A = \mu_B$$
$$H_1: \mu_A \neq \mu_B \quad (\text{または } \mu_A > \mu_B, \ \mu_A < \mu_B)$$

まず，2群の標本 $n_A + n_B$ 個を一緒にして小さい方から順に $1, 2, 3, \cdots$ と**順位**(rank)をつける．最大値は当然ながら $n_A + n_B$ である．ただし，同じ数値は**同順位**(tie)として，順位には，それらが占めるべき順位の平均値を割り付ける．たとえば五つのデータ $\langle 2.6, 3.0, 3.0, 3.1, 3.2 \rangle$ に対して順位は $\langle 1, 2.5, 2.5, 4, 5 \rangle$ が対応する．そして，標本の大きさが小さい方を A 群とする．つまり $n_A \leq n_B$ として，次の統計量 U

$$U = (A \text{ 群の順位和}) \qquad (5.20)$$

を計算する．検定法は，n_A, n_B の大きさにより，次の2通りがある．

(i) $n_A \leq n_B \leq 20$ の場合　　付表 F に H_0 の下での U の分布の，下側確率 α，上側確率 α に対応する下側 100α パーセント点 $U_{1-\alpha}$，上側 100α パーセント点 U_α のペア

$$U_{1-\alpha} ; \quad U_\alpha$$

が載っている．たとえば，$n_A = 6$, $n_B = 9$ で $\alpha = 0.025$ に対する棄却限界は

$$31 ; \quad 65$$

となっている．これは，図46 にも示されているように

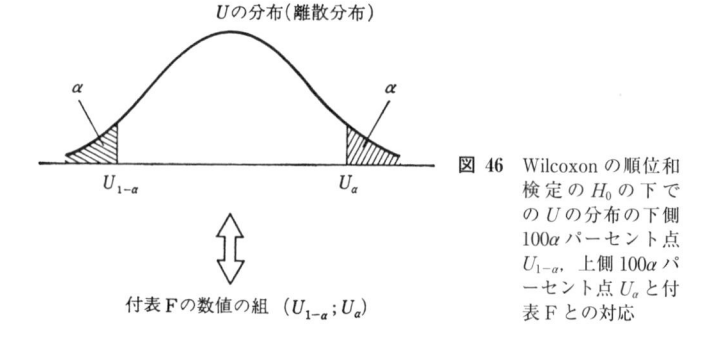

図 46 Wilcoxon の順位和検定の H_0 の下での U の分布の下側 100α パーセント点 $U_{1-\alpha}$，上側 100α パーセント点 U_α と付表 F との対応

$$\Pr(U \leq 31) \leq \alpha \quad (下側確率)$$
$$\Pr(U \geq 65) \leq \alpha \quad (上側確率)$$

を意味する．U の値は離散的であるから，一般に等号は成立しない．

そこで

$$H_1: \mu_A \neq \mu_B \quad (両側) \implies U \leq U_{1-\alpha/2}, \ U \geq U_{\alpha/2} \tag{5.21}$$
$$H_1: \mu_A > \mu_B \quad (右片側) \implies U \geq U_\alpha \tag{5.22}$$
$$H_1: \mu_A < \mu_B \quad (左片側) \implies U \leq U_{1-\alpha} \tag{5.23}$$

であれば，有意水準 α で H_0 が棄却できる．

(ii) $n_A \leq n_B$ として $n_B > 20$ の場合　この場合は A 群の順位和 U の期待値，分散を計算して，正規分布 $N(0,1)$ に近似する統計量で検定できる．ここに

$$E(U) = \frac{n_A(n_A+n_B+1)}{2}$$
$$V(U) = \frac{n_A n_B(n_A+n_B+1)}{12}$$

である．実際には，離散分布から連続分布への連続修正項 0.5 を導入して，次の近似的な性質

$$Z = \frac{U - E(U) \pm 1/2}{\sqrt{V(U)}} \underset{H_0 \text{の下で}}{\sim} N(0,1) 分布 \tag{5.24}$$

を利用して，検定を行う．付表 A.1 を参照して

$$H_1: \mu_A \neq \mu_B \quad (両側) \implies |Z| > Z(\alpha/2) \tag{5.25}$$
$$H_1: \mu_A > \mu_B \quad (右片側) \implies Z > Z(\alpha) \tag{5.26}$$
$$H_1: \mu_A < \mu_B \quad (左片側) \implies Z < -Z(\alpha) \tag{5.27}$$

であれば，有意水準 α で H_0 が棄却できる．ここで $1/2$ の符号は $U < E(U)$ の場合 $+$，それ以外は $-$ をとる．

同順位がある場合には一般に上の U 統計量は修正項(7.9節参照)を含むが，$n_A + n_B > 30$ で同順位の数が極端に多くなければ，それほどの影響は受けないので，(5.24) 式で十分と考えてよい．

例題 5.5　透析患者の免疫グロブリンの一つ IgG 値 (mg/100 ml) が健常者に比べて高いかどうかを調べるために，40歳代男性の透析患者 9 名，同年代の病院職員の健常者 7 名の IgG を測定し，次のデータが得られた．これから，透析患者の IgG の方が健常者に比べて高いと認められるか．

透析患者	1326	1418	1820	1516	1635	1720	1580	1452	1600
健常者	1220	1080	980	1420	1170	1290	1116		

解答　透析患者群を A 群，健常者群を B 群として両側検定で考えてみよう．両群

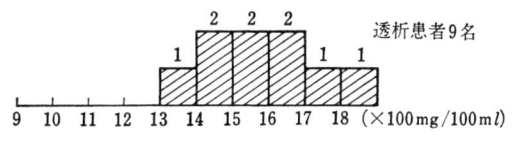

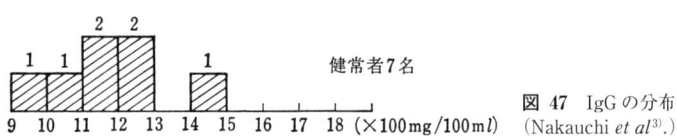

図 47 IgG の分布 (Nakauchi et al[3].)

のデータは，正規分布に近いと考えてもよいから（図47），両群の平均値と分散を計算すると，$\bar{X}_A=1563$，$S_A{}^2=23658$，$\bar{X}_B=1182$，$S_B{}^2=20910$ となる．

まず，等分散の F 検定を有意水準 20%（p.65 参照）で行ってみよう．(5.7)，(5.8) 式と付表 D.1 より

$$F=\frac{S_A{}^2}{S_B{}^2}=\frac{23658}{20910}=1.13<F_{8,6}(0.10)=2.983$$

となり，有意水準 20% でも等分散 $\sigma_A{}^2=\sigma_B{}^2$ は棄却されない．したがって，通常の t 検定(5.10)式が適用でき，(5.11)式と付表 C を参照して

$$|T|=\frac{1563-1182}{\sqrt{\left(\frac{1}{9}+\frac{1}{7}\right)\frac{8\times23658+6\times20910}{9+7-2}}}=5.04>t_{14}(0.0005)=4.140$$

となることから，透析患者の方が，健常者に比べて，有意水準 0.1%（$p<0.001$）で IgG 値が有意に高いことが認められた． □

例題 5.6 透析患者での IgG 上昇に関して，B-cell 免疫グロリン生成(%)についても，透析患者 18 名，健常者 9 名につき測定したところ，表 16 のとおりであった．差は認められるか．

解答 人工透析患者を A 群，健常者を B 群としよう．ここでも両側検定で考えよう．この例では，健常者のデータが，対数正規分布のような形をしているとも考えら

表 16 B-cell(%)

透析患者		健常者
10	14	7
13	6	8
7	11	8
16	12	6
12	7	7
12	9	11
10	12	10
10	9	8
4		9
17		

表 17 B-cell(%)の順位点

透析患者		健常者
15.5	25	5.5
24	2.5	9
5.5	18.5	9
26	21.5	2.5
21.5	5.5	5.5
21.5	12	18.5
15.5	21.5	15.5
15.5	12	9
1		12
27		

5.2 二つの母平均の差の検定

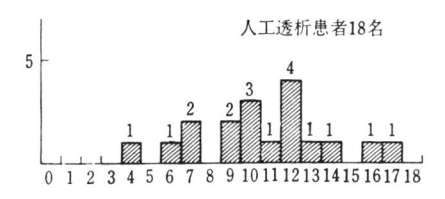

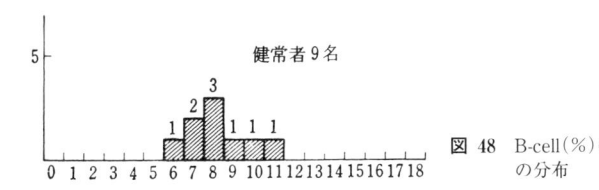

図48 B-cell(%)のデータの分布

れるが，正規分布とも考えられよう．透析患者の分布はだいたい対称形と考えてよい（図48）．そこで正規分布と仮定して，平均値，分散を計算したところ $\bar{X}_A=10.61$, $S_A{}^2=11.310$, $\bar{X}_B=8.22$, $S_B{}^2=2.444$ が得られた．

まず，(5.7)式を用いて等分散の検定を行うと，付表D.3を参照して

$$F=\frac{11.310}{2.444}=4.63>F_{17,8}(0.025)=4.0 \text{ 前後}$$

となり，有意水準20%ではもちろん，5%でも等分散性は認められない．そこでWelchの検定を行う必要がある．(5.14)式より $c=0.6982$ と計算できるから，(5.15)式より自由度 $\nu=24.96\fallingdotseq25$ となる．

そこで，(5.16)式を計算し，(5.17)式と付表Cを参照して

$$|T|=\frac{10.61-8.22}{\sqrt{\frac{11.310}{18}+\frac{2.444}{9}}}=2.52>t_{25}(0.025)=2.06$$

となり，差が認められ，B-cell生成について，透析患者の方が有意水準5%で有意に高いことが認められた．

もし，等分散性の不成立を無視して，通常の t 検定(5.10)式を適用すると

$$|T|=\frac{10.61-8.22}{\sqrt{\left(\frac{1}{18}+\frac{1}{9}\right)\left(\frac{17\times11.310+8\times2.444}{25}\right)}}=2.01<t_{25}(0.025)=2.06$$

となり，「有意水準5%で有意な差は認められない」というおそらく誤った結論が導かれてしまう．

分布の正規性に不安を覚える人は，Wilcoxonの順位和検定を適用してみよう．小さい順に合計27のデータを並べると，4, 6, 6, 7, 7, 7, 7, 8, 8, 8, 9, 9, 9, 10, 10, 10, 10, 11, 11, 12, 12, 12, 12, 13, 14, 16, 17 となる．順位のつけ方は，たとえば6に対しては2個が占めるべき順位2, 3の平均値2.5, 7に対しては，順位4, 5, 6, 7の平均値5.5が割り付

けられ，順に 1, 2.5, 2.5, 5.5, 5.5, 5.5, 5.5, 9, 9, 9, 12, 12, 12, 15.5, 15.5, 15.5, 15.5, 18.5, 18.5, 21.5, 21.5, 21.5, 21.5, 24, 25, 26, 27 となり，表 17 の結果が得られる．標本の大きさの小さい方の群は健常者群であるから，(5.20)式の U の値は

$$U = 5.5 + 9 + 9 + 2.5 + 5.5 + 18.5 + 15.5 + 9 + 12 = 86.5$$

となる．(5.21)式を利用して付表 F の $n_A = 9$, $n_B = 18$ の片側確率が 0.025 のところを読むと

$$87; \quad 165$$

とあるから，$U = 86.5 < U_{1-0.025} = 87$ となり，有意水準 5% で有意差が認められ Welch の検定と同じ結果が得られた．　　□

例題 5.7　ある病院の正常値を再検討するために，病院職員を対象として生化学検査を測定した．生化学検査の一つ γ-GTP は，飲酒習慣により変動を受けるという報告がいくつか発表されているので，男性 98 名について，飲酒群，非飲酒群に分けたところ，表 18 のとおりであった．このデータから，飲酒習慣により γ-GTP の値は変動を受けるといえるだろうか．

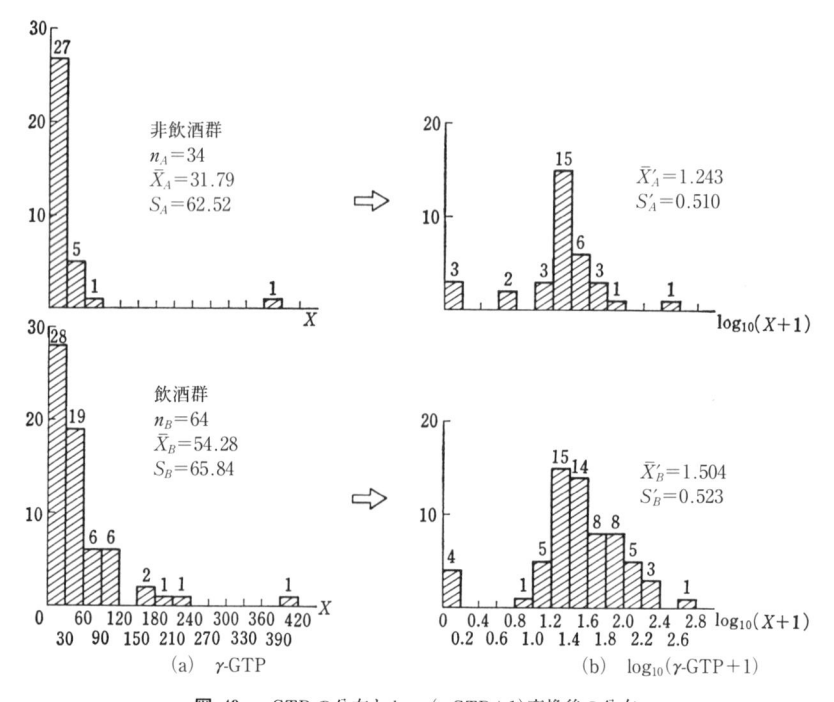

図 49　γ-GTP の分布と $\log_{10}(\gamma\text{-GTP}+1)$ 変換後の分布

5.2 二つの母平均の差の検定

表 18 飲酒群と非飲酒群の健常者における γ-GTP のデータと対数変換後 $\log_{10}(X+1)$ のデータ

	非飲酒群			飲酒群				
No.	γ-GTP	$\log_{10}(X+1)$	No.	γ-GTP	$\log_{10}(X+1)$	No.	γ-GTP	$\log_{10}(X+1)$
1	22	1.3617	1	23	1.3802	33	33	1.5315
2	13	1.1461	2	52	1.7243	34	57	1.7634
3	0	.0000	3	14	1.1761	35	116	2.0682
4	16	1.2304	4	32	1.5185	36	87	1.9445
5	22	1.3617	5	88	1.9494	37	238	2.3784
6	23	1.3802	6	98	1.9956	38	103	2.0170
7	44	1.6532	7	190	2.2810	39	0	.0000
8	27	1.4472	8	19	1.3010	40	55	1.7482
9	19	1.3010	9	37	1.5798	41	66	1.8261
10	52	1.7243	10	25	1.4150	42	16	1.2304
11	27	1.4472	11	174	2.2430	43	17	1.2553
12	18	1.2788	12	8	.9542	44	12	1.1139
13	13	1.1461	13	18	1.2788	45	83	1.9243
14	19	1.3010	14	67	1.8325	46	31	1.5051
15	0	.0000	15	18	1.2788	47	95	1.9823
16	18	1.2788	16	25	1.4150	48	12	1.1139
17	22	1.3617	17	106	2.0294	49	16	1.2304
18	11	1.0792	18	15	1.2041	50	18	1.2788
19	21	1.3424	19	17	1.2553	51	155	2.1931
20	3	.6021	20	33	1.5315	52	87	1.9445
21	16	1.2304	21	24	1.3979	53	22	1.3617
22	27	1.4472	22	55	1.7482	54	33	1.5315
23	3	.6021	23	48	1.6902	55	20	1.3222
24	45	1.6628	24	32	1.5185	56	29	1.4771
25	31	1.5051	25	413	2.6170	57	0	.0000
26	30	1.4914	26	13	1.1461	58	35	1.5563
27	376	2.5763	27	36	1.5682	59	0	.0000
28	68	1.8388	28	40	1.6128	60	102	2.0128
29	0	.0000	29	47	1.6812	61	0	.0000
30	18	1.2788	30	14	1.1761	62	21	1.3424
31	17	1.2553	31	45	1.6628	63	34	1.5441
32	25	1.4150	32	33	1.5315	64	22	1.3617
33	16	1.2304						
34	19	1.3010						

解答 両群のデータのヒストグラムをつくると図49(a)のようになり,両群とも対数正規分布のような形状を示していることがわかる.そこで,対数変換 $\log_{10}(X+1)$ (γ-GTP の値に 0 が含まれているので +1 を加えた) 後のヒストグラムをつくってみると,まだ正規分布に近いとはいいきれないが,もとのデータよりは,はるかに正規分布に近づいており(図49(b)),正規母集団を仮定した処理が適用できるであろう.検定は両側検定としよう.まず $\log_{10}(X+1)$ 変換後のデータに対し,平均値,分散を計算してみると,非飲酒群を A,飲酒群を B 群として,$\bar{X}_A' = 1.243$, $S_A'^2 = (0.510)^2 = 0.260$, $\bar{X}_B' = 1.504$, $S_B'^2 = (0.523)^2 = 0.274$ となる.

次に,(5.7)式を利用して等分散の検定を行うと,この場合 $S_B^2 > S_A^2$ より,(5.7)式

とは A と B が逆となるが，付表 D.1 を利用して

$$F = \frac{S_B'^2}{S_A'^2} = \frac{0.274}{0.260} = 1.05 < F_{n_B-1, n_A-1}(0.10) = F_{63, 33}(0.10) = 1.50 \text{ 前後}$$

となり等分散性 $\sigma_A^2 = \sigma_B^2$ は有意水準 20% でも棄却されない．したがって，通常の t 検定 (5.10) 式を利用して，(5.11) 式と付表 C を参照して

$$|T| = \frac{|1.243 - 1.504|}{\sqrt{\left(\frac{1}{34} + \frac{1}{64}\right)\left(\frac{33 \times 0.260 + 63 \times 0.274}{34 + 64 - 2}\right)}} = 2.37 > t_{96}(0.025) = 1.98 \text{ 前後}$$

となり，γ-GTP の値は飲酒群の方が非飲酒群に比べ，有意水準 5% で有意に高いことが認められる．

もし，もとのデータに対して，(5.10) 式を自動的に適用すると，$\bar{X}_A = 31.79$, $S_A^2 = (62.52)^2 = 3908.8$, $\bar{X}_B = 54.28$, $S_B^2 = (65.84)^2 = 4334.9$ となるから

$$|T| = \frac{|31.79 - 54.28|}{\sqrt{\left(\frac{1}{34} + \frac{1}{64}\right)\left(\frac{33 \times 3908.8 + 63 \times 4334.9}{34 + 64 - 2}\right)}} = 1.64 < t_{96}(0.025) = 1.98 \text{ 前後}$$

となり，有意水準 5% で差は認められないことになってしまう． □

5.2.2 対応のある場合——たとえば薬の投与前後の 2 標本

'対応のある場合' とは，2 群のデータの間に，術前・術後とか薬の投与前・投与後とかいうように，同一対象から，異なる 2 時点の観測値のペアが得られる場合，または，異なる母集団から同じ条件をもつものを 'ペア' として選択する場合に，2 群のデータの差を問題とする．

データの形式と記号を次のように約束しよう．

ペア No. \ 群	A	B	差 d	$|d|$ に対する順位
1	X_{A_1}	X_{B_1}	$d_1 = X_{A_1} - X_{B_1}$	R_1
2	X_{A_2}	X_{B_2}	$d_2 = X_{A_2} - X_{B_2}$	R_2
$\vdots$	$\vdots$	$\vdots$	$\vdots$	$\vdots$
n	X_{A_n}	X_{B_n}	$d_n = X_{A_n} - X_{B_n}$	R_n

(1) 対応のある t 検定

2 群 A, B に正規母集団 $N(\mu_A, \sigma_A^2)$, $N(\mu_B, \sigma_B^2)$ が仮定できる場合に適用する．

$$H_0: \mu_A = \mu_B$$
$$H_1: \mu_A \neq \mu_B \quad (\text{または } \mu_A > \mu_B, \ \mu_A < \mu_B)$$

$d_i = X_{A_i} - X_{B_i}$, $i = 1, 2, \cdots, n$ に関する平均値を $\bar{d}$, 標準偏差を S_d として，次の統計量 T の

$$T = \frac{\bar{d}}{S_d / \sqrt{n}} = \frac{\bar{d}}{S_d} \sqrt{n} \underset{H_0 \text{の下で}}{\sim} t_{n-1} \text{ 分布} \tag{5.28}$$

という性質を利用して検定を行う．$\nu = n - 1$ とおいて，付表 C を参照して

$$H_1: \mu_A \neq \mu_B \quad (両側) \Longrightarrow |T| > t_\nu(\alpha/2) \tag{5.29}$$
$$H_1: \mu_A > \mu_B \quad (右片側) \Longrightarrow T > t_\nu(\alpha) \tag{5.30}$$
$$H_1: \mu_A < \mu_B \quad (左片側) \Longrightarrow T < -t_\nu(\alpha) \tag{5.31}$$

であれば H_0 が棄却できる．

(2) Wilcoxon の符号付順位和検定

2群 A, B が正規母集団をなすかどうかわからない場合に適用する．

$$H_0: \mu_A = \mu_B$$
$$H_1: \mu_A \neq \mu_B \quad (または \mu_A > \mu_B, \ \mu_A < \mu_B)$$

$d_i = X_{A_i} - X_{B_i}$, $i = 1, 2, \cdots, n$ を計算して，その絶対値 $|d_i|$ に関して 0 は除いて順位 R_i を小さい順につける．同じ数値は，同順位として，それらが占めるべき順位の平均値を割り付ける．d_i を正の群，負の群に分けて順位和を計算し，次の統計量を計算する．

$$T = (順位和の小さい群の順位和) \tag{5.32}$$

検定法は，付表 G を参照して行う．

付表 G に，H_0 の下での T の分布の下側 100α パーセント点 T_α の値が示されているから(図 50 参照)，H_0 が棄却される条件は

$$H_1: \mu_A \neq \mu_B \quad (両側) \Longrightarrow T \leq T_{\alpha/2} \tag{5.33}$$
$$H_1: \mu_A > \mu_B \quad (右片側) \Longrightarrow T \leq T_\alpha, \ T = (d_i が負の群の順位和) \tag{5.34}$$
$$H_1: \mu_A < \mu_B \quad (左片側) \Longrightarrow T \leq T_\alpha, \ T = (d_i が正の群の順位和) \tag{5.35}$$

となる．右または左片側検定で，小さい順位和の群が上に示された群でなければ，明らかに仮説 H_0 は棄却できない．なぜなら

$d_i = X_{A_i} - X_{B_i}$ であるから，対立仮説 $H_1: \mu_A > \mu_B (\mu_A < \mu_B)$ の下では，

d_i の符号が負(正)となるものが少なく期待できる

からである．

もし，$d_i \neq 0$ のペア数 m が 20 を超える場合であれば，付表 G を参照することなく，順位和 T の期待値，分散を計算して，正規分布 $N(0, 1)$ に近似する統計量で検定できる．近似はかなり良い．ここに

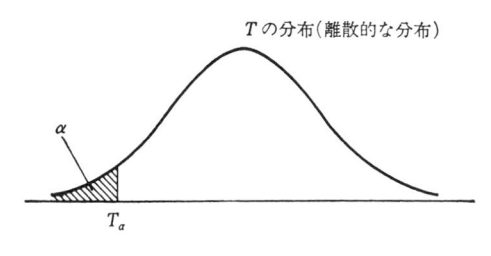

図 50 Wilcoxon の符号付順位和検定の H_0 の下での T の分布の下側 100α パーセント点 T_α (付表 G)

T は離散的分布であるから $\Pr\{T \leq T_\alpha\} \leq \alpha$ となるように T_α が定められている．

$$E(T) = \frac{m(m+1)}{4}$$

$$V(T) = \frac{m(m+1)(2m+1)}{24}$$

である．実際には，離散分布から連続分布への連続修正項 0.5 を導入して，近似的に

$$Z = \frac{T - E(T) \pm 1/2}{\sqrt{V(T)}} \underset{H_0 の下で}{\sim} N(0,1) 分布 \qquad (5.36)$$

とする．ここで，$1/2$ の符号は $T < E(T)$ であれば $+$ で，それ以外は $-$ である．付表 A.1 を参照して

$$H_1 : \mu_A \neq \mu_B \quad (両側) \implies |Z| > Z(\alpha/2)$$
$$H_1 : \mu_A > \mu_B \quad (右片側) \implies Z > Z(\alpha)$$
$$H_1 : \mu_A < \mu_B \quad (左片側) \implies Z < -Z(\alpha)$$

であれば有意水準 α で H_0 が棄却できる．

例題 5.8 ある病院の眼科患者 8 名の眼部水晶体の厚さ(mm)を二つの方法，方法 A，方法 B で測定した(表 19)．差が認められるか，両側検定で行え．

解答 差 d の分布はそれほど正規分布から離れていないから(図 51)，正規分布を仮定した (5.28) 式を適用できる．

自由度 $\nu = 8 - 1 = 7$ の t 分布の上側 2.5 パーセント点は，付表 C より $t_7(0.025) = 2.365$ となり

表 19 超音波による眼部水晶体の厚さ(mm)の測定法による差

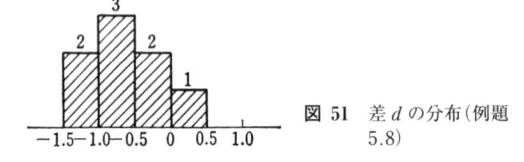

患者 No.	方法 A X_A	方法 B X_B	差 $d = X_A - X_B$	絶対値 $|d|$ の順位	順位和の小さい方の順位(正符号)
1	3.80	3.91	-0.11	2	
2	4.00	3.71	0.29	3	3
3	3.20	4.31	-1.11	7	
4	3.80	4.51	-0.71	5	
5	5.00	5.10	-0.10	1	
6	4.10	4.90	-0.80	6	
7	2.90	4.31	-1.41	8	
8	3.40	3.91	-0.51	4	
順位和 平均 $\bar{d}$ 標準偏差 S_d			-0.5575 0.5662		3

図 51 差 d の分布(例題 5.8)

$$|T|=\frac{0.5575}{0.5662}\times\sqrt{8}=2.78>t_7(0.025)=2.365$$

より，両側検定の有意水準5％で有意差が認められる．

Wilcoxon の符号付順位和検定も適用してみると，表19のように順位がつけられるから，順位和の小さい方の正符号のついた順位の和をとると

$$T=3$$

となる．(5.33)式と付表Gから，T の分布の下側2.5パーセント点は，$n=8$ のところを読んで $T_{0.025}=3$ となる．$T=T_{0.025}=3$ より，帰無仮説は有意水準5％で棄却され，有意差が認められる．　　　　　　　　　　　　　　　　　　　　　　　　　□

例題5.9　コラーゲン添加時の血小板凝集能と ATP 放出量との関連性を知るために，開腹手術を施行した婦人科患者10名につき，手術前，手術1週間後，2週間後に凝集能と ATP 放出量を測定したところ，手術1週間後と2週間後に ATP 放出量に差がありそうなデータが表20のとおり得られた．差が統計学的に認められるであろうか．

解答　差 d の分布は正規分布とも考えられるが（図52），二つの方法で検定してみよう．(5.28)式を適用すると，付表Cを参照して

表20　開腹手術を施行した婦人科患者10名のコラーゲン添加時血小板 ATP 放出量 $(10^{-5}\mathrm{M})$ の手術1週間後と2週間後（林ら[2]）

患者No.	1週間後 X_A	2週間後 X_B	差 $d=X_A-X_B$	絶対値$|d|$の順位	順位和の小さい方の順位（正符号）
1	27.1	38.1	−11.0	7	
2	20.0	19.6	0.4	1	1
3	28.6	44.4	−15.8	9	
4	6.6	0.8	5.8	4	4
5	10.5	17.9	−7.4	5	
6	6.9	6.9	0	除く	
7	20.8	22.8	−2.0	3	
8	15.8	27.6	−11.8	8	
9	15.4	17.1	−1.7	2	
10	24.1	32.6	−8.5	6	
順位和 平均 $\bar{d}$ 標準偏差 S_d			−5.2 6.726		5

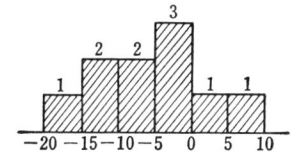

図52　差 d の分布（例題5.9）

$$|T| = \frac{5.2}{6.726} \times \sqrt{10} = 2.44 > t_9(0.025) = 2.262$$

となることから，両側検定，有意水準 5% で有意差が認められる．

一方，Wilcoxon の符号付順位和検定 (5.32) 式を適用すると，表 20 より
$$T = 5$$
となる．付表 G の下側 2.5 パーセント点は $n=9$ のところから $T_{0.025} = 5$ となり
$$T = T_{0.025} = 5$$
であるから，これまた有意差ありと同じ結論が導かれる．

また，(5.36) 式の正規近似を利用してみると
$$E(T) = 9 \times 10/4 = 22.5$$
$$V(T) = 9 \times 10 \times 19/24 = 71.25$$
より
$$Z = \frac{|5 - 22.5| - 0.5}{\sqrt{71.25}} = 2.01 > Z(0.025) = 1.96$$
となり同じ結論が得られる．ペア数 $m = 9$ くらいでも近似が十分良いことがわかる．

□

5.3 二つの母平均の差の信頼区間

2 群に正規母集団 $N(\mu_A, \sigma_A^2)$，$N(\mu_B, \sigma_B^2)$ が仮定でき，さらに等分散性 $\sigma_A^2 = \sigma_B^2$ が仮定できる場合の差 $\mu_A - \mu_B$ の信頼区間を求めてみよう．

次の統計量 T の性質
$$T = \frac{\bar{X}_A - \bar{X}_B - (\mu_A - \mu_B)}{\sqrt{\left(\frac{1}{n_A} + \frac{1}{n_B}\right)\left(\frac{(n_A-1)S_A^2 + (n_B-1)S_B^2}{n_A + n_B - 2}\right)}} \sim t_{n_A + n_B - 2} \text{ 分布} \quad (5.37)$$

を利用して，$\mu_A - \mu_B$ の $100(1-\alpha)$% 信頼区間は，$\nu = n_A + n_B - 2$ として
$$-t_\nu(\alpha/2) \le T \le t_\nu(\alpha/2)$$
すなわち
$$\bar{X}_A - \bar{X}_B - t_\nu(\alpha/2)\sqrt{\left(\frac{1}{n_A} + \frac{1}{n_B}\right)\left(\frac{(n_A-1)S_A^2 + (n_B-1)S_B^2}{n_A + n_B - 2}\right)} \le \mu_A - \mu_B$$
$$\le \bar{X}_A - \bar{X}_B + t_\nu(\alpha/2)\sqrt{\left(\frac{1}{n_A} + \frac{1}{n_B}\right)\left(\frac{(n_A-1)S_A^2 + (n_B-1)S_B^2}{n_A + n_B - 2}\right)} \quad (5.38)$$
となる．

例題 5.10 例題 5.5 の透析患者と健常者との IgG の平均値の差の 95% 信頼区間

を求めよ．

解答 等分散性は棄却されないから (5.38) 式が適用できる．$\bar{X}_A = 1563$, $S_A^2 = 23658$, $\bar{X}_B = 1182$, $S_B^2 = 20910$ であり，また $t_{14}(0.025) = 2.145$ であるから

$$(1563 - 1182) \pm 2.145 \times \sqrt{\left(\frac{1}{9} + \frac{1}{7}\right)\left(\frac{8 \times 23658 + 6 \times 20910}{14}\right)} = 381 \pm 162.1$$

すなわち，$218.9 \leq \mu_A - \mu_B \leq 543.1 \,(\mathrm{mg}/100\,\mathrm{m}l)$ となる． □

参 考 文 献

1) Gans, D. J. (1981). Use of a preliminary test in comparing two means. *Commun. Statist.*, **B10**, 163-174.
2) 林 雅敏, 他 (1981). 開腹手術前後における血小板の ATP 放出能の変動. 第 23 回日本臨床血液学会論文集, p.417.
3) Nakauchi, H., Okumura, K. and Tango, T. (1981). Immunoglobulin levels in patients on long-term hemodialysis. *New Engl. J. Med.*, **305**, 172-173.

Coffee Break

臨床検査の個人の正常（基準）範囲

最近は個人の健康管理の重要性が増し，個人の正常範囲を設定する試みが盛んである．個人の正常範囲の定義はいろいろ考えられるが，次の仮説検定の問題として定義できよう．

H_0：現在のデータも過去の健常時のデータ $(X_1, X_2, \cdots, X_n)$ と同一の母集団 $N(\mu, \sigma^2)$ からの標本である．

H_1：H_0 ではない．すなわち異常である．

この検定統計量は，(5.10) 式の t 検定に他ならない．有意水準 5% で検定しても有意とならない，つまり，$n_A = 1$, $n_B = n$, $S = S_B$，とおいて

$$|X - \bar{X}| < t_{n-1}(0.025) S \sqrt{1 + \frac{1}{n}}$$

となる X の範囲が個人の正常範囲と考えられる．$n \to$ 大であれば $\bar{X} \pm 2S$ に近づく．この範囲は統計学的には X の**予測区間** (prediction interval) とよばれる区間に一致する (6.2.4 項参照)．

参考文献：丹後俊郎 (1982). 日本自動化健診誌, **9**, 241-246.

丹後俊郎 (1986). 臨床検査への統計学, 統計ライブラリー, 第 8 章. 朝倉書店.

6. 相関係数と回帰直線に関する推測

6.1 相関係数の検定と信頼区間

2.2.7項でも述べたように,普通に使われている相関係数

$$r = \frac{\sum_{i=1}^{n}(X_i-\bar{X})(Y_i-\bar{Y})}{\sqrt{\sum_{i=1}^{n}(X_i-\bar{X})^2 \sum_{i=1}^{n}(Y_i-\bar{Y})^2}} \tag{6.1}$$

は,'直線的'な相関の程度を表す一つの指標である.ところが,この相関係数の統計的有意性の検定,信頼区間などを議論する場合には,データがとられた母集団に,**2変量正規分布**(bivariate normal distribution)が仮定されていることを忘れてはならない.すなわち,図53に示されているように,x-y軸で張られている平面でのデータのバラツキが,およそ,'楕円'のような形をしていて,しかも,x軸,y軸の項目の分布が,いずれもおおむね正規分布のような形をしている場合である.もちろん,あまりこの前提条件にこだわりすぎる必要もないが,よくデータのバラツキを検討して適用すべきである.

ところで,'相関'という概念をよく考えてみれば,何も,'直線性'に限る必要はまったくない.それは,一方の変量が増加すれば,他方の変量も増加する傾向を示す(正の相関),または反対に,他方の変量は減少する傾向を示す(負の相関)ことであって,増加率または減少率が一定であれば直線性を示すだけのことである.したがって,一定でなければ'曲線性'を示すのである.

'曲線的'な相関の程度を知るには

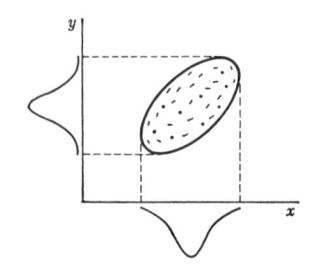

図 53 二次元正規分布の状態

6.1 相関係数の検定と信頼区間　　　　　　　　　　　　　　　　81

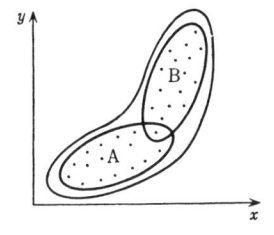

図 54　異質な集団をまとめたために生じる見かけ上の曲線的相関

1) 一方または両方の変量を適当に変換（直線性に修正）し，rを計算する
2) データを順位に変換して，Spearmanの順位相関係数r_Sを計算する

などが考えられる．

ただ，図54に示すように，異質な集団に気づかずにまとめてしまったために，見かけ上曲線的な関連が観察されることがあることに注意する必要があろう．これは**層別**(stratification)の重要性を教えている．

6.1.1 母相関係数 ρ の検定

母集団の相関係数を ρ，標本相関係数を r としよう．次の仮説

$$H_0: \rho = 0$$
$$H_1: \rho \neq 0 \quad \text{(両側)}$$

を検定するには，次の統計量を計算し

$$T = \frac{r\sqrt{n-2}}{\sqrt{1-r^2}} \underset{H_0 の下で}{\sim} t_{n-2} \text{分布} \tag{6.2}$$

の近似的な性質を利用する．付表Cより自由度 $\nu = n-2$ のt分布の上側$100(\alpha/2)$パーセント点 $t_{n-2}(\alpha/2)$ を読み取り

$$|T| > t_{n-2}(\alpha/2) \tag{6.3}$$

であれば，帰無仮説 H_0 が有意水準 α で棄却できる．

例題 6.1　ある健診センターの，男性受診者53名のデータを用いて，Hb, Na, UA, Alb, T-Cholの5項目間の相関係数を計算したところ，表21に示すように計算された．受診者によっては，未測定の項目もあったので，有効データ数は項目のペアごとに変わっているのに注意されたい．有意性の検定を行え．

解答　各ペアごとのバラツキはおよそ楕円のような形状をしていることはすでに確認されているとしよう．(6.2), (6.3)式と付表Cを参照して

$$\text{Hb-Na 間}: |T| = \frac{0.015\sqrt{43-2}}{\sqrt{1-(0.015)^2}} = 0.096 < t_{43-2}(0.05/2)$$
$$= t_{41}(0.025) = 2.020$$

表 21 五つの項目間の相関係数表(( )内はデータ数)

	Hb	Na	UA	Alb
Na	0.015 (43)			
UA	−0.533*** (35)	0.227 (36)		
Alb	0.360* (37)	0.086 (38)	−0.459* (30)	
T-Chol	0.009 (43)	0.160 (44)	−0.245 (36)	0.317 (38)

* $p<0.05$　　*** $p<0.001$

$$\text{Hb-UA 間}:|T|=\frac{0.533\sqrt{35-2}}{\sqrt{1-(-0.533)^2}}=3.619>t_{35-2}(0.001/2)$$

$$=t_{33}(0.0005)=3.611$$

となり，Hb-Na 間は有意水準 5% で有意でなく($p>0.05$)，Hb-UA 間は，有意水準 0.1% で有意であった．残りのペアの計算は省略するが，結果は表 21 に示されている． □

6.1.2 母相関係数 ρ の信頼区間

母相関係数 ρ の信頼区間を求めるには，次の統計量 Z

$$Z=\frac{1}{2}\ln\frac{1+r}{1-r}\underset{n\to\text{大きい}}{\sim} N\left(\frac{1}{2}\ln\frac{1+\rho}{1-\rho},\ \frac{1}{n-3}\right)\text{分布} \quad (6.4)$$

の正規分布に近似される性質を利用する．$\ln x$ は $\log_e x$ を意味するが，多くの電卓では $\log_{10} x$ と区別するのに $\ln x$ がよく用いられている．また「$n\to$大きい」とは n がだいたい 20～30 以上を意味する．(6.4)式より

$$T=\frac{\frac{1}{2}\ln\frac{1+r}{1-r}-\frac{1}{2}\ln\frac{1+\rho}{1-\rho}}{\frac{1}{\sqrt{n-3}}}\underset{n\to\text{大きい}}{\sim} N(0,1)\text{分布} \quad (6.5)$$

であるから，付表 A.1 より標準正規分布 $N(0.1)$ の上側 $100(\alpha/2)$ パーセント点 $Z(\alpha/2)$ を読み取り

$$-Z(\alpha/2)\leq T\leq Z(\alpha/2)$$

すなわち，ρ の $100(1-\alpha)$% 信頼区間が

$$\frac{e^{2a}-1}{e^{2a}+1}\leq \rho \leq \frac{e^{2b}-1}{e^{2b}+1} \quad (6.6)$$

で与えられる．ここで

$$a=\frac{1}{2}\ln\frac{1+r}{1-r}-\frac{1}{\sqrt{n-3}}Z(\alpha/2) \quad (6.7)$$

$$b=\frac{1}{2}\ln\frac{1+r}{1-r}+\frac{1}{\sqrt{n-3}}Z(\alpha/2) \quad (6.8)$$

例題 6.2 例題 6.1 の Hb と UA 間の相関係数の 95% 信頼限界を求めよ．

解答 (6.6)〜(6.8)式を用いる．付表 A.1 を参照して

$$a = \frac{1}{2}\ln\frac{1+(-0.533)}{1-(-0.533)} - \frac{1}{\sqrt{35-3}}Z(0.05/2) = -0.594 - \frac{1.96}{\sqrt{32}}$$

$$= -0.940$$

$$b = \frac{1}{2}\ln\frac{1+(-0.533)}{1-(-0.533)} + \frac{1}{\sqrt{35-3}}Z(0.05/2) = -0.594 + \frac{1.96}{\sqrt{32}}$$

$$= -0.248$$

となるから

$$\frac{e^{2\times(-0.94)}-1}{e^{2\times(-0.94)}+1} = \frac{-0.8474}{1.1526} = -0.735$$

$$\frac{e^{2\times(-0.248)}-1}{e^{2\times(-0.248)}+1} = \frac{-0.3910}{1.6090} = -0.243$$

と計算され

$$-0.735 \leq \rho \leq -0.243$$

として求まる． □

6.1.3 二つの母相関係数の差の検定

二つの母集団 A, B についてある 2 変量の母相関係数を ρ_A, ρ_B，標本相関係数を r_A, r_B としよう．次の仮説

$$H_0 : \rho_A = \rho_B$$

$$H_1 : \rho_A \neq \rho_B \quad \text{(両側)}$$

を検定するには，(6.4)式の性質を利用して，次の統計量 T を計算し

$$T = \frac{\frac{1}{2}\ln\frac{1+r_A}{1-r_A} - \frac{1}{2}\ln\frac{1+r_B}{1-r_B}}{\sqrt{\frac{1}{n_A-3}+\frac{1}{n_B-3}}} \underset{H_0 \text{の下で}}{\sim} N(0,1) \text{分布} \quad (6.9)$$

の近似的な性質を利用する．すなわち，付表 A.1 より標準正規分布 $N(0,1)$ の上側 $100(\alpha/2)$ パーセント点 $Z(\alpha/2)$ を読み取り

$$|T| > Z(\alpha/2) \quad (6.10)$$

であれば有意水準 α で帰無仮説 H_0 が棄却できる．

例題 6.3 例題 6.1 で今度は女性の受診者だけで相関係数を求めたところ，UA と Alb の相関係数は $r_B = -0.097 (n_B = 24)$ と得られた．表 21 からは，この二つの項目間の男性の相関係数は $r_A = -0.459 (n_A = 30)$ となっている．性差が認められるだろうか．

解答 (6.9), (6.10)式と付表 A.1 を利用して

$$|T|=\frac{\left|\frac{1}{2}\ln\frac{1+(-0.459)}{1-(-0.459)}-\frac{1}{2}\ln\frac{1+(-0.097)}{1-(-0.097)}\right|}{\sqrt{\frac{1}{30-3}+\frac{1}{24-3}}}=\frac{|-0.496-(-0.097)|}{0.291}$$
$$=1.371<Z(0.05/2)=1.96$$

となり，性差は，5% の有意水準で認められないことがわかる． □

6.1.4 Spearman の順位相関係数

二つの変量間 (x, y) に曲線的な関連がみられ2変量正規分布が仮定できない場合に，また，2変量正規分布に近づける適当な変換（たとえば，$\log x$, $\sqrt{x}$, x^2, …）が見つからない場合に，二つの変量間の相関の大きさの程度を測る尺度として，**Spearman の順位相関係数**[2] (Spearman rank correlation coefficient) を用いることができる．

いま，得られているデータを (x_i, y_i), $i=1, 2, \cdots, n$ としよう． $x_1, x_2, \cdots, x_n$ を大きさの順に並べたときのそれぞれの順位を $R_1, R_2, \cdots, R_n$ とし，$y_1, y_2, \cdots, y_n$ についても同様に大きさの順に並べたときの順位を $Q_1, Q_2, \cdots, Q_n$ とする．なお同じ値には，順位の平均値を割り当てる．

次に

$$(x_i, y_i) \xrightarrow[\text{アに変換}]{\text{順位のペ}} (R_i, Q_i)$$

として (R_i, Q_i) について (6.1) 式を計算したものが Spearman の順位相関係数 r_S である．この辺のようすは図 55 を参照されたい．

Spearman の順位相関係数 r_S は，次の，より簡単な形に変形できる．

$$r_S=\frac{\sum_{i=1}^{n}(R_i-\bar{R})(Q_i-\bar{Q})}{\sqrt{\sum_{i=1}^{n}(R_i-\bar{R})^2\sum_{i=1}^{n}(Q_i-\bar{Q})^2}}$$
$$=1-\frac{6}{n(n^2-1)}\sum_{i=1}^{n}(R_i-Q_i)^2 \qquad (6.11)$$

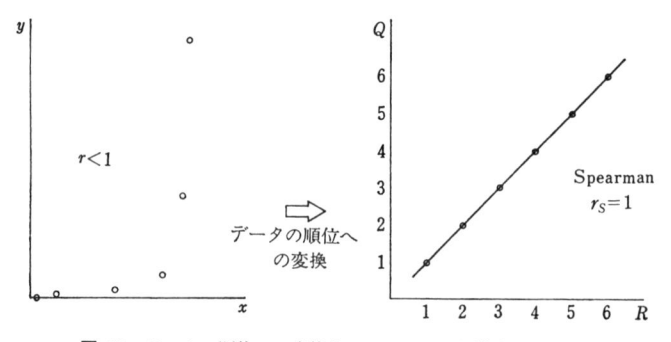

図 55 データの順位への変換と Spearman の順位相関係数 r_S

ただ,同順位があると修正項を加えなければならないが,計量値の場合にはその影響が少ないので,ここでは省略する.さて,データ数 n がだいたい 10 を超えれば,(6.2)式と同じく $H_0: \rho_S=0$ の下で,近似的に

$$T=\frac{r_S\sqrt{n-2}}{\sqrt{1-r_S^2}} \underset{n\geq 10, H_0 \text{の下で}}{\sim} t_{n-2} \text{分布} \tag{6.12}$$

となる.したがって,(6.3)式と同じく両側検定の場合

$$|T|>t_{n-2}(\alpha/2) \tag{6.13}$$

であれば,有意水準 α で有意性が認められる.

例題6.4 いくつかの地域での,3〜4歳児の齲歯(むしば)保有率と齲歯罹患型の関連を調査したところ,ある型の齲歯罹患率との関連が表 22 のようにまとめられた.このデータから,相関が認められるであろうか.

解答 表 22 の 16 組のデータの散布図は図 56(a)に示したとおりである.通常の相関係数 r を求めると(2.10)式より $r=0.387$ と計算され,(6.2),(6.3)式より,付表 C を参照して

$$T=\frac{0.387\sqrt{16-2}}{\sqrt{1-(0.387)^2}}=1.57<t_{14}(0.05/2)=2.145$$

となり有意な相関は認められないという結論が得られる.

しかし,図 56(a)のデータのバラツキ具合を観察すれば曲線的な関連性が把握できるので,Spearman の順位相関係数を求める方がよいと考えられる.

表 22 より $\sum(R_i-Q_i)^2=319.5$ であるから,(6.11)式より

表 22 3〜4歳児の齲歯保有率(x, %)とある型の齲歯罹患率(y, %)との関連データ

No.	齲歯保有率 x_i (%)	順位 R_i	ある型の齲歯罹患率 y_i (%)	順位 Q_i	R_i-Q_i	$(R_i-Q_i)^2$
1	33	10	20	11	-1	1
2	24	6	4	3.5	2.5	6.25
3	30	8	50	13	-5	25
4	50	15	10	10	5	25
5	42	12	78	16	-4	16
6	15	4	3	2	2	4
7	5	1	2	1	0	0
8	56	16	4	3.5	12.5	156.25
9	13	3	6	7.5	-4.5	20.25
10	45	14	56	14	0	0
11	44	13	42	12	1	1
12	21	5	5	5.5	-0.5	0.25
13	8	2	5	5.5	-3.5	12.25
14	31	9	71	15	-6	36
15	27	7	9	9	-2	4
16	40	11	6	7.5	3.5	12.25
計						319.5

(a) 生データ

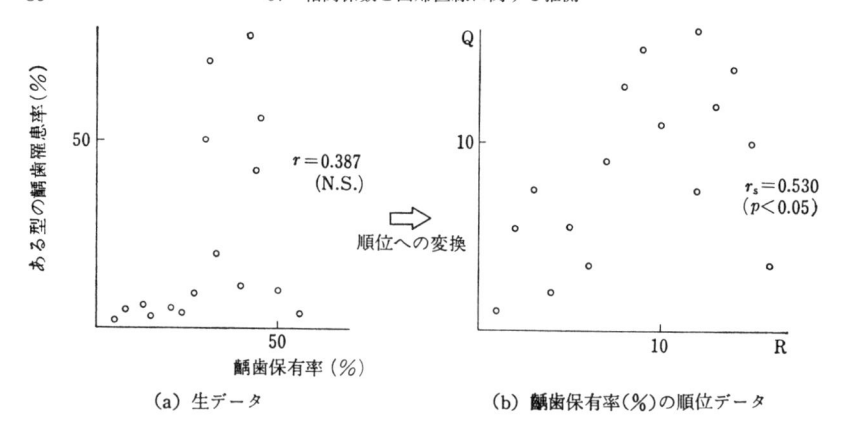

(b) 齲歯保有率(%)の順位データ

図 56 3〜4歳児の齲歯保有率とある型の齲歯罹患率との相関図

$$r_S = 1 - \frac{6 \times 319.5}{16((16)^2 - 1)} = 0.530$$

(6.12), (6.13)式より

$$T = \frac{0.53 \times \sqrt{16-2}}{\sqrt{1-(0.53)^2}} = 2.339 > t_{14}(0.05/2) = 2.145$$

となり，5%の有意水準で有意な相関が認められるという結論が導かれる． □

6.2 回帰直線の検定と信頼区間

ある変量 Y の X による回帰直線 $y = a + bx$ の係数がそれぞれ

$$b = \frac{\sum_{i=1}^{n}(X_i - \bar{X})(Y_i - \bar{Y})}{\sum_{i=1}^{n}(X_i - \bar{X})^2} = \frac{SS_{XY}}{SS_X} \quad (6.14)$$

$$a = \bar{Y} - b\bar{X} \quad (6.15)$$

で計算できることは 2.2.8 項で述べたが，これは**標本回帰直線**(sample regression line)とよばれるもので，母集団の**母回帰直線**(population regression line)の推定値である．母回帰直線に関する統計学的推測では通常次の**線形モデル**(linear model)

$$y = \underbrace{\underbrace{\alpha}_{y切片} + \underbrace{\beta x}_{Xによる寄与}}_{母回帰直線} + \underbrace{e}_{誤差項} \quad (6.16)$$

が仮定されている．ここに誤差項 e は平均 0，分散 σ_E^2 の正規分布 $N(0, \sigma_E^2)$ に従う確率変数である．つまり，図 57 に示すように，"変量 X の誤差は無視できるくらい小さい"という前提である X に対して，変量 Y は**正規分布**をしており，その平均は母回帰

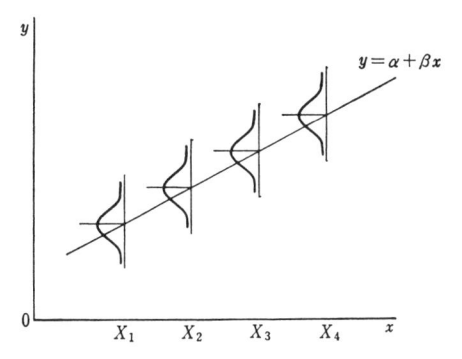

図 57 母回帰直線 $y=\alpha+\beta x$ と観測値 y のバラツキ

直線 $y=\alpha+\beta x$ 上にあり, 誤差分散 σ_E^2 は **X に無関係に同一**である. 言い換えれば, 母回帰直線は $X=x$ が与えられたときの Y の条件付き期待値 $\mu(x)$ をつないだ直線

$$y=\mu(x)=E(Y|X=x)=E(a+bx)=\alpha+\beta x$$

と表現できることに注意したい.

以上の仮定を確かめるには, **残差**(residual)

$$Y_i-(Y_i \text{の推定値})=Y_i-(a+bX_i)$$

を y 軸に, X_i を x 軸にしてプロットしてみるとよい.

ここで, X は変量でも確定変数であってもよい. つまり

1) 変量: n 個の対象から (X, Y) のペアを観測する場合
2) 確定変数: X の値をあらかじめ, ある薬剤の希釈濃度のように 1 mg/dl, 2 mg/dl, 4 mg/dl のように固定して, Y の値を観察する場合

のどちらであっても回帰直線は推定できるが, X が確定変数の場合は,'相関係数' という概念は存在しないことに注意すべきである.

X, Y とも変量の場合には β の推定値である b の値は相関係数 r を用いて, 2.2.8 項で述べたように

$$b=r\frac{S_Y}{S_X} \tag{6.17}$$

と書ける.

回帰直線に関連してよく問題となるのは, X の Y に対する**寄与率**(coefficient of determination)がどのくらいか, ということである. つまり, X の値を知って $y=a+bX$ で回帰(予測)させることにより, どのくらい y の変動を説明できるのだろうか, という問題である. それは, Y_i の回帰直線による推定値を $\hat{Y}_i=a+bX_i$ とすれば (6.17) 式より

$$\text{寄与率}=\frac{(Y \text{の} \hat{Y} \text{により説明される部分})}{(Y \text{の全変動})}=\frac{\sum(\hat{Y}_i-\overline{Y})^2}{\sum(Y_i-\overline{Y})^2}=\frac{b^2\sum(X_i-\overline{X})^2}{\sum(Y_i-\overline{Y})^2}$$

$$= r^2$$

となり相関係数の 2 乗 r^2 となることがわかる．これは**決定係数**ともいわれる．

さて，回帰直線に関する検定や信頼区間を議論する場合には，回帰直線の**あてはまりの良さ**(goodness-of-fit)を表現する一つの基準である誤差分散 σ_E^2 を推定しておく必要がある．その推定値は残差平方和の平均

$$V_E = \frac{1}{n-2} \sum_{i=1}^{n} [Y_i - (a + bX_i)]^2$$

$$= \frac{n-1}{n-2} S_Y^2 (1 - r^2) \tag{6.18}$$

で与えられる．計算には 2.2.7 項で述べた平方和，積和を用いて

$$V_E = \frac{1}{n-2} \left\{ SS_Y - \frac{(SS_{XY})^2}{SS_X} \right\} \tag{6.19}$$

とする方が計算誤差が少ない．$n-2$ で割っているのは，残差 $Y_i - (a + bX_i)$ の自由度が $n-2$ だからである．

6.2.1 母回帰係数 β の検定と信頼区間

勾配を表す β の仮説検定

$$H_0 : \beta = \beta_0$$
$$H_1 : \beta \neq \beta_0 \quad (両側)$$

を考えよう．$\beta_0 = 0$ とすれば，この検定は，回帰直線の有意性検定となる．この検定には，標本回帰係数 b の値を用いて

$$SE(b) = \sqrt{\frac{V_E}{SS_X}}$$

$$T = \frac{b - \beta_0}{SE(b)} = (b - \beta_0) \sqrt{\frac{SS_X}{V_E}} \underset{H_0 \text{の下で}}{\sim} t_{n-2} \text{分布} \tag{6.20}$$

の性質を利用する．付表 C より自由度 $\nu = n-2$ の t 分布の上側 $100(\alpha/2)$ パーセント点 $t_{n-2}(\alpha/2)$ を読み取り

$$|T| > t_{n-2}(\alpha/2) \tag{6.21}$$

であれば，有意水準 α で H_0 が棄却できる．

ここで，$\beta_0 = 0$ の場合で X が変量の場合に T の値を変形してみると (6.17), (6.18) 式を用いて

$$T = b \cdot \frac{1}{\sqrt{V_E}} \cdot \sqrt{SS_X}$$

$$= r \cdot \frac{S_Y}{S_X} \cdot \frac{1}{\sqrt{\frac{n-1}{n-2} S_Y^2 (1 - r^2)}} \cdot \sqrt{n-1} S_X$$

$$= \frac{r\sqrt{n-2}}{\sqrt{1 - r^2}} \tag{6.22}$$

となり，相関係数 r の有意性検定 $H_0: \rho = 0$((6.2)式)と $H_0: \beta = 0$ の仮説検定とはまったく同じことになる．

β の $100(1-\alpha)\%$ 信頼限界は(6.20)式で β_0 を β とおいて
$$|T| \leq t_{n-2}(\alpha/2)$$
すなわち
$$b \pm t_{n-2}(\alpha/2) \frac{\sqrt{V_E}}{\sqrt{SS_X}} \tag{6.23}$$
で与えられる．

例題 6.5 17名のカドミウム作業者の血中 β_2-MG(mg/l) と血中カドミウム Cd 濃度(μg/100 g)の関係を調べたところ，表23のデータが得られた．直線的傾向が認められれば，相関係数，回帰直線の有意性の検定，勾配の 95% 信頼限界を求めよ．

解答 x 軸に血中カドミウム Cd, y 軸に血中 β_2-MG をとり，データをプロットすると図58のようにだいたい直線傾向がうかがえた．そこで，β_2-MG の Cd に対する回帰直線を求めるために，必要な統計量を計算したところ

$$\bar{X} = \frac{1}{17} \sum_{i=1}^{17} X_i = \frac{31.2}{17} = 1.835$$

$$\bar{Y} = \frac{1}{17} \sum_{i=1}^{17} Y_i = \frac{33.7}{17} = 1.982$$

$$SS_{XY} = \sum X_i' Y_i' - (\sum X_i')(\sum Y_i')/17 = 4.11 - 0.6 \times (-0.3)/17$$

表 23 17名のカドミウム作業者の血中 β_2-MG(mg/l)と血中カドミウム Cd(μg/100 g)のデータ(重松[1]，データを一部修正)

i	X_i Cd	Y_i β_2-MG	$X_i' = X_i - 1.8$	$Y_i' = Y_i - 2.0$	$X_i'^2$	$Y_i'^2$	$X_i' Y_i'$
1	1.3	1.7	-0.5	-0.3	0.25	0.09	0.15
2	2.1	2.6	0.3	0.6	0.09	0.36	0.18
3	2.7	3.0	0.9	1.0	0.81	1	0.9
4	1.6	0.1	-0.2	-1.9	0.04	3.61	0.38
5	2.3	3.9	0.5	1.9	0.25	3.61	0.95
6	1.7	1.6	-0.1	-0.4	0.01	0.16	0.04
7	1.8	1.5	0	-0.5	0	0.25	0
8	2.1	1.7	0.3	-0.3	0.09	0.09	-0.09
9	1.8	2.6	0	0.6	0	0.36	0
10	1.7	1.8	-0.1	-0.2	0.01	0.04	0.02
11	1.4	1.3	-0.4	-0.7	0.16	0.49	0.28
12	1.6	2.1	-0.2	0.1	0.04	0.01	-0.02
13	2.1	2.9	0.3	0.9	0.09	0.81	0.27
14	1.7	1.7	-0.1	-0.3	0.01	0.09	0.03
15	1.9	2.2	0.1	0.2	0.01	0.04	0.02
16	2.2	2.4	0.4	0.4	0.16	0.16	0.16
17	1.2	0.6	-0.6	-1.4	0.36	1.96	0.84
計 $\sum_{i=1}^{17}$	31.2	33.7	0.6	-0.3	2.38	13.13	4.11

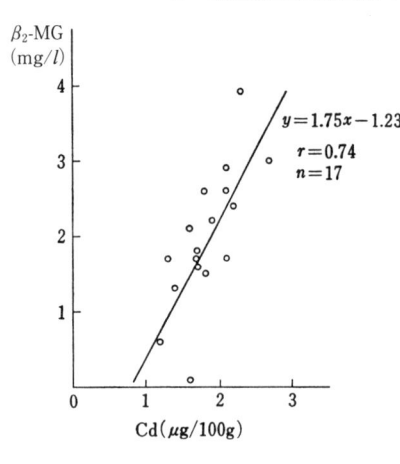

[図: Cd (μg/100g) を横軸, β_2-MG (mg/l) を縦軸とする散布図。 $y=1.75x-1.23$, $r=0.74$, $n=17$]

図 58　Cd と β_2-MG の相関

$$=4.121$$
$$SS_X=\sum X_i'^2-(\sum X_i')^2/17=2.38-(0.6)^2/17=2.359$$
$$SS_Y=\sum Y_i'^2-(\sum Y_i')^2/17=13.13-(-0.3)^2/17=13.125$$

となるから相関係数は, (2.10)式より

$$r=\frac{SS_{XY}}{\sqrt{SS_X SS_Y}}=\frac{4.121}{\sqrt{2.359\times 13.125}}=0.74$$

回帰係数は

$$b=\frac{SS_{XY}}{SS_X}=\frac{4.121}{2.359}=1.75$$
$$a=\bar{Y}-b\bar{X}=1.982-1.75\times 1.835=-1.23$$

となり, 回帰直線は $y=1.75x-1.23$ と推定された.

　回帰直線の有意性の検定 $H_0:\beta=0$ は相関係数の有意性の検定 $H_0:\rho=0$ とまったく同値であるから, (6.2)式と付表 C を参照して

$$T=\frac{0.74\sqrt{17-2}}{\sqrt{1-(0.74)^2}}=4.26>T_{17-2}(0.001/2)=T_{15}(0.0005)=4.073$$

となり, 有意水準 0.1% で有意となる.

　β の 95% 信頼限界を求めるには, まず V_E を計算する必要がある. (6.19)式より

$$V_E=\frac{1}{17-2}\left\{13.125-\frac{(4.121)^2}{2.359}\right\}=0.395$$

となり, 付表 C より $t_{15}(0.05/2)=2.131$ であるから, (6.23)式より

$$1.75\pm 2.131\times\frac{\sqrt{0.395}}{\sqrt{2.359}}=1.75\pm 0.87$$

つまり
$$0.88 \le \beta \le 2.62$$
となる． □

6.2.2 母回帰係数 α の検定と信頼区間

y 切片を表す α（有意水準 α と同じ記号であるが混同しないこと）の仮説検定

$$H_0 : \alpha = \alpha_0$$
$$H_1 : \alpha \ne \alpha_0 \quad \text{(両側)}$$

を考えよう．たとえば，母回帰直線は原点を通るだろうか（$\alpha_0 = 0$ のケース），ということがよく問題になる．この検定には標本回帰係数 a を用いて

$$SE(a) = \sqrt{V_E\left(\frac{1}{n} + \frac{\overline{X}^2}{SS_X}\right)}$$

$$T = \frac{a - \alpha_0}{SE(a)} = (a - \alpha_0) \frac{1}{\sqrt{V_E\left(\frac{1}{n} + \frac{\overline{X}^2}{SS_X}\right)}} \underbrace{}_{H_0 \text{の下で}} t_{n-2} \text{ 分布} \quad (6.24)$$

の性質を利用する．すなわち，付表 C より自由度 $\nu = n-2$ の t 分布の上側 $100(\alpha/2)$ パーセント点 $t_{n-2}(\alpha/2)$ を読み取り

$$|T| > t_{n-2}(\alpha/2) \quad (6.25)$$

であれば，有意水準 α で帰無仮説 H_0 が棄却できる．また α の $100(1-\alpha)\%$ 信頼区間は (6.24) 式で α_0 を α とおいて，$|T| < t_{n-2}(\alpha/2)$ を α で解いて

$$a \pm t_{n-2}(\alpha/2) \sqrt{V_E\left(\frac{1}{n} + \frac{\overline{X}^2}{SS_X}\right)} \quad (6.26)$$

でその限界が与えられる．

例題 6.6 例題 6.5 の母回帰直線は原点を通るかどうか検定せよ．また，y 切片 α の 95% 信頼区間を求めよ．

解答 (6.24) 式で $\alpha_0 = 0$ とおけばよい．$SS_X = 2.359$, $V_E = 0.395$, $a = -1.23$, $\overline{X} = 1.835$ であるから

$$T = \frac{|-1.23|}{\sqrt{0.395\left(\frac{1}{17} + \frac{(1.835)^2}{2.359}\right)}} = 1.605 < t_{15}(0.05/2) = 2.131$$

となり，有意水準 5% で帰無仮説は棄却できない．すなわち，母回帰直線が原点を通るという仮説は否定できない．

また α の 95% 信頼区間は，(6.26) 式より

$$-1.23 \pm 2.131 \sqrt{0.395\left(\frac{1}{17} + \frac{(1.835)^2}{2.359}\right)} = -1.23 \pm 1.63$$

つまり

$$-2.86 \le \alpha \le 0.40$$

6.2.3 二つの母回帰直線の差の検定

ある変量 Y と X との回帰直線が，二つの母集団で同じであろうか，または平行であるか，などはよく問題になる．たとえば，図 59 をみてもらいたい．これは，大気汚染物質 NO_2 濃度(年平均値，ppm)と気管支炎症状(持続性せき・たんなど)の有症率の調査で，BMRC 質問表による住民調査を千葉県と岡山県それぞれ 11 カ所，10 カ所で行った結果の一部である．この場合，両県での回帰直線が別々に計算されているが，

(1) 両県で NO_2 濃度と気管支炎症状の有症率(%)との関連性は同じと考えてよいだろうか？
(2) 両県で気管支炎症状の有症率(%)に差があるといえるのだろうか

という問題が生じることがある．

いま，二つの母集団における (X, Y) の間の母回帰直線を

$$y_1 = \alpha_1 + \beta_1 x$$
$$y_2 = \alpha_2 + \beta_2 x$$

とすれば，まず，(1)の問題は，勾配が同じか否かという仮説検定

$$H_0 : \beta_1 = \beta_2$$
$$H_1 : \beta_1 \neq \beta_2 \quad (両側)$$

に相当し，(2)の問題は勾配が等しいことが認められた場合に，y 切片も等しいだろうか，つまり $\beta_1 = \beta_2$ の下での仮説検定

$$K_0 : \alpha_1 = \alpha_2$$
$$K_1 : \alpha_1 \neq \alpha_2 \quad (両側)$$

に相当する．これらを検定するためには，以下に述べる**共分散分析**[3] (analysis of covariance)という手続きが必要となる．共分散分析は平均値の差を比較する際に，交

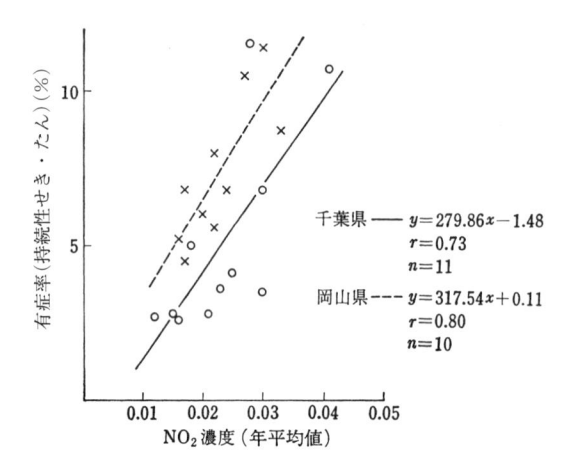

千葉県 ── $y = 279.86x - 1.48$
$r = 0.73$
$n = 11$

岡山県 --- $y = 317.54x + 0.11$
$r = 0.80$
$n = 10$

図 59 持続性せき・たん有症率と NO_2 濃度 ○は千葉県，×は岡山県の各調査地区を表す．

絡因子の調整方法として知られている(第13章参照).

2群のデータの個数をそれぞれ n, m, 全体で $N=n+m$ として
$$(X_{i(1)}, Y_{i(1)})_{i=1,2,\cdots,n}, \quad (X_{i(2)}, Y_{i(2)})_{i=1,2,\cdots,m}$$
としよう.まず,第1の標本,第2の標本,全体の標本,それぞれについて次の統計量を計算する.

$$\begin{aligned}
&X\text{の平均} &:&\quad \bar{X}_1, \bar{X}_2, \bar{X} \\
&Y\text{の平均} &:&\quad \bar{Y}_1, \bar{Y}_2, \bar{Y} \\
&XY\text{の積和} &:&\quad SS_{XY(1)}, SS_{XY(2)}, SS_{XY} \\
&X\text{の平方和} &:&\quad SS_{X(1)}, SS_{X(2)}, SS_X \\
&Y\text{の平方和} &:&\quad SS_{Y(1)}, SS_{Y(2)}, SS_Y
\end{aligned}$$

さて,二つの母回帰直線が平行か否か
$$H_0 : \beta_1 = \beta_2$$
$$H_1 : \beta_1 \neq \beta_2$$
を検定するには,仮説 H_1 の下での残差平方和
$$\Delta_1 = \left[SS_{Y(1)} - \frac{(SS_{XY(1)})^2}{SS_{X(1)}}\right] + \left[SS_{Y(2)} - \frac{(SS_{XY(2)})^2}{SS_{X(2)}}\right] \quad (6.27)$$
と仮説 H_0 の下での残差平方和
$$\Delta_2 = SS_{Y(1)} + SS_{Y(2)} - \frac{(SS_{XY(1)} + SS_{XY(2)})^2}{SS_{X(1)} + SS_{X(2)}} \quad (6.28)$$
を計算して,次の統計量 F をつくると
$$F = \frac{\Delta_2 - \Delta_1}{\Delta_1/(N-4)} = \left(\frac{\Delta_2}{\Delta_1} - 1\right) \times (N-4) \underbrace{\sim}_{H_0\text{の下で}} F_{1,N-4} \text{分布} \quad (6.29)$$
という性質が得られる.ここで,付表 D.1〜D.5 を参照して,自由度 $\nu_1=1$, $\nu_2=N-4$ の F 分布の上側 100α パーセント点 $F_{1,N-4}(\alpha)$ を読み取り
$$F > F_{1,N-4}(\alpha) \quad (6.30)$$
であれば,有意水準 α で H_0 が棄却される.

H_0 が棄却されれば,それぞれの勾配係数 β は
$$b_1 = SS_{XY(1)}/SS_{X(1)} \quad (6.31)$$
$$b_2 = SS_{XY(2)}/SS_{X(2)} \quad (6.32)$$
で推定され,y 切片 α は
$$a_1 = \bar{Y}_1 - b_1 \bar{X}_1 \quad (6.33)$$
$$a_2 = \bar{Y}_2 - b_2 \bar{X}_2 \quad (6.34)$$
で推定されよう.

H_0 が採択,つまり平行性が否定できなければ,両母集団に共通な勾配係数 β は

$$b_E = \frac{SS_{XY(1)} + SS_{XY(2)}}{SS_{X(1)} + SS_{X(2)}} \quad (6.35)$$

で推定される．

次に，2本の回帰直線の平行性が否定できない場合には，y切片が等しいか否か，つまり同一の回帰直線と認められるか

$$K_0 : \alpha_1 = \alpha_2 \quad (\beta_1 = \beta_2)$$
$$K_1 : \alpha_1 \neq \alpha_2 \quad (\beta_1 = \beta_2)$$

という検定を行いたいであろう．このためには，同一直線という仮定($\alpha_1 = \alpha_2, \beta_1 = \beta_2$)，つまり仮説 K_0 の下での残差平方和 Δ_3

$$\Delta_3 = SS_Y - \frac{(SS_{XY})^2}{SS_X} \quad (6.36)$$

を計算して，次の統計量 F をつくると

$$F = \frac{\Delta_3 - \Delta_2}{\Delta_2/(N-3)} = \left(\frac{\Delta_3}{\Delta_2} - 1\right) \times (N-3) \underset{K_0 \text{の下で}}{\sim} F_{1,N-3} \text{分布} \quad (6.37)$$

という性質が得られる．ここで，付表 D.1～D.5 を参照して，自由度 $\nu_1 = 1, \nu_2 = N-3$ の F 分布の上側 100α パーセント点 $F_{1,N-3}(\alpha)$ を読み取り

$$F > F_{1,N-3}(\alpha) \quad (6.38)$$

であれば，有意水準 α で，K_0 が棄却される．K_0 が棄却された場合の y 切片 α の推定値はそれぞれ

$$a_1 = \bar{Y}_1 - b_E \bar{X}_1 \quad (6.39)$$
$$a_2 = \bar{Y}_2 - b_E \bar{X}_2 \quad (6.40)$$

で推定できる．K_0 が棄却されない場合，つまり同一直線が否定できなければ，両母集団に共通なパラメータは

$$\text{勾配係数}: b_T = SS_{XY}/SS_X \quad (6.41)$$
$$y\text{切片} \quad : a = \bar{Y} - b_T \bar{X} \quad (6.42)$$

と推定できる．つまり，(6.41)，(6.42)式の結果は，二つの標本を一緒にして回帰直線を推定した場合と同じになる．

ところで，仮説 $K_1 : \alpha_1 \neq \alpha_2 (\beta_1 = \beta_2)$ の場合には，$\alpha_1 - \alpha_2$（または $\alpha_2 - \alpha_1$）の信頼区間を求めることは意味がある．なぜなら，この差が，変量 X を調整した変量 Y の平均値の差を意味するからである．$\alpha_1 - \alpha_2$ の $100(1-\alpha)\%$ 信頼限界は，付表 C より自由度 $\nu = N-3$ の t 分布の上側 $100(\alpha/2)$ パーセント点 $t_{N-3}(\alpha/2)$ を読み取り次式で与えられる．

$$(a_1 - a_2) \pm t_{N-3}(\alpha/2) \sqrt{\left(\frac{1}{n} + \frac{1}{m} + \frac{(\bar{X}_1 - \bar{X}_2)^2}{SS_{X(1)} + SS_{X(2)}}\right) \frac{\Delta_2}{N-3}} \quad (6.43)$$

6.2 回帰直線の検定と信頼区間

例題 6.7 図 59 は表 24 のデータより与えられている．千葉県と岡山県との回帰関係は同じものとみなしてよいだろうか．

解答 千葉県を第 1 群，岡山県を第 2 群と考えて

$\sum X_{i(1)}=0.259$, $\sum Y_{i(1)}=56.1$, $\sum X_{i(1)}Y_{i(1)}=1.5198$
$\sum X_{i(1)}^2=0.006809$, $\sum Y_{i(1)}^2=389.73$ より

$$SS_{XY(1)}=1.5198-0.259\times 56.1/11=0.1989$$
$$SS_{X(1)}=0.006809-(0.259)^2/11=0.0007107$$
$$SS_{Y(1)}=389.73-(56.1)^2/11=103.62$$
$$\bar{X}_1=0.259/11=0.0235$$
$$\bar{Y}_1=56.1/11=5.1$$

$\sum X_{i(2)}=0.228$, $\sum Y_{i(2)}=73.5$, $\sum X_{i(2)}Y_{i(2)}=1.7703$
$\sum X_{i(2)}^2=0.005496$, $\sum Y_{i(2)}^2=587.03$ より

$$SS_{XY(2)}=1.7703-0.228\times 73.5/10=0.0945$$
$$SS_{X(2)}=0.005496-(0.228)^2/10=0.0002976$$
$$SS_{Y(2)}=587.03-(73.5)^2/10=46.805$$
$$\bar{X}_2=0.228/10=0.0228$$
$$\bar{Y}_2=73.5/10=7.35$$

となることから，それぞれの回帰直線を独立に計算してみると

$$b_1=0.1989/0.0007107=279.86$$
$$b_2=0.0945/0.0002976=317.54$$

となり

$$a_1=5.1-279.86\times 0.0235=-1.48$$
$$a_2=7.35-317.54\times 0.0228=0.11$$

表 24 千葉県と岡山県における NO_2 濃度（年平均値，ppm）と持続性せき・たんの有症率（%）のデータ（重松[1]，データ一部修正）

調査地区	千葉県		岡山県	
	NO_2 濃度 (X)	有症率 (Y)	NO_2 濃度 (X)	有症率 (Y)
1	0.025	4.1	0.024	6.8
2	0.030	6.8	0.033	8.7
3	0.016	2.6	0.030	11.4
4	0.028	11.5	0.017	4.5
5	0.021	2.8	0.022	5.6
6	0.041	10.7	0.027	10.5
7	0.012	2.7	0.016	5.2
8	0.015	2.8	0.017	6.8
9	0.030	3.5	0.020	6.0
10	0.018	5.0	0.022	8.0
11	0.023	3.6		

と計算され，それぞれの相関係数は次のようになる．

$$r_1 = \frac{SS_{XY(1)}}{\sqrt{SS_{X(1)}SS_{Y(1)}}} = \frac{0.1989}{\sqrt{0.0007107 \times 103.62}} = 0.73$$

$$r_2 = \frac{SS_{XY(2)}}{\sqrt{SS_{X(2)}SS_{Y(2)}}} = \frac{0.0945}{\sqrt{0.0002976 \times 46.805}} = 0.80$$

さて，回帰直線が平行か否かの検定 $H_0: \beta_1 = \beta_2$ は(6.27)，(6.28)式より Δ_1, Δ_2 を計算する必要がある．

$$\Delta_1 = \left[103.62 - \frac{(0.1989)^2}{0.0007107}\right] + \left[46.805 - \frac{(0.0945)^2}{0.0002976}\right] = 64.75$$

$$\Delta_2 = 103.62 + 46.805 - \frac{(0.1989 + 0.0945)^2}{0.0007107 + 0.0002976} = 65.05$$

したがって，付表 D.2 を参照して，(6.29)式より

$$F = \left(\frac{65.05}{64.75} - 1\right) \times (21-4) = 0.079 < F_{1,17}(0.05) = 4.451$$

となり'平行性'は有意水準5%で棄却できない．そこで，(6.37)式より y 切片の相等性の検定を行ってみよう．そのためには 21 個全体について，次の統計量を計算する必要がある．

$$\sum X_i = 0.259 + 0.228 = 0.487, \quad \sum Y_i = 56.1 + 73.5 = 129.6$$
$$\sum X_i Y_i = 1.5198 + 1.7703 = 3.2901$$
$$\sum X_i^2 = 0.006809 + 0.005496 = 0.012305$$
$$\sum Y_i^2 = 389.73 + 587.03 = 976.76$$

より

$$SS_{XY} = 3.2901 - 0.487 \times 129.6/21 = 0.2846$$
$$SS_X = 0.012305 - (0.487)^2/21 = 0.001011$$
$$SS_Y = 976.76 - (129.6)^2/21 = 176.94$$

となる．Δ_3 は(6.36)式より

$$\Delta_3 = 176.94 - \frac{(0.2846)^2}{0.001011} = 96.82$$

したがって，付表 D.4 を参照して

$$F = \left(\frac{96.82}{65.05} - 1\right) \times (21-3) = 8.79 > F_{1,18}(0.01) = 8.285$$

より，有意水準 1% で，$K_0: \alpha_1 = \alpha_2$ は棄却された．この結果，千葉県と岡山県における，NO_2 濃度と持続性せき・たんの有症率との回帰関係は平行であり，共通の勾配係数 β としては(6.35)式の b_E を用いて

$$b_E = \frac{0.1989 + 0.0945}{0.0007107 + 0.0002976} = 290.98$$

6.2 回帰直線の検定と信頼区間

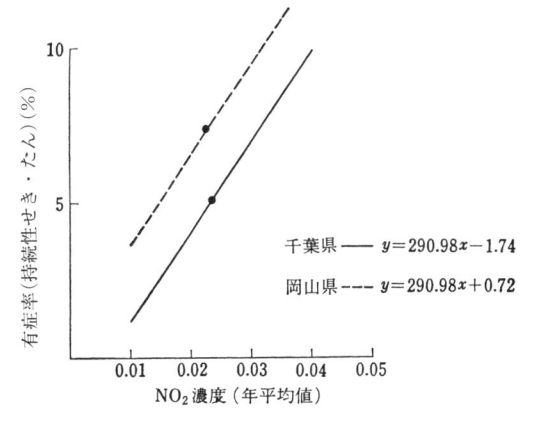

図 60 仮説 $K_1: \alpha_1 \ne \alpha_2 (\beta_1 = \beta_2)$ の下での回帰式

$$a_1 = 5.1 - 290.98 \times 0.0235 = -1.74$$
$$a_2 = 7.35 - 290.98 \times 0.0228 = 0.72$$

となるから

千葉県： $y = 290.98x - 1.74$

岡山県： $y = 290.98x + 0.72$

と推定されるべきである(図60参照).すなわち,両県ともNO_2濃度と気管支炎症状の有症率(%)との関連性は同じで,NO_2濃度0.01上昇するにつれて気管支炎症状の有症率が$0.01 \times 290.98 = 2.91\%$上昇する,と推定される.ただ,岡山県の方が$NO_2$濃度に関係なくつねに一定の割合$a_2 - a_1 = 2.46\%$だけ高いことが示された.

そこで千葉県と岡山県の差$\alpha_2 - \alpha_1$の95%信頼限界を求めてみると,付表Cより$t_{21-3}(0.05/2) = t_{18}(0.025) = 2.101$であるから(6.43)式より

$$0.72 - (-1.74) \pm 2.101 \times \sqrt{\left(\frac{1}{11} + \frac{1}{10} + \frac{(0.0235 - 0.0228)^2}{0.0007107 + 0.0002976}\right) \times \frac{65.05}{21 - 3}}$$

$$= 2.46 \pm 1.747$$

つまり

$$0.71 \le \alpha_2 - \alpha_1 \le 4.21$$

となり,岡山県と千葉県の有症率の差の95%信頼限界がNO_2濃度の影響が取り除かれた(調整された)形で求められたことになる(第13章参照). □

6.2.4 予測値と予測区間

ある変量YのXによる回帰直線$y = a + bx$が推定されたとき,Xがある値x_0をとるときの変量Yの条件付き期待値$\mu(x_0)$

$$\mu(x_0) = E(Y | X = x_0) = \alpha + \beta x_0$$

の信頼区間を考えてみよう.$\mu(x_0)$は推定された回帰係数を利用して

$$\hat{\mu}(x_0) = a + bx_0 = \bar{Y} - b(x_0 - \bar{X})$$

と推定される．この値を，単に回帰式による**予測値**(predicted value)と呼ぶことが多いが，正しくは，その平均値である**予測平均**(predicted mean)を意味する．予測平均の標準誤差は

$$SE(\hat{\mu}(x_0)) = \sqrt{V_E\left(\frac{1}{n} + \frac{(x_0 - \bar{X})^2}{SS_X}\right)}$$

となるので，予測平均の $100(1-\alpha)\%$ 信頼区間は

$$a + bx_0 \pm t_{n-2}(\alpha/2)\sqrt{V_E\left(\frac{1}{n} + \frac{(x_0 - \bar{X})^2}{SS_X}\right)} \tag{6.44}$$

となる．

一方で，期待値 $\mu(x_0)$ の推定ではなく，「**ある個人の X がある値 x_0 をとるとき，その個人の変量 Y_0 の値を予測したい**」場合が生じる．たとえば，例題 6.5 で同じ地域の別の作業者の血中カドミウム Cd 濃度を調べたところ，$x_0 = 2.3(\mu g/100g)$ の値が得られた．この作業者の血中 β_2-MG の濃度の値 Y_0 がどの程度の範囲の値になるか？という問題である．Y_0 は予測平均の回りにばらつく予測値であり，

$$Y_0 = \hat{\mu}(x_0) + e(\text{誤差項})$$

と表現できるので，その標準偏差は

$$SE(Y_0) = \sqrt{V_E\left(1 + \frac{1}{n} + \frac{(x_0 - \bar{X})^2}{SS_X}\right)}$$

となる．したがって，$100(1-\alpha)\%$ の確率で予測値 Y_0 がとりうる範囲は

$$a + bx_0 \pm t_{n-2}(\alpha/2)\sqrt{V_E\left(1 + \frac{1}{n} + \frac{(x_0 - \bar{X})^2}{SS_X}\right)} \tag{6.45}$$

となる．この範囲を $100(1-\alpha)\%$ **予測区間**(prediction interval)とよんで母集団パラメータの存在範囲を推定する**信頼区間**(confidence interval)とは区別する．標本の大きさ n が大きくなると，95% 予測区間はほぼ

$$a + bx_0 \pm 1.96\sqrt{V_E}$$

となる．この予測区間を使用する例としては，臨床検査値の**正常範囲**(normal range, reference range)がある(3.2.1 項参照)．

例題 6.8 例題 6.5 で同じ地域の別の作業者の血中カドミウム Cd 濃度を調べたところ，$x_0 = 2.3(\mu g/100g)$ の値が得られた．
1) この作業者の血中 β_2-MG 濃度の予測平均の 95% 信頼区間を求めよ．
2) この作業者の血中 β_2-MG 濃度の 95% 予測区間を求めよ．

解答 例題 6.6 の計算結果を参照して，まず，期待値 $\mu(x_0)$ の 95% 信頼区間は，(6.44)式より

$$-1.23+1.75\times 2.3\pm 2.131\sqrt{0.395\left(\frac{1}{17}+\frac{(2.3-1.835)^2}{2.359}\right)}=2.795\pm 0.519$$

つまり,

$$2.28\leq \mu(x_0=2.3)\leq 3.31$$

となる.一方,Y_0 の 95% 予測区間は,(6.45)式より

$$-1.23+1.75\times 2.3\pm 2.131\sqrt{0.395\left(1+\frac{1}{17}+\frac{(2.3-1.835)^2}{2.359}\right)}=2.795\pm 1.437$$

つまり,

$$1.36\leq Y_0\leq 4.23$$

となる.

参 考 文 献

1) 重松逸造(1979).新しい疫学の方法論―薬剤・環境汚染物質等の人体影響評価―ソフトサイエンス社, p.142, 173.
2) Altman, D. G. (1999). *Practical Statistics for Medical Research*, Chapter7. Chapman & Hall/CRC.
3) Snedecor, G. W. and Cochran, W. G. (2001). *Statistical Methods in Medical Research*, 4th Edition. Wiley-Blackwell.

―Coffee Break―

測定法の比較に回帰分析?

臨床検査における測定法の比較に回帰分析がよく利用される.しかし,そこでは x, y ともある程度の測定誤差(精密度)を認めたうえで,両者の期待値の線形関係

$$E(y)=\alpha+\beta E(x)$$

を問題にしているので,一方の測定誤差を 0 と仮定する回帰直線の適用は不適切である.この関係式は,回帰直線と区別して'線形関係式'とよばれ $\lambda=(Y$ の精密度)$/(X$ の精密度),S_{xy} を標本共分散として

$$\hat{\beta}=\frac{S_y^2-\lambda S_x^2+\sqrt{(S_y^2-\lambda S_x^2)^2+4\lambda S_{xy}^2}}{2S_{xy}}$$

$$\hat{\alpha}=\bar{Y}-\hat{\beta}\bar{X}$$

と推定される.

参考文献:丹後俊郎(1988),臨床病理,**36**, 1101-1108.
　　　　　丹後俊郎(2000),統計モデル入門,医学統計学シリーズ 2,第 5 章.朝倉書店

7. 頻度に関する推測

7.1 proportion と rate

頻度(frequency)を問題にするとき，日本語では「割合」と「率」を区別することなく使用している．本書でも，**割合**(proportion)の意味で「比率」という用語を使用している．たとえば，ある慢性疾患の**有病率**(prevalence)を調べるために，ある時点にある地区を対象とした**標本調査**(sample survey)を行い 200 人中 40 人が罹患していた場合，われわれはその地区の調査時点の有病率を 200 人中の 40 人の割合 p として

$$\hat{p} = \frac{40}{200} = 0.20 \quad (20\%)$$

と計算する．ここで $\hat{p}$ の "^"(ハット)は推定値を表す記号である．また，ある薬剤を投与された患者 120 人中有効例は 96 人であった場合，この薬剤の「有効率」は

$$\hat{p} = \frac{96}{120} = 0.8 \quad (80\%)$$

と計算する．これは，統計学を学ぶ以前に'常識'として自然に身についた考え方であろう．これらの'指標'の名前に「率」がついているが，その意味は**割合**(proportion)である．

一方，疾病の発生頻度を表す指標である**罹患率**(incidence rate) I の計算方法は，と聞かれても'常識'では推し量れないかもしれない．それは，同じ「率」であるが，割合の意味とは異なり

$$\text{罹患率}(I) = \frac{(\text{一定期間の新規罹患}(\text{incident case})\text{の数})}{(\text{一定期間の人時間}(\text{person-time}))} \tag{7.1}$$

$$\text{人時間} = \text{追跡できた個人ごとの追跡時間の総和} \tag{7.2}$$

と単位時間当たりの頻度として，英語では，rate と表現される，少々計算の厄介な指標である．通常は年単位に計算することが多いので，**人年**(person-years)がよく使用される．なお，本章では，**疾病の発生を表す用語として，「罹患」を用いるが，「発症」「発生」などに置き換えても意味は不変である**．

例題 7.1 ある疾患の罹患状況を調査する目的で，100 人を 1 年間追跡する計画を

立てたとしよう．その結果，4人は，それぞれ，0.4, 0.5, 0.7, 0.9年で罹患し，2人は，それぞれ，0.2, 0.8年追跡したところで**追跡不能**(lost to follow-up)となり，残りの94人は1年間罹患しなかった．この場合の人年と罹患率を計算せよ．

解答 この場合の人年は
$$(0.4+0.5+0.7+0.9)+(0.2+0.8)+1.0\times 94 = 97.5$$
と計算される．したがって，罹患率は，たとえば，
$$\hat{I} = \frac{4}{97.5}\times 1000 = 41 \quad (人/1000人年)$$
と「1000人年当たり41人」などと表現される．注意したいのは，「1000人を1年間追跡」しても「100人を10年間追跡」しても同じ1000人年と仮定していることであるが，一般には，前者の意味で1年間の罹患率を「人口1000対」で表すことが多い．□

「罹患」を「死亡」に置き換えれば**死亡率**(mortality rate)が同様に定義できる．ただ，死亡は罹患に比べて稀な生起事象であるので，「人口10万対」で表すことが多い．また，人年の計算が面倒なため，人年を**調査期間の中間時点の人口×調査期間(年)**で**近似**することも多い．たとえば，厚生労働省「人口動態統計」では，毎年の死亡率を

$$死亡率 = \frac{(1年間の死亡数)}{(10月1日の人口)}\times 100000 \quad (人/人口10万人) \tag{7.3}$$

と計算している．もっとも，これは**粗死亡率**(crude mortality rate)であるが，粗死亡率の値は性，年齢の分布の違いによって強く影響を受けるので，比較指標としては望ましくない．地域比較などの指標としては，基準集団を事前に設定して，基準集団の「粗死亡率」に変換する**調整死亡率**(adjusted mortality rate)がよく利用される．たとえば，**年齢調整死亡率**(age-adjusted mortality rate)は

$$I_{\mathrm{adj}} = \sum_{k=1}^{K}\frac{N_k}{N}I_k\times 100000 \tag{7.4}$$

ここで，N_k：基準集団でのk番目の年齢階級の人口，I_k：調査地域でのk番目の年齢階級の死亡率，$N=N_1+N_2+\cdots+N_K$，である．本書では，死亡率を表す記号として，罹患率と同じ記号Iを利用する．□

7.2 母比率pに関する推測

一般に，ある事象が生起する**母比率**(population proportion)がp(未知)である母集団(無限母集団)からn個の標本を無作為にとったとき，その事象がr個出現する確率は**二項分布**(binomial distribution)

$$\Pr\{X=r\} = B(r\,|\,n,p) = {}_nC_r p^r(1-p)^{n-r} \tag{7.5}$$

で与えられる(3.2.4項参照)．ここでXはn個中に出現する事象の数の確率変数で

ある.標本比率 $\hat{p}=r/n$ の母平均,母分散は,(3.11),(3.12)式より

$$E(\hat{p})=p \tag{7.6}$$

$$V(\hat{p})=\frac{p(1-p)}{n} \tag{7.7}$$

と計算できる.つまり,標本比率 $\hat{p}$ は母比率 p の不偏推定量 (unbiased estimator) であり,良い推定量であることがわかる.

また,(7.7)式より $\hat{p}$ の標準誤差が

$$SE(\hat{p})=\sqrt{\frac{\hat{p}(1-\hat{p})}{n}} \tag{7.8}$$

で与えられる.

さて,p に関する検定,信頼区間を求めるためには,二項分布の計算が大変なので,次の正規分布 $N(0,1)$ へ近似する統計量 Z を利用する.

$$Z=\frac{\hat{p}-E(\hat{p})}{\sqrt{V(\hat{p})}}=\frac{\hat{p}-p}{\sqrt{\frac{p(1-p)}{n}}} \underset{\substack{n\to 大\\ np\geq 5 \text{くらい}}}{\sim} N(0,1) \tag{7.9}$$

実際の計算には,離散分布の連続分布 $N(0,1)$ への近似による連続修正項 $-1/2n$ を Z の絶対値が小さくなるように Z の分子に加える.

本章では特に断わらない限り両側検定を取り上げる.

a. 検　定

$$H_0 : p=p_0$$
$$H_1 : p \neq p_0 \quad\text{(両側検定)}$$

を検定するには(7.9)式より $p=p_0$ とおいて,付表 A.1 より標準正規分布 $N(0,1)$ の上側 $100(\alpha/2)$ パーセント点 $Z(\alpha/2)$ を読み取り

$$Z=\frac{|\hat{p}-p_0|-\frac{1}{2n}}{\sqrt{\frac{p_0(1-p_0)}{n}}}>Z(\alpha/2) \tag{7.10}$$

であれば,有意水準 α で,帰無仮説 H_0 が棄却される.

b. 信頼区間　　$100(1-\alpha)\%$ 信頼区間の信頼限界は近似的に

$$\hat{p}\pm Z(\alpha/2)\sqrt{\frac{\hat{p}(1-\hat{p})}{n}} \tag{7.11}$$

で与えられる.

例題 7.2　大気汚染の汚染地区に指定されている A 地区の住民 676 名を無作為に抽出し,94% の 635 名について回答を得た(回答率 94%).そのなかで,'持続性せき'の症状をもっていた者が 68 名いた.'持続性せき'の全国平均の割合は 8.2% であるが,この地区の割合は全国平均と比べて高いといえるだろうか.また,この地区の有

症率の 95% 信頼区間を求めよ．

解答 回答率が 94% と高いから，この地区の'持続性せき'の有症率は

$$\hat{p} = \frac{68}{635} = 0.107 \quad (10.7\%)$$

と推定してよいだろう．(7.10) 式で $p_0 = 0.082$, $n = 635$ を代入して

$$Z = \frac{|0.107 - 0.082| - \frac{1}{2 \times 635}}{\sqrt{\frac{0.082 \times (1 - 0.082)}{635}}} = 2.224 > Z(0.05/2) = 1.960$$

となり，全国平均より高いことが，有意水準 5% で認められた．(7.11) 式より，95% 信頼区間は

$$0.107 \pm 1.960 \sqrt{\frac{0.107 \times (1 - 0.107)}{635}} = 0.107 \pm 0.024$$

つまり

$$0.083 \leq p \leq 0.131$$

となり，8.3〜13.1% がこの地区の有症率の 95% 信頼区間となる． □

例題 7.3 狭心症に対して有効な交感神経 β ブロッカーとして使われている A 薬の治療効果はだいたい 65% であることが知られている．今度，新しく開発された B 薬の治療効果について試験を行ったところ 43 例中 31 名に効果が認められるという結果を得た．B 薬は旧来の A 薬に比べてすぐれていると判定できるか．また B 薬による治療効果の割合の 95% 信頼区間を求めよ．

解答 治療効果の有効率は $\hat{p} = 31/43 = 0.721 (72.1\%)$ であるから，(7.10) 式で $p_0 = 0.650$, $n = 43$ として

$$Z = \frac{|0.721 - 0.650| - \frac{1}{2 \times 43}}{\sqrt{\frac{0.650(1 - 0.650)}{43}}} = 0.82 < Z(0.05/2) = 1.960$$

となり旧来の A 薬より有効率が高いとは認められない ($p > 0.05$)．B 薬の治療効果が期待できる割合の 95% 信頼区間は (7.11) 式より

$$0.721 \pm 1.960 \times \sqrt{\frac{0.721 \times (1 - 0.721)}{43}} = 0.721 \pm 0.134$$

つまり

$$0.587 \leq p \leq 0.855$$

となる． □

7.3 二つの母比率の差の検定と信頼区間

二つの母比率 p_1, p_2 の差を調べるのに，おのおのの標本比率

104   7. 頻度に関する推測

$$\hat{p}_1 = \frac{r_1}{n_1}, \quad \hat{p}_2 = \frac{r_2}{n_2}$$

の差で推測することは不自然ではなかろう．差 $\hat{p}_1 - \hat{p}_2$ の母平均，母分散と標準誤差は，次式で与えられる．

$$E(\hat{p}_1 - \hat{p}_2) = p_1 - p_2 \tag{7.12}$$

$$V(\hat{p}_1 - \hat{p}_2) = \frac{p_1(1-p_1)}{n_1} + \frac{p_2(1-p_2)}{n_2} \tag{7.13}$$

$$SE(\hat{p}_1 - \hat{p}_2) = \sqrt{\frac{\hat{p}_1(1-\hat{p}_1)}{n_1} + \frac{\hat{p}_2(1-\hat{p}_2)}{n_2}}$$

a. 検　定

$$H_0: p_1 = p_2$$
$$H_1: p_1 \neq p_2 \quad \text{（両側検定）}$$

の検定を考えよう．帰無仮説 $H_0: p_1 = p_2 = p$ の下では，(7.13)式は

$$V(\hat{p}_1 - \hat{p}_2) = p(1-p)\left(\frac{1}{n_1} + \frac{1}{n_2}\right)$$

となり，両群のデータが一緒にできるから，この p の推定値として

$$\bar{p} = \frac{r_1 + r_2}{n_1 + n_2}, \quad \bar{q} = 1 - \bar{p}$$

を用い

$$SE(\hat{p}_1 - \hat{p}_2) = \sqrt{\bar{p}(1-\bar{p})\left(\frac{1}{n_1} + \frac{1}{n_2}\right)}$$

となる．したがって

$$Z = \frac{\hat{p}_1 - \hat{p}_2 - E(\hat{p}_1 - \hat{p}_2)}{SE(\hat{p}_1 - \hat{p}_2)} = \frac{\hat{p}_1 - \hat{p}_2}{\sqrt{\bar{p}\bar{q}(1/n_1 + 1/n_2)}} \underset{\substack{n_i p_i \geq 5 \\ (i=1,2) \\ H_0 \text{の下で}}}{\sim} N(0,1) \tag{7.14}$$

の近似的な性質を利用して検定できる．実際には，連続修正項を加えて

$$Z = \frac{|\hat{p}_1 - \hat{p}_2| - \frac{1}{2}\left(\frac{1}{n_1} + \frac{1}{n_2}\right)}{\sqrt{\bar{p}\bar{q}\left(\frac{1}{n_1} + \frac{1}{n_2}\right)}} > Z(\alpha/2) \tag{7.15}$$

であれば，有意水準 α で，帰無仮説 H_0 を棄却できる．

b. 信頼区間

$p_1 - p_2$ の $100(1-\alpha)\%$ 信頼区間は，その限界が n_1, n_2 ともに大きければ，近似的に次式で与えられる．

$$\hat{p}_1 - \hat{p}_2 \pm Z(\alpha/2)\sqrt{\frac{\hat{p}_1(1-\hat{p}_1)}{n_1} + \frac{\hat{p}_2(1-\hat{p}_2)}{n_2}} \tag{7.16}$$

例題7.4 心筋梗塞と食品抗体に関する研究で，牛乳蛋白に対する抗体の有無によ

表 25 牛乳抗体の有無と心筋梗塞発作後6ヵ月以内の死亡(Davies et al.[1])

	標本数	6ヵ月以内死亡数	6ヵ月以内死亡率
牛乳抗体陽性	109	29	0.266(26.6%)
牛乳抗体陰性	104	10	0.096(9.6%)
計	213	39	0.183(18.3%)

って，心筋梗塞発作後6ヵ月以内に死亡する割合が変化するかどうかを213名の心筋梗塞患者について調べたところ表25のようであった．牛乳抗体の陽性・陰性により発作後6ヵ月以内の死亡の割合に差があるか，また差の95%信頼区間を求めよ．

解答 (7.15)式より，付表A.1を参照して

$$Z=\frac{|0.266-0.096|-\frac{1}{2}\left(\frac{1}{109}+\frac{1}{104}\right)}{\sqrt{0.183\times(1-0.183)\times\left(\frac{1}{109}+\frac{1}{104}\right)}}=3.03>Z(0.01/2)=2.576$$

となり，有意水準1%で牛乳抗体陽性の方が発作後6ヵ月以内死亡の割合が高い，その差の95%信頼区間は付表A.1より $Z(0.05/2)=1.960$ より

$$(0.266-0.096)\pm1.960\times\sqrt{\frac{0.266\times(1-0.266)}{109}+\frac{0.096\times(1-0.096)}{104}}$$
$$=0.170\pm0.100$$

すなわち，次のようになる．

$$0.07\leq p_1-p_2\leq0.27$$

□

7.4 2×2分割表の χ^2 検定

二つの母比率 p_1, p_2 の差を問題にする場合，表26(a)の形にデータをまとめて，(7.15)式を適用するのが通常であるが，データの配列を表26(b)の **2×2分割表**(2×2 contingency table)の形に整理することもよく行われる．

表26(b)のような2×2分割表に対しては，グループによらず，ある事象が独立に出現するという'独立性'の検定として，次の χ^2 検定がよく用いられる．

すなわち，次の統計量 χ^2 を計算し，$H_0: p_1=p_2$ の下で

表 26 データのまとめ方の方法

(a) 比率

	標本数	出現数 (+)	出現率
グループ1	n_1	r_1	$\hat{p}_1=r_1/n_1$
グループ2	n_2	r_2	$\hat{p}_2=r_2/n_2$
全体	N	r	$\hat{p}=r/N$

(b) 2×2分割表

	出現数	非出現数	標本数
グループ1	$a(=r_1)$	b	n_1
グループ2	$c(=r_2)$	d	n_2
全体	m_1	m_2	N

$$\chi^2 = \frac{N(|ad-bc|-\frac{N}{2})^2}{n_1 n_2 m_1 m_2} \underset{H_0 \text{の下で}}{\frown} \chi_1^2 \text{分布} \qquad (7.17)$$

という近似的に χ^2 分布に従う性質を利用する．ここで $N/2$ は Yates の連続修正項という．付表 B より自由度 1 の χ^2 分布の上側 100α パーセント点 $\chi_1^2(\alpha)$ を読み取り

$$\chi^2 > \chi_1^2(\alpha) \qquad (7.18)$$

であれば'独立性'が棄却され，グループの違いにより，ある事象の出現が独立でなくなる．つまり，出現率に差が認められるという推測が成立する．

ところで，上の χ^2 検定と (7.15) 式の正規分布に近似する比率の差の両側検定とは，次のことから同値である．

ⅰ) (7.15) 式の Z の 2 乗は (7.17) 式の χ^2 に一致する．
ⅱ) $\chi_1^2(\alpha) = [Z(\alpha/2)]^2$ である (図 61).

例題 7.5　例題 7.4 を χ^2 検定で行え．

解答　表 25 を表 27 に整理し直す．(7.17)，(7.18) 式と付表 B より

$$\chi^2 = \frac{213\{|29 \times 94 - 80 \times 10| - 213/2\}^2}{109 \times 104 \times 174 \times 39} = 9.167 > \chi_1^2(0.01) = 6.63$$

より，有意水準 1% で，グループ間に有意差が認められる．なお，$\sqrt{9.167} = 3.03$, $\sqrt{6.63} = 2.575$ である．　　□

7.5　Fisher の正確な検定

上述の χ^2 検定は，頻度が少なくなると，χ^2 分布への近似が悪くなり，検定の信頼性が損なわれる．このような場合には，正確な p 値を計算する Fisher の正確な検定

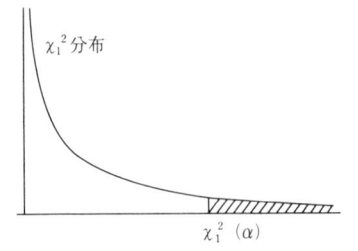

図 61　χ_1^2 分布のグラフ

表 27　表 25 の分割表への変換

	発作後 6 カ月以内死亡	6 カ月以上生存	計
牛乳抗体陽性	29	80	109
牛乳抗体陰性	10	94	104
計	39	174	213

7.5 Fisherの正確な検定

(Fisher exact test)を行う方がよい.

この方法は, 表26(b)の周辺度数(n_1, n_2, m_1, m_2)が与えられているという条件において, 帰無仮説H_0の下での現在の度数とそれより偏った度数の組合せの起こる条件付き確率を計算するものである. 頻度(a,b,c,d)が観察される条件つき確率は, 次の**超幾何分布**(hypergeometric distribution)

$$p = \frac{{}_{m_1}C_a \cdot {}_{m_2}C_b}{{}_N C_{n_1}}$$

$$= \frac{n_1! n_2! m_1! m_2!}{N!} \times \frac{1}{a! b! c! d!} \tag{7.19}$$

で計算できる. 次の例題はFisherの正確な検定によるp値の計算方法を示す.

例題 7.6 ある新薬の初期の臨床試験で, 新薬20例, 対照薬10例に割り当てた. その結果, 副作用の有無の結果が次のとおりであった(それぞれ1例ずつ不採用). 副作用の発生に差があるだろうか.

	副作用 あり	なし	症例数
新 薬	1	18	19
対照薬	4	5	9
計	5	23	28

解答 まず, 同じ周辺度数$(5, 23, 19, 9)$をもつ観測度数の組合せ(a, b, c, d)は下の表に示すように6通りある.

```
    a=0              a=1              a=2
 0   19 | 19      1   18 | 19      2   17 | 19
 5    4 |  9      4    5 |  9      3    6 |  9
 5   23 | 28      5   23 | 28      5   23 | 28

    a=3              a=4              a=5
 3   16 | 19      4   15 | 19      5   14 | 19
 2    7 |  9      1    8 |  9      0    9 |  9
 5   23 | 28      5   23 | 28      5   23 | 28
```

$a=0$に対する確率p_0は

$$p_0 = \frac{19! \, 9! \, 5! \, 23!}{28!} \times \frac{1}{0! \, 19! \, 5! \, 4!} = 0.0013$$

これらの計算は, 手計算では面倒なので, コンピュータで計算すべきであろう. その場合, 階乗(!)の計算は, 対数をとるとよい. 積が和となるので, 計算が楽である. $a=0, 1, \cdots, 5$までの確率p_aを計算して, 全体を整理すると次のようになる.

a	確率 p_a
0	0.0013
1	0.0244
2	0.1462
3	0.3549
4	0.3549
5	0.1183
	1.0000

　これが全体の周辺度数を一定としたときの条件付き確率分布である．観測度数は $a=1$ の場合であり，それより偏った場合は $a=0$ だけであるから，片側検定の p 値は

$$\text{正確な片側 } p \text{ 値} = p_0 + p_1 = 0.0013 + 0.0244 = 0.0257$$

となり，有意水準 5% で有意となる．両側検定の場合の p 値の計算方法はいくつか考えられるが，推奨されている方法は片側 p 値を単純に 2 倍することである．この場合は

$$\text{正確な両側 } p \text{ 値} = 0.0257 \times 2 = 0.0514$$

となり，有意水準 5% でわずかに有意とはならない．

　最近では，離散分布から計算される p 値に，観測度数の生起確率をそのまま含めるのは不公平であるとして，「**観測された度数を境にした上側確率と下側確率にその観測度数の生起確率を半分ずつ公平に分配する方法**」が提案されている．この p 値を「mid-p 値」(mid-p value) とよんでいる．

　この例では，

$$\text{片側 mid-}p\text{値} = 0.0013 + \frac{1}{2}0.0244 = 0.0135$$

$$\text{両側 mid-}p\text{値} = 0.0135 \times 2 = 0.027$$

と計算でき，mid-p 値で計算する限り，有意水準 5% で有意な結果となる．mid-p 値の考え方は，(7.17)式の χ^2 検定で，連続修正項 $(-N/2)$ を含めない χ^2 検定に対応するもので，どちらが良いかは議論の多い問題[15,16]なので，特別な事情がない限り，通常の「正確な両側 p 値」を計算することを薦めたい (mid-p 値の応用例については 7.8 節参照)．　□

7.6　対応のある場合の二つの母比率の差の検定と信頼区間

　表 25 の牛乳抗体陽性群と陰性群との比較では，群間に対応がない．しかし

1) ある抗体の検査法 1 と 2 を比較するために，ある疾患の患者 N 例の検体を利用して二つの検査を同時に実施した場合
2) 同一患者に二つの治療法を時期をずらして施すクロスオーバーデザインの臨床

7.6 対応のある場合の二つの母比率の差の検定と信頼区間

試験で，二つの治療法の有効率を比較する場合などは，前節のような表の作成は不適当であり，検定法も異なる．この場合は表 28 のようなまとめ方が適当である．

a. 検 定 さて，表 28 でそれぞれの母比率 p_1, p_2 は

$$\hat{p}_1 = \frac{a+b}{N}, \quad \hat{p}_2 = \frac{a+c}{N}$$

で推定できる．したがって，比率の差は

$$\hat{p}_1 - \hat{p}_2 = \frac{b-c}{N} \tag{7.20}$$

となる．そこで，検査法の差に関する検定

$$H_0 : p_1 = p_2$$
$$H_1 : p_1 \neq p_2 \quad (\text{両側検定})$$

に関しては，比率の差の標準誤差が帰無仮説の下で近似的に

$$SE(\hat{p}_1 - \hat{p}_2) = \frac{\sqrt{b+c}}{N} \tag{7.21}$$

で与えられるから，連続修正項 $\pm 1/N$ を加えて，近似的に

$$Z = \frac{(\hat{p}_1 - \hat{p}_2) \pm 1/N}{SE(\hat{p}_1 - \hat{p}_2)} = \frac{(b-c) \pm 1}{\sqrt{b+c}} \underset{H_0 \text{の下で}}{\sim} N(0,1) \text{分布} \tag{7.22}$$

となることを利用できる．両側検定では，この Z を 2 乗すると自由度 1 の χ^2 分布となる性質を利用して，帰無仮説が有意水準 α で棄却できる条件が

$$M = \frac{(|b-c|-1)^2}{b+c} > \chi_1^2(\alpha) \tag{7.23}$$

と変形できる．これは McNemar 検定とよばれている．ここで，a と d の値は使用しない点に注意したい．

ところで，b, c の値が小さい場合 ($b+c<10$ くらい) は McNemar 検定の χ^2 分布近似が悪くなる．その場合は対応のない場合の Fisher の正確な検定のように正確な p 値を計算すればよい．帰無仮説 H_0 の下では，b と c の期待度数は一致する．すなわち，b または c は確率 0.5 の二項分布に従うことがわかる．したがって，$r = \min(b, c)$，とすれば，その正確な p 値 (片側) は次のように計算できる．

表 28 対応のある場合の分類表方法

方法1	方法2		標本数	出現率
	出 現	非出現		
出 現	a	b	r_1	$p_1 = (a+b)/N$
非出現	c	d	$N-r_1$	
標本数	r_2	$N-r_2$	N	
出現率	$p_2 = (a+c)/N$			

$$\text{exact } p = \left(\frac{1}{2}\right)^{b+c} \sum_{j=0}^{r} {}_{b+c}C_j \tag{7.24}$$

両側検定の場合の p 値は，この p 値を2倍すればよい．

たとえば，$b=8$, $c=2$, であれば，a, d の値にかかわらず，片側 p 値は

$$\text{exact } p = \left(\frac{1}{2}\right)^{10} \{1+10+(10\times 9/2)\} = 0.055$$

と計算される．また b, c の大小にかかわらず二項分布と F 分布との関連から導かれる正確な検定も存在する((7.74)式参照)．

b. 信頼区間　信頼区間は対立仮説の下で近似的に次式で与えられる．

$$\hat{p}_1 - \hat{p}_2 \pm Z(\alpha/2) SE(\hat{p}_1 - \hat{p}_2)$$
$$= \frac{b-c}{N} \pm \frac{Z(\alpha/2)}{N} \sqrt{b+c - \frac{(b-c)^2}{N}} \tag{7.25}$$

例題 7.7　表29は，血清 IgE 抗体の定量検査で，RAST 法とスクラッチ法との比較を行うために，患者 N 例について二つの検査法を実施したものである．感度に差があるといえるか．

解答　(7.23)式により

$$M = \frac{(|18-2|-1)^2}{2+18} = \frac{225}{20} = 11.25 > \chi_1^2(0.001) = 10.83$$

となるから，有意水準 0.1% で有意差が認められた．また，RAST 法，スクラッチ法の感度をそれぞれ p_1, p_2 として，$p_1 - p_2$ の 95% 信頼区間を求めると

$$-\frac{16}{166} \pm \frac{1.96}{166} \sqrt{20 - \frac{(16)^2}{166}} = -0.096 \pm 0.051$$

となる．すなわち

$$-0.147 \leq p_1 - p_2 \leq -0.045$$

である．　　　　　　　　　　　　　　　　　　　　　　　　　　□

例題 7.8　アセブトロールの狭心症に対する治療効果について二重盲検法でクロスオーバー法を用いて検討した．対照薬としてはアルプリノロールを用い，患者は54名を対象とした．結果は表30に示してあるが改善度に有意差が認められるであろうか．

表 29　血清 IgE 抗体の定量検査法の比較

RAST	スクラッチ		計	RAST の感度
	+	−		
+	85	2	87	87/166＝52.4%
−	18	61	79	
計	103	63	166	
スクラッチの感度　103/166＝62.0%				

表 30　アセブトロールの臨床試験

アセブトロール	対照薬		計
	改善あり	改善なし	
改善あり	25	7	32
改善なし	1	21	22
計	26	28	54

解答　アセブトロールとアルプリノールとの改善率の差は(7.20)式より

$$p_1 - p_2 = \frac{7-1}{54} = 0.111 \quad (11.1\%)$$

である．検定は正確な p 値(片側)を計算してみよう．(7.24)式より

$$\text{exact } p \text{ 値} = \left(\frac{1}{2}\right)^8 (1 + {}_8C_1) = \frac{9}{256} = 0.0352$$

したがって，両側 p 値 $=0.0704$ となり，有意水準 5% で改善率に有意な差は認められない．　□

7.7　適合度の χ^2 検定

ここで，χ^2 検定の基本的な考え方についてふれてみよう．

観測対象がある(単数または複数の)基準でいくつかのカテゴリーに分類されるとき，あるカテゴリーの観測度数を O，帰無仮説 H_0 の下で期待される期待度数を E としたとき，帰無仮説 H_0 が

$$\chi^2 = \sum \frac{(O-E)^2}{E} = \sum \frac{(\text{observed} - \text{expected})^2}{\text{expected}} \underset{H_0 \text{の下で}}{\sim} \chi^2 \text{ 分布} \quad (7.26)$$

の近似的な性質を利用することにより検定できる．この種の検定を一般に適合度または独立性の χ^2 検定という．なお，χ^2 分布への近似が十分に妥当となる条件は多くの期待度数 E が 5 を超える場合である．

1)　一元分類の場合：観測対象が一つの基準で k 個のカテゴリーに分類されているとしよう．各カテゴリーの観測度数を O_i，仮説 H_0 の下での期待度数を E_i とすると，期待どおりの分布が得られているか否かを検定するには

$$\chi^2 = \sum_{i=1}^{k} \frac{(O_i - E_i)^2}{E_i} \underset{H_0 \text{の下で}}{\sim} \chi_{k-1}^2 \text{ 分布} \quad (7.27)$$

という近似的な性質を用いる．付表 B より自由度 $\nu = k-1$ の χ^2 分布の上側 100α パーセント点 $\chi_{k-1}^2(\alpha)$ を読んで

$$\chi^2 > \chi_{k-1}^2(\alpha) \quad (7.28)$$

なら，有意水準 α で，帰無仮説 H_0：'期待どおりの分布を示す'が棄却される．

表 31 $k \times l$ 分割表

(a) 特性×特性

特性B \ 特性A	1	2	⋯	l	計
1	o_{11}	o_{12}	⋯	o_{1l}	n_1
2	o_{21}	o_{22}	⋯	o_{2l}	n_2
⋮	⋮	⋮		⋮	⋮
k	o_{k1}	o_{k2}	⋯	o_{kl}	n_k
計	m_1	m_2	⋯	m_l	N

(b) グループ×特性

グループ \ 特性A	1	2	⋯	l	計
1	o_{11}	o_{12}	⋯	o_{1l}	n_1
2	o_{21}	o_{22}	⋯	o_{2l}	n_2
⋮	⋮	⋮		⋮	⋮
k	o_{k1}	o_{k2}	⋯	o_{kl}	n_k
計	m_1	m_2	⋯	m_l	N

2) 二元分類の場合：二元分類の問題としては，表31のように
(a) 観測対象が二つの特性値によって分類されているときに，この二つの特性値は互いに独立であるか相関を有するかを調べたい場合（表31(a)）
(b) いくつかの観測集団によってある特性値の分布のようすが異なるか否かを調べたい場合（表31(b)）

などが考えられる．この場合には，各(i,j)要素の観測度数をO_{ij}，横計をn_i，縦計をm_jとし，全度数をNとすれば，'二つの特性値が独立'，または，'分布が一様である'という帰無仮説H_0の下では(i,j)要素の期待度数が

$$E_{ij} = \frac{n_i m_j}{N}$$

で与えられる．したがって(7.26)式より次式が近似的に成立する．

$$\chi^2 = \sum_{i=1}^{k}\sum_{j=1}^{l}\frac{(O_{ij}-E_{ij})^2}{E_{ij}} = \sum_{i=1}^{k}\sum_{j=1}^{l}\frac{(O_{ij}-n_i m_j/N)^2}{n_i m_j/N} \underset{H_0 \text{の下で}}{\sim} \chi_\nu^2 \text{ 分布} \quad (7.29)$$

ここに，自由度は$\nu=(k-1)(l-1)$に注意されたい．つまり

$$\chi^2 > \chi_{(k-1)(l-1)}^2(\alpha) \quad (7.30)$$

により帰無仮説H_0が棄却される．この場合は，'独立性の検定'といわれることが多い．

(7.29)式で$k=2, l=2$として式を変形していくと(7.17)式に一致するが，連続修正項$-N/2$は含まれない．

例題 7.9 30人の先天性幽門狭窄症の男女の数を調べたところ男子25人，女子5人であった．この症例は男子に多いものと考えられるか．

解答 男女比に差がないという帰無仮説の下では，男女の期待される数は

$$\frac{30}{2} = 15 \text{人}$$

である．したがって，(7.27)式で$k=2$として，付表Bを参照しながら

$$\chi^2 = \frac{(25-15)^2}{15} + \frac{(5-15)^2}{15} = 13.3 > \chi_1^2(0.001) = 10.83$$

と計算される．この結果から，男女差は有意水準 0.1% で認められる．

例題 7.10 交通量の激しいある主要幹線道路の沿道の住民について気管支炎の既往歴の有無を職業別に分類してみると，表 32 が得られた．職業間に，気管支炎の既往歴の有無の割合の差が認められるだろうか．

解答 各要素の観測度数 O_{ij} に対する期待度数 E_{ij} を計算する必要がある．たとえば，'主婦' で 'あり' については $E_{11} = 289 \times 165/492 = 96.9$，'事務' で 'あり' については $E_{21} = 79 \times 165/492 = 26.5$ となる．そこで (7.29)，(7.30) 式より

$$\chi^2 = \frac{(90-96.9)^2}{96.9} + \frac{(32-26.5)^2}{26.5} + \cdots + \frac{(38-35.9)^2}{35.9} = 3.61 < \chi_3^2(0.05)$$
$$= 7.81$$

となり，有意水準 5% で有意差は認められない．

例題 7.11 Hayes[5] は，1943～1958 年の 16 年間に，ノースカロライナのある病院で記録された急性白血病の発症記録より月別に頻度を合計し表 33 を得た．この結果より急性白血病の発症には季節変動があるといえるか．

表 32 職業別気管支炎の既往歴

	主婦（職業なし）	事務	販売	生産工程	計
あり	90 (96.9)	32 (26.5)	27 (23.5)	16 (18.1)	165
なし	199 (192.1)	47 (52.5)	43 (46.5)	38 (35.9)	327
計	289	79	70	54	492

( )内の数字は期待度数

表 33 急性白血病の月別発症数 (1943～1958 年)(Hayes[5] より)

月	発症観測数	期待数*
1	23	15.33
2	21	15.33
3	15	15.33
4	20	15.33
5	14	15.33
6	8	15.33
7	11	15.33
8	11	15.33
9	14	15.33
10	17	15.33
11	10	15.33
12	20	15.33
総数	184	

* 月別の日数の差は無視できると仮定した．

解答 季節変動がないとした場合，各月での期待発症数は，各月の日数の差は無視できるとすれば

$$E_i = \frac{184}{12} = 15.33$$

となる．したがって，(7.23)式を利用すると$k=12$とおいて

$$\chi^2 = \frac{(23-15.33)^2}{15.33} + \cdots + \frac{(20-15.33)^2}{15.33} = 17.00 < \chi_{11}^2(0.05) = 19.68$$

となり，季節変動があるとはいえない($p>0.05$)という結論が導かれる．ところが，この例は，各カテゴリー('月')間に時間的・周期的順序をもつ場合であるが，(7.27)式のχ^2検定はこの情報を考慮に入れることができない．したがって，この種のデータに(7.27)式のχ^2検定を適用するとその検出力は低くなり，有意な季節変動があるとしても検出しにくくなる．

季節変動(seasonal variation)を検出するための方法としては，古くからEdwards[4]の方法が利用されていたが，ここではそれを統計学的性質のより良いものに修正したRogers[12]の方法を紹介しよう．それは，各月の観測度数をO_i, $i=1,\cdots,12$，総数をNとすると，次の統計量Rのもつ

$$R = \frac{2}{N}\left\{\left[\sum_{i=1}^{12} O_i \sin\left(\frac{\pi}{6}i\right)\right]^2 + \left[\sum_{i=1}^{12} O_i \cos\left(\frac{\pi}{6}i\right)\right]^2\right\} \underset{H_0\text{の下で}}{\sim} \chi_2^2 \text{ 分布}$$

の性質，つまり，帰無仮説の下で自由度2のχ^2分布に従うことを利用するものである．このRogersの方法を用いると

$$R = 9.93 > \chi_2^2(0.01) = 9.21$$

となり，有意水準1%で有意差，つまり季節変動が認められるという，通常のχ^2検定とはまったく逆のおそらく正当な結論が得られる．Hayes[5]は論文で通常のχ^2検定しか用いておらず，「有意な変動は認められないが，その傾向がある」と結論づけていた． □

正弦曲線に従わない一般的な季節変動についてはTango[13]を参照のこと．

7.8 罹患率，死亡率に関する推測

一般に，ある疾患の**罹患率**(incidence rate)がI(未知)である母集団から無作為に抽出したn人を一定期間追跡して，$i(=1,\cdots,n)$番目の個人がt_i年(疾病に罹患した時点，追跡不能となった時点，あるいは，調査終了となった時点，のいずれかを表す)追跡できたとしよう．このとき，当該疾患に罹患した罹患数が$r(<n)$人となる確率は次のPoisson分布(Poisson distribution)

$$\Pr\{X=r\} = p(r|IT) = \frac{(IT)^r}{r!}e^{-IT} \tag{7.31}$$

で与えられる(3.2.5項参照). ここで, T は人年

$$T = \sum_{i=1}^{n} t_i \tag{7.32}$$

である. (3.14), (3.15)式より罹患率の推定値とその標準誤差は

$$\hat{I} = \frac{r}{T}, \quad SE(\hat{I}) = \sqrt{\frac{\hat{I}}{T}} = \frac{\sqrt{r}}{T} \tag{7.33}$$

と計算できる.

a. 検 定:罹患率に関する仮説

$$H_0 : I = I_0 \tag{7.34}$$

$$H_1 : I \neq I_0 \tag{7.35}$$

の検定を考える. 罹患数 r が小さい場合には, Poisson 分布の裾の確率, すなわち正確な p 値を計算するが, ここでは Rothman et al.[16)] に従って mid-p 値を計算する. たとえば, $H_1 : I > I_0$ ならば

$$\text{片側 mid-}p \text{ 値} = \frac{1}{2} p(r|I_0 T) + p(r+1|I_0 T) + p(r+2|I_0 T) + \cdots$$

$$= 1 - \frac{1}{2} p(r|I_0 T) - \sum_{j=0}^{r-1} \frac{(I_0 T)^j}{j!} e^{-I_0 T} \tag{7.36}$$

と計算する. 7.5節ですでに述べているように最初の確率 $\Pr\{X=r\}$ の半分を計算しているのは, 罹患数は離散分布であり, 観測された罹患数を境にした上側確率と下側確率にその罹患数の確率を公平に分配するためである. 両側検定であれば, 片側 mid-p 値の2倍を計算すればよい. これは正確な検定(exact test)であるが, 罹患数の期待値 $E = I_0 T$ がだいたい5以上であれば, 連続修正項を導入して, 正規近似に基づく検定が適用でき,

$$Z = \frac{|\hat{I} - I_0| - 0.5/T}{\sqrt{V(I_0)}} = \frac{|r - I_0 T| - 0.5}{\sqrt{I_0 T}} > Z(\alpha/2) \tag{7.37}$$

であれば有意水準 α で, 帰無仮説 H_0 が棄却できる.

b. 信頼区間:罹患率の $100(1-\alpha)\%$ 信頼区間の信頼限界は, Poisson 分布と χ^2 分布との関係を利用して正確な信頼区間が

$$\left[\frac{\chi_{2r}^2(1-\alpha/2)}{2T}, \frac{\chi_{2r+2}^2(\alpha/2)}{2T} \right] \tag{7.38}$$

で与えられる. 一方, 近似的な信頼区間は

$$\hat{I} \pm Z(\alpha/2) \sqrt{\frac{\hat{I}}{T}} \tag{7.39}$$

で与えられるが, 精度はあまり良くないので正確な信頼区間を計算した方がよい.

さて, これまでの議論において,「罹患率」を「**死亡率**」(mortality rate)に置き換えるだけで, まったく同様の推測が死亡率にも適用できる.

例題 7.12 表 34 には Berry et al.[14] によるアスベスト工場従業員における胸膜中皮腫(pleural mesothelioma)による死亡数と曝露時点からの曝露量(順位カテゴリー)別観察人年が掲載されている．ある調査によると，一般環境下での胸膜中皮腫による死亡率が人口 10 万人対 30 人であるという．

(1) それぞれの曝露量別の胸膜中皮腫死亡率とその 95% 信頼区間を求めよ．
(2) それぞれの曝露量別の胸膜中皮腫死亡率が一般環境下と比べて高いといえるだろうか．

解答 死亡率はすべて，人口 10 万対で表現しよう．曝露水準が最も低い群 1 における死亡率 $\hat{I}_1$ は

$$\hat{I}_1 = \frac{r_1}{T_1} = \frac{11}{23522} = 46.76 \quad (/100000)$$

であり，正規近似の 95% 信頼区間は

$$\frac{11}{23522} \pm 1.96\sqrt{\frac{11}{23522} \cdot \frac{1}{23522}} = 46.76 \pm 27.63$$
$$= 19.1,\ 74.4$$

で与えられる．正確な信頼区間は

$$\left[\frac{\chi_{22}^2(0.975)}{2 \times 23522}, \frac{\chi_{24}^2(0.025)}{2 \times 23522}\right] = \left[\frac{10.98}{2 \times 23522}, \frac{39.36}{2 \times 23522}\right]$$
$$= 23.3,\ 83.7$$

となり，正規近似に基づく信頼区間とは少々異なる結果となった．さて，一般環境下の胸膜中皮腫死亡率は $I_0 = 30/100000$ であるので，曝露水準が最も低い群 1 における期待死亡数は $\lambda_1 = I_0 T_1 = 7.06$ となる．したがって，期待値 $\lambda_1 = 7.06$ の下で確率 $\Pr\{X \geq r_1 = 11\}$ を表す片側 mid-p 値は

$$\text{片側 mid-}p\ \text{値} = \frac{1}{2}p(11|7.06) + p(12|7.06) + p(13|7.06) + \cdots$$
$$= 1 - \frac{1}{2}p(11|7.06) - \sum_{j=0}^{10}\frac{(7.06)^j}{j!}e^{-7.06} = 0.0795$$

したがって，両側 mid-p 値は $0.0795 \times 2 = 0.159$ となる．また，正規近似を利用した，

表 34 アスベスト工場従業員における胸膜中皮腫による死亡数と曝露時点からの曝露量(順序カテゴリー)別観察人年(Berry et al.[14])．

曝露水準 (順序カテゴリー)	観察死亡数 r	人年 T
1	11	23522
2	18	34269
3	23	21213
合計	52	79004

検定統計量(7.37)を利用すると
$$Z=\frac{|11-7.06|-0.5}{\sqrt{7.06}}=1.29<Z(0.05/2)=1.96$$
となり,いずれの方法でも一般環境下での死亡率より高いとは認められない($p>0.05$).同様に,他の曝露群についても計算してみよう.曝露水準2,3の群の期待死亡数はそれぞれ $\lambda_2=I_0T_2=0.0003\times34269=10.28$, $\lambda_3=0.0003\times21213=6.36$ となるので,いずれも期待値は5を超えているので,検定の計算では正規近似に基づく方法を採用する.

1) 曝露水準2の群
$$\hat{I}_2=\frac{18}{34269}=52.52$$
95% 信頼区間:$\left[\dfrac{\chi_{18\times2}^2(0.975)}{2\times34269},\dfrac{\chi_{18\times2+2}^2(0.025)}{2\times34269}\right]$
$$=\left[\frac{21.37}{2\times34269},\frac{56.87}{2\times34269}\right]$$
$$=31.1,\ 83.0$$
有意性検定:$Z=\dfrac{|18-10.28|-0.5}{\sqrt{10.28}}=2.25>Z(0.05/2)=1.96$

2) 曝露水準3の群
$$\hat{I}_3=\frac{23}{21213}=108.4$$
95% 信頼区間:$\left[\dfrac{\chi_{23\times2}^2(0.975)}{2\times21213},\dfrac{\chi_{23\times2+2}^2(0.025)}{2\times21213}\right]$
$$=\left[\frac{29.19}{2\times21213},\frac{69.0}{2\times21213}\right]$$
$$=68.8,\ 162.6$$
有意性検定:$Z=\dfrac{|23-6.36|-0.5}{\sqrt{6.36}}$
$$=6.40>Z(0.001/2)=3.29(\text{付表 A.2 参照})$$

以上より,一般環境下と比べて,曝露量が増えるにつれて死亡率が有意に高くなることが観察された.このような用量-反応関係(dose-response relationship)を統計学的に検定する方法は,12.3節を参照のこと.

なお,$\chi_{36}^2(0.975)=21.37$ の値は自由度36が付表Bにはないので,以下のような線形補間により計算する.自由度30,40のχ^2値16.79,24.43から
$$\chi_{36}^2(0.975)=16.79+(24.43-16.79)\times\frac{36-30}{40-30}=21.37$$
と計算する. □

ところで，ある地域において観測された死亡数 r に対して，その期待値 E が基準となる別の集団（標準母集団）から計算されている場合，

$$OE\ \text{比} = \frac{(観測死亡数 (observed\ number))}{(期待死亡数 (expected\ number))} \quad (7.40)$$

が重要な評価尺度となる場合がある．その代表的な死亡指標が標準化死亡比 SMR (standardized mortality ratio) であり，

$$SMR = \frac{r}{E} = \frac{\sum_{j=1}^{K} r_j}{\sum_{j=1}^{K} n_j I_j} \quad (7.41)$$

で定義される．ここで，r_j：当該地域の年齢階級 j の観測死亡数，n_j：当該地域の年齢階級 j の人口，I_j：標準母集団の年齢階級 j の死亡率，である．ここでは，SMR の層別変数は年齢のみとしているが，問題に応じて性，時代，職業などで層別する．さて，ある地域の SMR が標準母集団に比べて大きいか小さいかという仮説

$$H_0 : SMR = 1 \quad (7.42)$$
$$H_1 : SMR \neq 1 \quad (7.43)$$

がよく問題になる．この検定は式(7.35)の仮説において $I_0=1$，$T=E$ とおいたものと同値である．したがって，その検定は(7.36)，(7.37)式でそれぞれ，$I_0=1$，$T=E$ と置き換えたものとなる．また，信頼区間は(7.38)，(7.39)式でそれぞれ，$T=E$ と置き換えたものとなる．

例題 7.13 ある地域で最近5年間の胃がんの観察死亡数は146名であった．日本全体の年齢階級別死亡率から計算したこの地域の胃がんの期待死亡数は98.7人であった．この地域の死亡率は全国平均と比べて高いだろうか．

解答 この地域の標準化死亡比は $SMR = 146/98.7 = 1.48$ となり，(7.37)式と付表 A.2 を参照して

$$Z = \frac{|146 - 98.7| - 0.5}{\sqrt{98.7}} = 4.71 > Z(0.001/2) = 3.29$$

となり，全国平均より有意($p < 0.001$)に死亡率が高いことがわかる．□

例題 7.14 Kaji et al.[7] は，"運航常務"という過酷な長期間にわたる作業環境が日本航空運航乗務員に与える健康影響を検討するために，死因別死亡について，これまでの運航乗務員の記録を調べた．コントロールとしては，平均的日本人として，人口動態統計から計算できる年代別，年齢別死亡率から死因別期待死亡数を計算した．結果の一部が表35である．健康影響があったのだろうか．

解答 たとえば，悪性新生物の有意性検定は

$$Z = \frac{|20 - 22.9| - 0.5}{\sqrt{22.9}} = 0.50 > Z(0.05/2) = 1.96$$

表 35 Kaji *et al.*[7)]による運航乗務員の死亡状況(1952〜1988 年)

死因	観察死亡数 r	期待死亡数 E	標準化死亡比 SMR
悪性新生物	20	22.9	0.87
虚血性心疾患	4	10.9	0.37
脳血管疾患	3	11.0	0.27

となり，有意とはならない．また，その SMR の 95% 信頼区間は(7.38)式で T を E で置き換えて

$$\left[\frac{\chi_{20\times 2}^2(0.975)}{2\times 22.9}, \frac{\chi_{20\times 2+2}^2(0.025)}{2\times 22.9}\right]=0.53,\ 1.35$$

となる．他の疾患は死亡数が小さいので，有意差検定は mid-p 値を計算する：

1) 虚血性心疾患

$$\text{両側 mid-}p\ \text{値}=2\left(\frac{1}{2}p(4|10.9)+\sum_{j=0}^{3}\frac{(10.9)^j}{j!}e^{-10.9}\right)=0.021$$

$$95\%\ \text{信頼区間}:\left[\frac{\chi_{4\times 2}^2(0.975)}{2\times 10.9}, \frac{\chi_{4\times 2+2}^2(0.025)}{2\times 10.9}\right]=0.10,\ 0.94$$

2) 脳血管疾患

$$\text{両側 mid-}p\ \text{値}=2\left(\frac{1}{2}p(3|11.0)+\sum_{j=0}^{2}\frac{(11.0)^j}{j!}e^{-11.0}\right)=0.006$$

$$95\%\ \text{信頼区間}:\left[\frac{\chi_{3\times 2}^2(0.975)}{2\times 11.0}, \frac{\chi_{3\times 2+2}^2(0.025)}{2\times 11.0}\right]=0.06,\ 0.80$$

つまり，運航乗務員は平均的日本人に比して，悪性新生物は同程度，他の 2 疾患はそれぞれ有意水準 5%，1% で有意に死亡率が低い．働いている人々は，病弱な人を含む日本の一般人より健康である，という**健康作業者効果**(healthy worker effect)を考慮しても，死亡に関する限り，調査時点では健康影響があるとはいえない． □

7.9 罹患率，死亡率の差と比に関する推測

二つの罹患率

$$\hat{I}_1=\frac{r_1}{T_1},\quad \hat{I}_2=\frac{r_2}{T_2}$$

の差 RD(rate difference)，比 RR(rate ratio)に関する推測を考えよう．死亡率もまったく同様なので，ここでは罹患率で統一する．さて，罹患率の差 $\hat{I}_1-\hat{I}_2$ の期待値，分散，標準誤差は

$$E(\hat{I}_1-\hat{I}_2)=I_1-I_2 \tag{7.44}$$

$$V(\hat{I}_1 - \hat{I}_2) = \frac{I_1}{T_1} + \frac{I_2}{T_2} \tag{7.45}$$

$$SE(\hat{I}_1 - \hat{I}_2) = \sqrt{\frac{\hat{I}_1}{T_1} + \frac{\hat{I}_2}{T_2}} \tag{7.46}$$

となるので次に示す，罹患率の差に関する検定，信頼区間が導かれる．

a. 検　定：罹患率の差 $\hat{I}_1 - \hat{I}_2$ に関する検定仮説

$$H_0 : I_1 = I_2 \tag{7.47}$$

$$H_1 : I_1 \neq I_2 \tag{7.48}$$

を考える．帰無仮説 $H_0 : I_1 = I_2 = I$ の下では，

$$V(\hat{I}_1 - \hat{I}_2) = I\left(\frac{1}{T_1} + \frac{1}{T_2}\right) \tag{7.49}$$

となる．ここで，

$$\hat{I} = \frac{r_1 + r_2}{T_1 + T_2} \tag{7.50}$$

を用いると，

$$SE(\hat{I}_1 - \hat{I}_2) = \sqrt{\frac{r_1 + r_2}{T_1 T_2}} \tag{7.51}$$

となるので，近似的に正規分布に従う統計量 Z を計算し

$$Z = \frac{\hat{I}_1 - \hat{I}_2}{\sqrt{(r_1 + r_2)/T_1 T_2}} > Z(\alpha/2) \tag{7.52}$$

となれば，有意水準 α で帰無仮説 H_0 を棄却できる．

b. 信頼区間：罹患率の差 $\hat{I}_1 - \hat{I}_2$ の $100(1-\alpha)\%$ の近似的な信頼区間は

$$\hat{I}_1 - \hat{I}_2 \pm Z(\alpha/2)\sqrt{\frac{\hat{I}_1}{T_1} + \frac{\hat{I}_2}{T_2}} \tag{7.53}$$

で与えられる．

一方，罹患率の比 $\hat{I}_1/\hat{I}_2$ の検定仮説

$$H_0 : I_1/I_2 = 1 \tag{7.54}$$

$$H_1 : I_1/I_2 \neq 1 \tag{7.55}$$

に対する検定は(7.52)式とまったく同じである．ただ，疫学の教科書ではこの式を変形した次の検定統計量

$$Z = \frac{r_1 - E_1}{\sqrt{V_1}} > Z(\alpha/2) \tag{7.56}$$

がよく用いられる．ここで，E_1, V_1 は頻度 r_1 の帰無仮説の下での期待値と分散の推定値であり，

$$E_1 = \frac{(r_1 + r_2)T_1}{T}, \qquad V_1 = \frac{(r_1 + r_2)T_1 T_2}{T^2}$$

罹患率の比 $\hat{I}_1/\hat{I}_2$ の信頼区間の計算には罹患率の比の対数が正規分布に近似できる性質を利用する．つまり，近似的に

$$SE\left(\log\left[\frac{\hat{I}_1}{\hat{I}_2}\right]\right) = \sqrt{\frac{1}{r_1} + \frac{1}{r_2}} \tag{7.57}$$

となるので，$100(1-\alpha)\%$ の近似的な信頼区間は

$$\exp\left(\log\left[\frac{\hat{I}_1}{\hat{I}_2}\right] \pm Z(\alpha/2)\sqrt{\frac{1}{r_1} + \frac{1}{r_2}}\right) \tag{7.58}$$

となる．

例題 7.15 表 36 には，Doll and Hill[3] による英国人医師(45〜54 歳)を対象とした，喫煙の有無別の虚血性心疾患での死亡数と観察人年が掲載されている．

(1) 死亡率の差とその有意差検定，差の 95% 信頼区間を求めよ．
(2) 死亡率の比とその 95% 信頼区間を求めよ．

解答 死亡率の差の検定は(7.52)式より

$$Z = \frac{(240.47-112.43)/100000}{\sqrt{(104+12)/(43248 \times 10673)}} = 2.55 > Z(0.05/2) = 1.96$$

となり有意水準 5% で喫煙者の死亡率が有意に高い．その差，つまり，rate difference(率の差)は

$$\widehat{RD} = 240.47 - 112.43 = 128.0 \quad (対 10 万人年)$$

で，その 95% 信頼区間は(7.53)式より

$$\frac{240.47-112.43}{100000} \pm 1.96\sqrt{\frac{1}{100000}\left(\frac{240.47}{43248} + \frac{112.43}{10673}\right)}$$
$$= 49.4,\ 206.7 \quad (対 10 万人年)$$

と推定される．一方，死亡率の比，つまり，rate ratio(率の比)は

$$\widehat{RR} = 240.47/112.43 = 2.14$$

で，その 95% 信頼区間は(7.58)式より

$$\exp\left(\log(2.14) \pm 1.96\sqrt{\frac{1}{104} + \frac{1}{12}}\right) = 1.18,\ 3.89$$

表 36　英国人医師(45〜54 歳)を対象とした喫煙の有無別の虚血性心疾患での死亡数と観察人年(Doll and Hill[3])

	喫煙の有無		計
	喫煙者	非喫煙者	
虚血性心疾患死亡数	104	12	116
人年	43248	10673	53921
死亡率(対 10 万人年)	240.47	112.43	215.13

と推定される.

7.10 疫学研究と疾病発生リスクの比較指標

疫学は，人間集団における疾病の頻度分布を記述し，疾病のリスク要因について研究する学問分野であるが，その代表的な調査研究に

1) コホート研究(cohort study)
2) 患者-対照研究(case-control study)
3) 横断的研究(cross sectional study)

の3種類がある．ここでは，これらの調査研究のデザインの特徴と使用される統計量，言い換えれば，疾病発生リスクの比較指標について解説しよう．

7.10.1 コホート研究

コホート研究は，問題の疾病の罹患(死亡)と関連性が想定されるリスク因子群を観察できる大きな集団(cohort)を設定し，その集団を一定期間追跡観察することにより，それぞれのリスク因子に起因する疾病の罹患(死亡)リスクの大きさを推測する研究デザインで，いわゆる**'仮説検定'**(hypothesis testing)のための分析疫学的方法ともよばれている．

コホート研究には，追跡対象集団を固定して調査する**クローズドコホート研究**(closed cohort study)と，追跡対象集団の変化を許す**オープンコホート研究**(open cohort study)の二つのタイプがある．前者は，追跡開始時点に設定したコホートの大きさ(対象者の数)n は変化せず，原則的には，追跡不能者が存在しない場合の研究デザインである．しかし，長期にわたる追跡調査では，コホートが追跡期間中不変であるという仮定は現実的ではない場合が少なくない．たとえば，ある職業に従事する従業員を対象にした職業コホート研究(occupational cohort study)では途中で会社を辞める者，新規に入社する者，などが混在するからである．したがって，コホート研究の多くはオープンコホート研究の方が自然な研究タイプとなり，7.8節で解説した人年(person-years)に基づく罹患率，死亡率を推定することになる[*1]．比較指標としては，7.9節で解説した**罹患率の比**(incidence rate ratio)，**罹患率の差**(incidence rate difference)

$$\widehat{RR} = \hat{I}_1 / \hat{I}_2 = \frac{r_1}{T_1} \bigg/ \frac{r_2}{T_2} \qquad (7.59)$$

$$\widehat{AR} = \hat{I}_1 - \hat{I}_2 = \frac{r_1}{T_1} - \frac{r_2}{T_2} \qquad (7.60)$$

[*1] ここでも罹患率を取り上げて説明するが，死亡率についてもまったく同様である．

表 37 肉類摂取頻度別膵臓がん年齢調整死亡率
(平山[6], 1966〜1975 年, 人口 10 万対)

肉類摂取頻度	年齢調整死亡率	「食べない」群に対する危険度	
		相対危険度 RR	寄与危険度 AR
食べない	12.2	1.00	—
稀	13.6	1.11	1.4
ときどき	15.8	1.30	3.6
毎日	22.6	1.85	10.4
計	15.3	1.25	3.1

が使用できる．罹患率の比を疫学では**相対危険度**(relative risk) RR，罹患率の差を**寄与危険度**(attributable risk) AR とよぶことが多い．たとえば，表 37 には，平山[6] によって，日本 6 県 29 保健所管内の 40 歳以上の約 27 万人を対象として行われた，コホート研究の成績の一部が相対危険度と寄与危険度でまとめられている．肉類を食べる頻度が上昇するにつれて膵臓がんで死亡する率が上昇し，'毎日' 食べる人は，'食べない' 人に比べて相対危険度が $\widehat{RR}=22.6/12.2=1.85$ 倍になるという結果である．つまり，相対危険度は**因果**(causal effect)の強さを示す指標である．一方，寄与危険度は因果的と推測された要因に対して，それを取り除くことにより，どの程度，罹患率あるいは死亡率が減少すると期待されるかを教えてくれる予防対策上の指標である．たとえば，肉類を '毎日' 食べる群の 'ときどき' 食べる群に対する寄与危険度は

$$\widehat{AR}=22.6-15.8=6.8$$

であるから，食べる頻度を '毎日' から 'ときどき' に変更すれば，いままで '毎日' 食べていた群の

$$\frac{6.8}{22.6}\times 100=30.1(\%)$$

の人々は膵臓がんでの死亡が予防できる，と推測される．

例題 7.16 表 38 には Doll and Hill[3] の英国人医師(45〜54 歳)を対象としたコホート研究による喫煙と関連のある特定死因別死亡率が載っている．相対危険度，寄与危険度を計算せよ．

表 38 喫煙と関連のある特定死因による年齢調整死亡率
(Doll and Hill[3], 人口 10 万対)

死因	非喫煙者	喫煙者 1 日 25 本以上	相対危険度 RR	寄与危険度 AR
肺がん	7	227	32.4	220
その他のがん	191	259	1.4	68
慢性気管支炎	5	106	21.2	101
心臓循環器系	732	993	1.4	261

解答 肺がんを例にとれば

$$\widehat{RR} = \frac{227}{7} = 32.4$$
$$\widehat{AR} = 227 - 7 = 220$$

と計算される．残りの死因についても同様に計算できる．心臓循環器系に対する喫煙の相対危険度は 1.4 であり肺がんに比して小さい．しかし，タバコの喫煙が心臓循環器系に対しても因果的と認められれば，心臓循環器系に対する寄与危険度は 261 となるから，喫煙を防止できれば，肺がんより心臓循環器系疾患の死亡をより多く予防できると推測できる． □

一方，クローズドコホート研究では，追跡対象者数 n に対する疾病の罹患者数(r) の割合，つまり，7.2〜7.6 節で解説した母比率に関する推測となる．疫学では，罹患率と区別して**罹患割合**(incidence proportion)とよぶ，言い換えれば，罹患する確率を**リスク**(risk)とよぶ．つまり，比率の比を**リスク比**(risk ratio) RR，比率の差を**リスク差**(risk difference) RD とよび，

$$\widehat{RR} = \hat{p}_1 / \hat{p}_2 = \frac{r_1}{n_1} \Big/ \frac{r_2}{n_2} \tag{7.61}$$

$$\widehat{RD} = \hat{p}_1 - \hat{p}_2 = \frac{r_1}{n_1} - \frac{r_2}{n_2} \tag{7.62}$$

と定義される．ただし，ここでも，罹患率の場合と同様に同じ略字 RR，RD が使用され**リスク比も相対リスク，相対危険度**とよばれるので，罹患率の場合と混同しないように注意が必要である．

リスク比の検定 $H_0 : RR = 1$ はリスク差の検定 $H_0 : RD = 0$，つまり，比率の差のそれと同じであるが，リスク比の信頼区間の計算には，罹患率の比の信頼区間と同様にリスク比の対数が正規分布に近似できる性質を利用する．つまり，近似的に

$$SE\left(\log\left[\frac{\hat{p}_1}{\hat{p}_2}\right]\right) = \sqrt{\frac{1-\hat{p}_1}{n_1 \hat{p}_1} + \frac{1-\hat{p}_2}{n_2 \hat{p}_2}}$$
$$= \sqrt{\frac{1}{r_1} - \frac{1}{n_1} + \frac{1}{r_2} - \frac{1}{n_2}} \tag{7.63}$$

となるので，$100(1-\alpha)\%$ の近似的な信頼区間は

$$\exp\left(\log\left[\frac{\hat{p}_1}{\hat{p}_2}\right] \pm Z(\alpha/2) \sqrt{\frac{1-\hat{p}_1}{n_1 \hat{p}_1} + \frac{1-\hat{p}_2}{n_2 \hat{p}_2}}\right) \tag{7.64}$$

となる． □

例題 7.17 表 39 には，心筋梗塞後の 2 次予防としての β ブロッカーの長期投与のプラセボを対照とした，無作為化比較試験(randomized controlled trial)での成績(BHAT 試験)が掲載されている．臨床試験は「治療」という介入を除けば，試験開始

表39 心筋梗塞後の2次予防としてのβブロッカーの長期投与のプラセボ対照無作為化比較試験での成績(BHAT 試験)

治療群	死亡者数 r	被験者数 n
βブロッカー	138	1916
プラセボ	188	1921
計	326	3837

時点で設定したコホートを追跡するという点でクローズドコホート研究と同じである．この試験は死亡リスクの減少，つまり，死亡率(ここでは死亡割合の意味)の減少を目標として行われたものである．βブロッカー投与により死亡率はどの程度減少したと推測できるか？

解答 βブロッカー投与群，プラセボ群，それぞれの死亡率は

$$\hat{p}_1 = \frac{138}{1916} = 0.0720, \quad \hat{p}_2 = \frac{188}{1921} = 0.0979$$

となるので，プラセボ群に対するβブロッカー群の死亡リスク比は

$$\widehat{RR} = \frac{\hat{p}_1}{\hat{p}_2} = 0.736$$

と推定される．有意差検定 $H_0: RR = 1$ は(7.15)式を利用する．

$$Z = \frac{|0.0720 - 0.0979| - \frac{1}{2}\left(\frac{1}{1916} + \frac{1}{1921}\right)}{\sqrt{\frac{326}{3837}\left(1 - \frac{326}{3837}\right)\left(\frac{1}{1916} + \frac{1}{1921}\right)}} = 2.81 > Z(0.01/2) = 2.576$$

となり，リスク比は有意水準1%で有意に1より低いことが認められた．

また，リスク比の95%信頼区間は(7.64)式より

$$\exp\left(\log 0.736 \pm 1.96\sqrt{\frac{1}{138} - \frac{1}{1916} + \frac{1}{188} - \frac{1}{1921}}\right) = 0.596, \; 0.908$$

と計算される．つまり，βブロッカー投与により死亡率は$1 - 0.736 = 26.4\%$減少することが推定され，その95%信頼区間は9.2〜40.4%である． □

7.10.2 患者-対照研究

患者-対照研究(case-control study)は後ろ向き研究(retrospective study)ともいわれ，コホート研究とは逆に，興味ある疾病に罹患している患者群と興味ある疾病には罹患していない対照群の二つの集団について，個人の過去の記録から，あるリスク因子に曝露していたか否かを調査し，リスク因子と疾病罹患との因果関係を調査する研究デザインである．コホート研究が大規模な集団を長期にわたって追跡調査する必要があるので，経済的にも時間的にも大変な作業となる．一方，患者-対照研究は現に存在する患者群と対照群を慎重に選定することができ，かつ，過去の記録が正確に調査できれば，割と簡単に行える研究方法である．したがって，しばしば研究の第一段階

としての関連性のある要因を探すための，**'仮説生成'**（hypothesis generation）のための分析疫学的方法ともいわれる．しかし，リスク因子の情報は個人の過去の記録，記憶に完全に依存するため，実際には情報の不完全性が問題となる．

さて，**患者-対照研究の重要な原則は，疾病発生リスクの比較指標として，リスク比もリスク差も一般には推定できない．推定できるのはオッズ比**（odds ratio）**である**，ということである．オッズ（odds）といえば，競馬券のオッズ：

$$\text{オッズ} = \frac{(\text{当たる確率})}{(\text{当たらない確率})} = \frac{p}{1-p} \tag{7.65}$$

が有名かもしれない．オッズが1より大であれば当たる確率が当たらない確率より大ということを意味する．

さて，患者-対照研究の特徴を理解するために，まずは，表40に示す仮想的コホート研究の結果を2×2分割表（contingency table）にまとめたデータを考えてみよう．この表から，リスク要因に曝露した群の曝露していない群に対するリスク比とオッズ比が推定できる．まず，リスク比は

$$\widehat{RR} = \frac{200/5000}{300/30000} = 4.0$$

となる．次にオッズ比の計算であるが，(7.65)式のオッズの計算式で，「当たる確率」を「発症する確率」と置き換えることにより，

1) 曝露群の発症オッズ：$200/(5000-200) = 200/4800$
2) 非曝露群の発症オッズ：$300/(30000-300) = 300/29700$

と計算できる．したがって，曝露群の非曝露群に対する発症オッズの比は

$$\widehat{OR} = \frac{200/4800}{300/29700} = 4.125$$

となる．発症する確率が小さいことから，オッズ比がリスク比に近いことが理解できるだろう．つまり，**稀な疾患**（rare disease）ではオッズ比はリスク比に近似できる．

さて，**患者-対照研究の重要な仮定**は，表40に示すような集団を母集団（現実には母集団は特定できない）として，患者（発症例），対照（非発症例）から**それぞれ無作為に抽出**することである．いま，患者から無作為に30%，対照から無作為に1%抽出したと想定すると，表41が期待される．（実際には抽出率は不明な場合が少なくない）．

まず，この標本で理解したいのは，

表 40 仮想的コホート研究での結果

	追跡期間での発症の有無		
	発症例 case	非発症例 control	合計
あるリスク因子への曝露 ＋(あり)	200(4.0%)	4800	5000
－(なし)	300(1.0%)	29700	30000

表 41 表40の集団を母集団として実施された患者-対照研究

		発症例 case	非発症例 control	合計
あるリスク因子への曝露	＋(あり)	60	48	108
	－(なし)	90	297	387

$$\text{曝露群での発症率(割合)} : = \frac{60}{60+48} = 55.6\%$$

という計算はできない．つまり，曝露の有無別に発症率の比較はできない点である．ところが，random sampling さえ行えば，患者群，対照群それぞれで，「曝露＋」の割合が推定可能となる．そこで，患者-対照研究では，後者の割合を利用して，曝露オッズ(exposure odds)を計算することができる．

1) 患者群中のリスク要因への曝露が「＋」である曝露オッズは 60/90
2) 対照群中のリスク要因への曝露が「＋」である曝露オッズは 48/297

となるから，患者群の対照群に対する曝露オッズの比が計算できて，

$$\widehat{OR} = \frac{60/90}{48/297} = 4.125$$

となる．この曝露に関するオッズ比の値が，コホート研究で得られる発症に関するオッズ比の値と一致していることに注目したい．つまり，オッズ比はその計算の性格から「要因 → 結果」「結果 → 要因」の時間軸に関して，反対方向に向かう2種類の調査でも標本の無作為抽出を行うことによって，表42のように 2×2 分割表ができオッズ比が

$$\widehat{OR} = \frac{(曝露群の発症オッズ)}{(非曝露群の発症オッズ)} = \frac{(患者群の曝露オッズ)}{(対照群の曝露オッズ)} = \frac{ad}{bc} \quad (7.66)$$

と推定できるのである．

さて，推定されたオッズ比の有意性の検定，つまり

$H_0 : OR = 1$

$H_1 : OR \neq 1$ （実際は右片側 $OR > 1$ のみに関心がある）

を検定するには，超幾何分布から導かれた次の検定統計量 χ が近似的に

表 42 患者-対照研究で収集された
データの 2×2 分割表

要因＼疾患	患者	対照	計
あり	a	b	n_1
なし	c	d	n_2
計	m_1	m_2	N

$$\chi = \frac{\sqrt{N-1}\left\{(ad-bc) \pm \frac{N}{2}\right\}}{\sqrt{n_1 n_2 m_1 m_2}} \underbrace{\sim}_{H_0 \text{の下で}} N(0,1) \text{分布} \quad (7.67)$$

となることを利用する．この式は，二項分布から導かれた(7.17)式の χ^2 値の平方根と若干異なることに注意しよう．ここで，符号は $\widehat{OR} = ad/bc \geq 1$ の場合 $-N/2$ をとり $\widehat{OR} < 1$ の場合に $+N/2$ をとる．付表 A.1 を利用して，標準正規分布 $N(0,1)$ の上側 $100(\alpha/2)$ パーセント点を読み取り

$$\chi > Z(\alpha/2) \; (=\sqrt{\chi_1^2(\alpha)}) \quad (7.68)$$

であれば，有意水準 α で H_0 が棄却できる．

次に，オッズ比の $100(1-\alpha)\%$ 信頼限界は，計算が比較的簡便な方法の一つとして，上限を $\overline{OR}$，下限を $\underline{OR}$ とすれば(7.67)式の連続修正項を含まない χ の値を計算して近似的に

$$\overline{OR} = \widehat{OR}^{(1+Z(\alpha/2)/\chi)} \quad (7.69)$$
$$\underline{OR} = \widehat{OR}^{(1-Z(\alpha/2)/\chi)} \quad (7.70)$$

で与えられる．95% 信頼区間の場合は，$Z(0.05/2) = 1.960$ である．これは，Miettinen[10] の検定に基づく信頼区間(test-based interval)といわれている．

一方，オッズ比の対数が正規分布に近似できる性質を利用した信頼区間の計算法がより一般的かもしれない．つまり，

$$SE(\log[\widehat{OR}]) = \sqrt{\frac{1}{a} + \frac{1}{b} + \frac{1}{c} + \frac{1}{d}} \quad (7.71)$$

となるので，この方法による $100(1-\alpha)\%$ の近似的な信頼区間は

$$\exp\left(\log[\widehat{OR}] \pm Z(\alpha/2)\sqrt{\frac{1}{a} + \frac{1}{b} + \frac{1}{c} + \frac{1}{d}}\right) \quad (7.72)$$

となる．

例題 7.18 女性について肺がん患者108名，対照群108名を選出し，喫煙歴について調査してみると，表43が得られた．オッズ比を推定し，その有意性の検定，ならびに95% 信頼区間を求めよ．

解答 (7.66)式より

$$\widehat{OR} = \frac{68 \times 59}{40 \times 49} = 2.05$$

となり，その有意性検定は，(7.67)式より

表 43 女性のタバコと肺がんに関する患者-対照調査(Doll and Hill[2])

	肺がん患者	対照	
喫煙歴あり	68	49	117
喫煙歴なし	40	59	99
計	108	108	216

7.10 疫学研究と疾病発生リスクの比較指標

$$\chi = \frac{\sqrt{216-1}\left(68\times 59 - 40\times 49 - \frac{216}{2}\right)}{\sqrt{108\times 108\times 117\times 99}} = 2.45 > Z(0.05/2) = 1.960$$

となり, 有意水準5%で有意となる. 95%信頼区間はMiettinenの検定に基づく信頼区間を計算してみると, 連続修正項を含まないχの値が$\chi=2.59$より

$$\overline{OR} = (2.05)^{(1+1.960/2.59)} = (2.05)^{1.76} = 3.54$$
$$\underline{OR} = (2.05)^{(1-1.960/2.59)} = (2.05)^{0.24} = 1.19$$

となり

$$1.19 \sim 3.54$$

が求める95%信頼区間となる.

一方, オッズ比の対数が正規分布に近似できる性質を利用した信頼区間の計算法を適用してみると, 対数オッズ比の標準誤差は

$$SE(\log[\widehat{OR}]) = \sqrt{\frac{1}{68} + \frac{1}{49} + \frac{1}{40} + \frac{1}{59}} = 0.278$$

となるので, 95%信頼区間は

$$\exp\{\log(2.05) \pm 1.96 \times 0.278\} = 1.19, \ 3.54$$

となり, この場合には, どちらの方法も同じ信頼区間を与える. □

例題7.19 前の例題で, 喫煙量を表43のように四つのカテゴリー, 0本, 1〜4本, 5〜14本, 15本以上(1日)に分類してみた. 非喫煙者に対するオッズ比, 喫煙量が1段階少ない階級に対するオッズ比を計算し, 有意性の検定, Miettinenの検定に基づく95%信頼区間を求めよ.

解答 例として二つの場合についてのみ計算例を示す. 喫煙量1〜4本の群の非喫煙群に対するオッズ比は

$$\widehat{OR} = \frac{16\times 59}{40\times 25} = 0.94$$

となり, $\widehat{OR} < 1$より明らかに有意ではない. 95%信頼区間は(7.67)式の連続修正項を含まないχの値を計算すると

表44 女性のタバコと肺がんに関する患者-対照研究(表43参照)でタバコの喫煙量を4カテゴリーに分類した表(Doll and Hill[2]). 95%信頼区間の計算はMiettinenの検定に基づく信頼区間を適用した.

1日平均 タバコ喫煙量(本数)	肺がん患者	対照	オッズ比 (非喫煙者に対する)	(95%信頼区間)	オッズ比 (喫煙量が1段階少ない 階級に対する)	(95%信頼区間)
0	40	59	1.00		—	
1〜4	16	25	0.94	(0.42〜2.10)	0.94	(0.42〜2.10)
5〜14	24	18	1.97	(0.95〜4.09)	2.08	(0.87〜4.99)
15〜	28	6	6.88***	(2.80〜16.90)	3.50*	(1.22〜10.01)

* $p<0.05$ *** $p<0.001$

となるから

$$\chi = \frac{\sqrt{140-1}\,(16\times59 - 40\times25)}{\sqrt{41\times99\times56\times84}} = -0.151$$

となるから

$$\overline{OR} = (0.94)^{(1+1.96/(-0.151))} = 2.10, \quad \underline{OR} = (0.94)^{(1-1.96/(-0.151))} = 0.42$$

となり，0.42～2.10 が求める 95% 信頼区間となる．

タバコ 15 本以上の群の 5～14 本の群に対するオッズ比は

$$\widehat{OR} = \frac{28\times18}{24\times6} = 3.50$$

有意性検定は

$$\chi = \frac{\sqrt{76-1}\left(28\times18 - 24\times6 - \frac{76}{2}\right)}{\sqrt{34\times42\times52\times24}} = 2.089 > Z(0.05/2) = 1.960$$

となり，有意水準 5% で有意となる．95% 信頼区間は，連続修正項を含まない χ の値が $\chi = 2.335$ となるから

$$\overline{OR} = 3.5^{(1+1.96/2.335)} = 10.01, \quad \underline{OR} = 3.5^{(1-1.96/2.335)} = 1.22$$

と計算され 1.22～10.01 となる．残りも同様であり，表 44 が完成する． □

b. 対応のある場合のオッズ比 ところで，患者-対照研究では，単に患者群，対照群を設定するだけでなく，調査対象としての要因以外の結果に影響を与えそうな**交絡因子**(confounding factor)をあらかじめ制御するために，性，年齢，体重，入院時期などを**マッチング**(matching)させて，(つまり，対応のある)患者群・対照群を設定することが多い．これを matched-pair sampling という．マッチングの方法には

1) 1 人の患者(case)に対し 1 人の対照(control)
2) 1 人の患者(case)に対し m 人の対照(controls)

の 2 通り考えられる．後者の方法は，患者数に比べて対照数の方が潜在的に多く，しかも得られやすい場合に有効な方法である．

1) 1 case-1 control：この場合のデータの形式は表 45 である．この場合のオッズ比は

$$\widehat{OR} = \frac{b}{c} \tag{7.73}$$

で推定できる．

この有意性検定($RR \neq 1$)は b, c の値が大きければ 7.6 節の McNemar 検定が適用

表 45 1-to-1 マッチングによる患者-対照調査のデータの形式

患者群	対照群	要因		計
		あり	なし	
要因	あり	a	b	$a+b$
	なし	c	d	$c+d$
	計	$a+c$	$b+d$	N

できるが，そうでなければ正確な検定として

$$F = \frac{b}{c+1} \underset{H_0 \text{の下で}}{\sim} \text{自由度}(2c+2, 2b)\text{の}F\text{分布} \tag{7.74}$$

を利用する．もし$b<c$であれば，bとcを入れ替えればよい．

またその正確な$100(1-\alpha)$%信頼区間は，上限，下限を$\overline{OR}$, $\underline{OR}$とすると

$$\underline{OR} = \frac{b}{c+1} \times \frac{1}{F_{2(c+1), 2b}(\alpha/2)} \tag{7.75}$$

$$\overline{OR} = \frac{b+1}{c} \times F_{2(b+1), 2c}(\alpha/2) \tag{7.76}$$

で与えられる．

2) 1 case-m controls：この場合のデータの形式は表46に示されたとおり，おのおのマッチされた組について

　i) 患者での要因の有無$\delta_i (=0, 1)$とその合計$\Delta = \sum \delta_i$

　ii) m人の対照での'要因あり'の数$f_i (m \geq f_i \geq 0)$とその合計$F = \sum f_i$を数えればよい．

オッズ比は

$$\widehat{OR} = \frac{m\Delta - \sum_{i=1}^N \delta_i f_i}{F - \sum_{i=1}^N \delta_i f_i} \tag{7.77}$$

で推定でき，その有意性検定は$\widehat{OR} > 1$すなわち，$m\Delta > F$のとき

$$\chi^2 = \frac{(m\Delta - F)^2}{(m+1)(\Delta + F) - \sum_{i=1}^N (\delta_i + f_i)^2} \underset{H_0 \text{の下で}}{\sim} \chi_1^2 \text{分布} \tag{7.78}$$

のχ^2分布に近似できる検定統計量により行える．すなわち

$$\chi^2 > \chi_1^2(\alpha) \tag{7.79}$$

であれば，$H_0: OR=1$は棄却でき，$H_1: OR>1$を採択できる．この検定法はMantel-Haenszelの方法とよばれている．

例題7.20 乳がん患者と非がん患者85名を，性，年齢階級(5歳階級)でマッチングさせて，肥満度指数20%以上と20%未満で分類したところ，表47が得られた．こ

表46 1-to-mマッチングによる患者-対照調査のデータの形式

マッチングNo.	患者群での要因の有無	対照群で要因ありの数	計算のための項 (和)^2	積
1	δ_1	f_1	$(\delta_1 + f_1)^2$	$\delta_1 f_1$
2	δ_2	f_2	$(\delta_2 + f_2)^2$	$\delta_2 f_2$
3	δ_3	f_3	$(\delta_3 + f_3)^2$	$\delta_3 f_3$
⋮	⋮	⋮	⋮	⋮
N	δ_N	f_N	$(\delta_N + f_N)^2$	$\delta_N f_N$
計	Δ	F	$\sum(\delta_i + f_i)^2$	$\sum \delta_i f_i$

表 47 matched-pair sampling による乳がんと肥満度の関係

乳がん患者 \ 非がん患者	肥満度 20% 以上	肥満度 20% 未満	計
肥満度 20% 以上	10	24	34
肥満度 20% 未満	11	40	51
計	21	64	85

れからオッズ比とその有意性の検定を行え．

解答 オッズ比は，(7.73)式より

$$\widehat{OR} = \frac{24}{11} = 2.18$$

と推定された．有意性検定は，McNemar 検定と付表 B より

$$\chi^2 = \frac{(24-11-1)^2}{24+11} = 4.11 > \chi_1^2(0.05) = 3.84$$

となる．また，正確な検定を利用しても

$$F = \frac{24}{11+1} = 2 > F_{24,48}(0.025) = 1.944$$

となり，ともに有意水準5％で，オッズ比が1より有意に大きいことがわかる．また 95％ 信頼区間は

$$\underline{OR} = \frac{24}{11+1} \times \frac{1}{F_{24,48}(0.025)} = \frac{24}{12 \times 1.944} = 1.03$$

$$\overline{OR} = \frac{24+1}{11} \times F_{50,22}(0.025) = \frac{25 \times 2.171}{11} = 4.93$$

となる．

なお，$F_{50,22}(0.025) = 2.171$ の値は第1自由度50が付表D.3にはないので，以下のような補間 (F 分布の補間は自由度の逆数により行う) により計算する．第1自由度 40, 60 の F 値 2.210, 2.145 から

$$F_{50,22}(0.025) = 2.210 - (2.210 - 2.145)\frac{1/40 - 1/50}{1/40 - 1/60} = 2.171$$

と計算する． □

例題 7.21 直腸がん患者と非がん対照患者 (軽い患者) を，性，年齢，地域をマッチングさせて 1：2 の割合で選び，直腸がん患者 43 名，非がん対照患者 86 名と設定し，患者の摂取食品別の割合を検討したところ，タマネギをよく食べる人とあまり食べない人との関係が表 48 のように得られた．これから，オッズ比とその有意性の検定を行え．

解答 (7.77)式よりオッズ比は

7.10 疫学研究と疾病発生リスクの比較指標

表 48 マッチングされた直腸がん患者と対照患者(2名ずつ)における'タマネギをよく食べる人'の数

マッチング No.	直腸がん患者 δ_i	対照(2名ずつ) f_i	$(\delta_i + f_i)^2$	$\delta_i f_i$
1	0	1	1	0
2	0	0	0	0
3	1	0	1	0
4	1	1	4	1
5	1	0	1	0
6	1	1	4	1
7	0	1	1	0
8	0	1	1	0
9	0	1	1	0
10	1	0	1	0
11	0	0	0	0
12	1	2	9	2
13	0	1	1	0
14	1	1	4	1
15	1	0	1	0
16	1	1	4	1
17	1	0	1	0
18	1	1	4	1
19	1	1	4	1
20	0	0	0	0
21	0	0	0	0
22	1	2	9	2
23	1	0	1	0
24	0	2	4	0
25	0	0	0	0
26	1	1	4	1
27	1	0	1	0
28	1	1	4	1
29	0	0	0	0
30	1	1	4	1
31	0	1	1	0
32	1	2	9	2
33	0	0	0	0
34	0	1	1	0
35	1	1	4	1
36	1	0	1	0
37	1	1	4	1
38	1	1	4	1
39	1	0	1	0
40	0	1	1	0
41	0	1	1	0
42	1	0	1	0
43	1	1	4	1
計	$\Delta = 26$	$F = 30$	102	19

$$\widehat{OR} = \frac{2 \times 26 - 19}{30 - 19} = 3.00$$

と推定でき，(7.78)，(7.79)式と付表Bより

$$\chi^2 = \frac{(2 \times 26 - 30)^2}{3 \times (26 + 30) - 102} = 7.33 > \chi_1^2(0.01) = 6.63$$

となり，1%の有意水準で，オッズ比の有意性が認められた．

タマネギをよく食べる人は，あまり食べない人に比べ約3倍の直腸がん発生オッズがあると推定できることになる．もっとも，直腸がんは稀な疾患(rare disease)なので，発生オッズを発生率と置き換えても差し支えない．つまり，3倍の相対危険度があると推測できる． □

7.10.3 横断的研究

横断的研究(cross-sectional study)では，ある調査対象から，無作為にN人抽出し，各個体についてある二つの特性の有無の割合を調べ，その関連性を調べようとするものである．もちろん，各個体からは調査時点でのデータ以外にも，過去の記録がとられることが多く，時間の要素も含むものであるが，対象によっては因果関係を推測するには適当な研究方法ではないことに注意すべきである．単に調査時点での'分布'が示されるにすぎないからである．

例として，表49をみていただきたい．これは，ある年の中学生を対象に行った健康調査の結果の一部である．ビタミンAの摂取量(1500 IU/日 未満，以上)と生理的愁訴(多く訴える，その他)で2×2分割表を作成したものである．この表から，ビタミンAの摂取量を原因，愁訴を結果と考えて

$$1500\ \text{IU/日 未満の中学生が愁訴を訴える比率 } p_1 = 34/53 = 0.642$$
$$1500\ \text{IU/日 以上の中学生が愁訴を訴える比率 } p_2 = 40/92 = 0.435$$

を比較しようとするのは必ずしも適切ではない．どちらが先でどちらが後かが不明であるからである．したがって，この場合のより厳密な解釈は，表50に示したように，全標本数に対する比率を考えるべきで，ビタミンAの摂取量と愁訴の'独立性'，'関連性'(連続量における'相関')の大きさを推定すべきであろう．ただ，関連性の有無の検定法は，通常の(7.17)式のχ^2検定と同値であり

表 49 横断的調査研究における中学生のビタミンA摂取量と生理的愁訴との関連

ビタミンAの摂取量	生理的愁訴 多く訴える	その他	計
1500 IU/日 未満	34	19	53
1500 IU/日 以上	40	52	92
計	74	71	145

表 50 表 48 のデータの全標本に対する比率

ビタミン A の摂取量	生理的愁訴 多く訴える	その他	計
1500 IU/日 未満	0.234	0.131	0.365
1500 IU/日 以上	0.276	0.359	0.635
計	0.510	0.490	1.000

$$\chi^2 = \frac{145\left(|34\times52-19\times40|-\frac{145}{2}\right)^2}{74\times71\times53\times92} = 4.95 > \chi_1^2(0.05) = 3.84$$

となり，有意水準 5% で関連性は認められる．

7.11 順序カテゴリー変数に基づく 2 群の差の Wilcoxon の順位和検定

連続量としての変数に基づく 2 群の差の検定については第 5 章で述べたが，2 群の差を検定しようとする場合には，必ずしも連続量ではなく，表 51 に示すような順序カテゴリー変数である場合も多い．よく±，++，+++などとカルテに書かれることが多い．このような場合には表 52 のように 2×k 分割表をつくり，第 5 章で説明した，Wilcoxon の順位和検定（Mann-Whitney の U 検定ともよばれる）をまったく同様に適用できる．ただし，同順位 M_j が多いので修正項が必要となる．

j 番目の水準に対する順位 R_j は同順位の平均値であるから，表 51 の記号を用いて

表 51 降圧剤としてのプラゾシンの臨床比較試験での改善度に関するデータ（大島ら[11]）

	著明改善	中程度改善	軽程度改善	不変	悪化	計
プラゾシン(a_j)	9	12	11	9	0	41
対 照 薬	3	7	10	16	3	39
計(M_j)	12	19	21	25	3	80
順位(R_j)	6.5	22	42	65	79	
$a_j R_j$	58.5	264	462	585	0	$U_1=1369.5$
$M_j^3 - M_j$	1716	6840	9240	15600	24	33420

表 52 順序カテゴリー変数に基づく 2 群の差の Wilcoxon の順位和検定

群	水準 1	2	…	k	計
1	a_1	a_2	…	a_k	N_1
2	b_1	b_2	…	b_k	N_2
計	M_1	M_2	…	M_k	T
順 位	R_1	R_2	…	R_k	
$a_j \times R_j$	$a_1 \times R_1$	$a_2 \times R_2$	…	$a_k \times R_k$	$U_1 = \sum_{j=1}^{k} a_j R_j$
$M_j^3 - M_j$	$(M_1^3 - M_1)$	$(M_2^3 - M_2)$	…	$(M_k^3 - M_k)$	$\sum_{j=1}^{k}(M_j^3 - M_j)$

$$\left.\begin{array}{l} R_1 = (M_1+1)/2 \\ R_2 = M_1 + (M_2+1)/2 \\ \vdots \\ R_k = M_1 + M_2 + \cdots + M_{k-1} + (M_k+1)/2 \end{array}\right\} \quad (7.80)$$

で与えられる．したがって

$$\text{群1の順位和：} U_1 = \sum_{j=1}^{k} a_j R_j \quad (7.81)$$

$$\text{群2の順位和：} U_2 = \sum_{j=1}^{k} b_j R_j \quad (7.82)$$

となる．ところで，容易にわかることであるが

$$U_1 + U_2 = \sum_{j=1}^{k} (a_j + b_j) R_j = \sum_{j=1}^{k} M_j R_j = \frac{1}{2} T(T+1)$$

となる．したがって，どちらの順位和を使用してもよいことになる．ここでは U_1 を利用しよう．つまり，U_1 が，有意に大きいか否かを検定しようとするものである．帰無仮説

$$H_0 : 2 \text{群間に差がない}$$

の下で，U_1 の期待値と分散は

$$E(U_1) = \frac{N_1}{N_1+N_2} \left(\frac{1}{2} T(T+1) \right) = \frac{1}{2} N_1 (T+1) \quad (7.83)$$

$$V(U_1) = \frac{N_1 N_2 (T+1)}{12} \left\{ 1 - \frac{1}{T(T^2-1)} \sum_{i=1}^{k} (M_i^3 - M_i) \right\} \quad (7.84)$$

で与えられる．ここで{ }の項が同順位による修正項である．したがって，$N_1+N_2>30$ くらいであれば，次の正規近似に基づく統計量

$$Z = \frac{U_1 \pm \frac{1}{2} - E(U_1)}{\sqrt{V(U_1)}} \underset{H_0 \text{の下で}}{\sim} N(0,1) \text{分布に近似} \quad (7.85)$$

を利用する．ここで連続修正項 1/2 の符号は $U_1 > E(U_1)$ の場合 −，それ以外は + をとる．付表 A.1 より標準正規分布 $N(0,1)$ の上側 $100(\alpha/2)$ パーセント点 $Z(\alpha/2)$ を読み取り

$$|Z| > Z(\alpha/2) \quad (7.86)$$

であれば，有意水準 α で H_0 が棄却できる．

例題 7.22 表51で，2群の差の検定を行え．

解答 改善 → 悪化に従い $1, 2, \cdots$ と順位をつけても悪化 → 改善に従い，$1, 2, \cdots$ と順位をつけても同じことであるから，ここでは前者に従うとすると，改善度が良い群は順位和は小さくなるはずである．(7.80)式より

$$R_1 = \frac{12+1}{2} = 6.5$$

$$R_2 = 12 + \frac{19+1}{2} = 22$$

$$R_3 = 12 + 19 + \frac{21+1}{2} = 42$$

$$R_4 = 12 + 19 + 21 + \frac{25+1}{2} = 65$$

$$R_5 = 12 + 19 + 21 + 25 + \frac{3+1}{2} = 79$$

となる．したがって，プラゾシン投与群の順位和 U_1 は

$$U_1 = 9 \times 6.5 + 12 \times 22 + 11 \times 42 + 9 \times 65 + 0 \times 79 = 1369.5$$

となり，(7.83)，(7.84)式より

$$E(U_1) = \frac{1}{2} \times 41 \times (80+1) = 1660.5$$

$$V(U_1) = \frac{41 \times 39 \times 81}{12} \left\{ 1 - \frac{1}{80 \times 79 \times 81}(33420) \right\} = 10088.627$$

となるから(7.85)式と付表 A.1 より

$$Z = \frac{1369.5 - 1660.5 + 0.5}{\sqrt{10088.627}} = -2.89 < -Z(0.01/2) = -2.5758$$

となり，有意水準 1% で有意差が認められ，プラゾシンの方が改善度にすぐれていることが認められる． □

参 考 文 献

1) Davies, D. F., Rees, B. W. G., Johnson, A. P., Elwood, P. C. and Abernethy, M. (1974). Food antibodies and myocardial infarction. *Lancet*, **I**, 1012-1014.
2) Doll, R. and Hill, A. B. (1952). A study of the aetiology of carcinoma of the lung. *British Med. J.*, **2**, 1271-1286.
3) Doll, R. and Hill, A. B. (1964). Mortality in relation to smoking : ten years' observations of British doctors. *British Med. J.*, **1**, 399-1410 ; 1460-1467.
4) Edwards, J. H. (1961). The recognition and estimation of cyclic trends. *Annals of Human Genetics*, **25**, 83-86.
5) Hayes, D. M. (1961). The seasonal incidence of acute leukemia. *Cancer*, **14**, 1301-1305.
6) 平山 雄編(1980)．ガンの計量疫学．篠原出版．
7) Kaji, M., Tango, T., Asukata, I. *et al.* (1993). Mortality experience of cockpit crew members from Japan Airlines. *Aviation, Space and Environmental Medicine*, **64**, 748-750.
8) Mantel, N. and Haenszel, W. (1959). Statistical aspects of the analysis of data from retrospective studies of disease. *J. Natl. Cancer Inst.*, **22**, 719-748.
9) Mantel, N. (1963). Chi-square tests with one degree of freedom ; extension of the Mantel-Haenszel procedure. *J. Amer. Stat. Assoc.*, **58**, 690-700.
10) Miettinen, O. S. (1976). Estimability and estimation in case-referent studies. *Am. J.*

Epidemiol., **103**, 226-236.
11) 大島研三, 他(1979). 本態性高血圧症に対する Prazosin の臨床評価―二重盲検法による Ecarazine との比較―. 医学のあゆみ, **108**, 186-201.
12) Rogers, J. H. (1977). A significance tests for cyclic trends in incidence data. *Biometrika*, **64**, 152-155.
13) Tango, T. (1984). The detection of disease clustering in time. *Biometrics*, **40**, 15-26.
14) Berry, G., Newhouse, M. L. and Wagner, J. C. (2000). Mortality from all cancers of asbestos factory workers in east London 1933-80. *Occ. Env. Med.*, **57**, 782-785.
15) Armitage, P., Berry G. and Mattews, J. N. S. (2001). *Statistical Methods in Medical Research*, 4th Edition. Wiley-Blackwell.
16) Rothman K. J., Gveenland, S and Lash, T. L. (2008). *Modern Epidemiology*, 3rd Edition. Lippincott Williams & Wilkins.

─Coffee Break─

疾病地図と経験ベイズ推定

　市区町村別の死亡状況を年齢分布の違いを調整した年齢調整死亡率，標準化死亡比などの指標で数区分に色分けして視覚的に表示した疾病地図を一度はみたことがあるだろう．たとえば，高死亡率地域は赤，低死亡率地域は青，その中間は白など…，地域の保健行政にとっては気になる数字・色であろう．しかし，よーくみると，ある特徴・傾向があることに気がつかないだろうか？　そう，人口が少ない地域に赤，青が多く，人口の多い地域に白が多いのである．この現象は，統計学的には，粗死亡率 r/n（人口 n，死亡数 r）の標準誤差が $1/\sqrt{n}$ に比例する（(7.8)式参照）ことに起因する．利用されている指標は年齢分布を調整したものであるが，人口サイズまでは調整できず，人口の少ない地域のわずかな死亡数の変化が見かけの死亡率を大きく変化させてしまうのである．

　人口サイズを調整する方法の一つとして，経験ベイズ（変量モデル）によるアプローチがある．地域全体として死亡率 p はある滑らかな確率分布（事前分布）$f(p)$ を示し，ある地域の死亡率はその確率変数と考えるのである．そう考えると，ある地域の粗死亡率の推定値は r/n ではなく，データ (r, n) から計算される事後分布の期待値として

$$\hat{p} = (r+a)/(n+b)$$

で与えられる．ここに a/b は地域全体の平均値である．この死亡率 $\hat{p}$ は $n \to \infty$（人口が大）であれば r/n に近づき，$n \to 0$（人口が小）であれば全体の平均値 a/b に近づく，というある意味で合理的な性質を有している．この方法で疾病地図を描いてみては？

　参考文献：丹後俊郎(1988)：応用統計学, **17**, 81-96.
　　　　　　丹後俊郎, 他(2007). 空間疫学への招待―疾病地図と疾患累積性を中心として―, 医学統計学シリーズ7. 朝倉書店.

8. 実験計画法——分散分析

　統計学的推測が，無作為抽出による偶然変動(誤差)をその基盤としていることはすでに述べたとおりである．ところが，測定値は，一般に，偶然誤差以外にも，種々の要因の影響を受けることが多い．たとえば，ある処理の効果を動物実験により観察しようとすると

$$観測値 = (真の値) + (処理の効果) + (偶然誤差) + (個体差)$$
$$+ (籠差) + (温度差) + (慣れの誤差) + (日内変動)$$
$$+ (日間変動) + \cdots\cdots$$

などと種々の誤差要因が観測値にまぎれ込むことが多い．したがって，処理の効果を

$$\frac{(処理の効果)}{(偶然誤差)}$$

でみたいと思っても，事実上は

$$\frac{(処理の効果)}{(偶然誤差) + (個体差) + (籠差) + (温度差) + \cdots}$$

でみることになり，処理効果の検出の切れ味が悪くなってしまう．これら望ましくない要因の影響を，できるだけ除去するような実験を組み立てねばならない．これが，**実験計画法**(design of experiments)であり，R.A. Fisher によって基本的な枠組がつくられたことは有名である．

　もちろん，観測結果に影響を与えると思われる要因はいくらでも考えられるのが普通であり，そこに，経験，知識，費用，技術などを総合的に検討して，他に比べて，大きな影響を与えそうないくつかの要因を取り上げて，これらの要因の影響を積極的に除去することが重要となる．

　実験計画法では，取り上げた要因による効果を要因効果とよび，取り上げなかった，または未知の要因による誤差と偶然誤差を**実験誤差**(experimental error)とよんでいる．特に実験の目的としての要因を**因子**(factor)，因子のカテゴリー数を**因子水準**(level)とよび，これらの因子の効果を分析する方法が**分散分析**(analysis of variance)とよばれるものである．

　医学実験では，対照も含めて一つの因子の効果をみることが多いので，本書では，

このいわゆる1因子実験について説明することにしよう．

8.1 基本的な考え方

ある因子 A の効果をみるために，三つの水準 A_1, A_2, A_3 に分けて，それぞれの処理を3回ずつ行う実験を考えてみよう．1日には，午前10時，午後1時，午後4時の3回の処理しか行えないとしよう．すると，実験に要する日数は3日間必要となるであろう．

たとえば

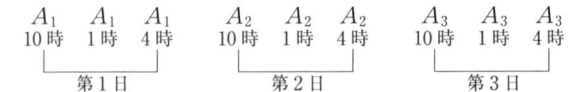

```
 A₁  A₁  A₁    A₂  A₂  A₂    A₃  A₃  A₃
10時 1時 4時   10時 1時 4時   10時 1時 4時
 └──第1日──┘   └──第2日──┘   └──第3日──┘
```

のような実験を行うと，A_1 よりは A_2, A_2 よりは A_3 に，処理を施すときに，実験に対する'慣れ'，'学習効果'のような系統的な誤差が入り込んでしまう．そこで，全部で9回の処理の順番を無作為にして，たとえば

```
 A₂  A₃  A₂    A₁  A₁  A₃    A₁  A₂  A₃
10時 1時 4時   10時 1時 4時   10時 1時 4時
 └──第1日──┘   └──第2日──┘   └──第3日──┘
```

としてみる．このようにすると，'慣れ'の効果は処理順序の無作為化により打ち消されることになる．このような計画を**完全無作為化法**(completely randomized design)とよんでいる．

しかし，このようにしても，日間変動の影響，たとえば，作業効率，温度・湿度差など，が無視できないことも多い．第1日に A_2 が2回，第2日には A_1 が2回処理されることになり，各処理に日間変動の影響が平等に与えられるようになっていない．この影響を除去するためには，1日に3種の処理を無作為の順序で，たとえば

```
 A₂  A₃  A₁    A₁  A₃  A₂    A₁  A₂  A₃
10時 1時 4時   10時 1時 4時   10時 1時 4時
 └──第1日──┘   └──第2日──┘   └──第3日──┘
```

とすればよい．このように，同じような実験環境のなかで一組の処理を無作為な順序で行うことを局所管理といい，同じような実験環境を**ブロック**(block)，このような計画を**完備乱塊法**(completely randomized block design)とよんでいる．ブロックはまた，処理を施す対象，たとえば動物の体重，の初期条件に基づくこともある．

しかし，これでもまだ，'日内変動'の影響を無視できない場合もあろう．たとえば，午前10時，午後1時，午後4時の時間差，または1日のなかの1回目，2回目，3回目といった作業効率の差などが考えられよう．いまの例でいくと，A_1 は午前10

時(1回目)に2回, A_3 は午後1時(2回目)に2回処理されている．したがって，このような不平等さを除去するためには，各時間におのおのの処理が1回ずつ，たとえば

| A_1 | A_2 | A_3 | A_2 | A_3 | A_1 | A_3 | A_1 | A_2 |
| 10時 | 1時 | 4時 | 10時 | 1時 | 4時 | 10時 | 1時 | 4時 |

第1日　　　　　第2日　　　　　第3日

とすればよい．つまり'日'のブロックと'時間'のブロックが取り入れられ，これらの影響を除去できるのである．このような計画を，**ラテン方格法**(Latin square design)とよんでいる．

8.2 完全無作為化法

ある薬剤 A の効果をみる実験で，たとえば，$5\,\mu g/ml$, $10\,\mu g/ml$, $20\,\mu g/ml$ と A_1, A_2, A_3 の3水準にして，おのおの4匹ずつのラットに処理を施す実験を考えてみよう．

この場合，合計で12匹のラットが必要になるが
1) 各ラットにどの水準を割り付けるか
2) 処理順序をどうするか

の二つについて無作為化をする必要がある．

まず各ラットに番号をつけて，乱数表から2桁の相異なる乱数を12個とり(表53の乱数(a)参照)，乱数の小さい順に3群に分け，A_1, A_2, A_3 と割り付ければよい(random allocation)．次に処理順序についても，また乱数表から2桁の別の乱数12個をとり(表53の乱数(b)参照)，小さい順に処理順序の番号をつければよい．

このようにして，処理を施した結果のデータの形式は表54のようになる．表54でデータを X_{ij} の記号で表現しているが，j は水準 A_j を意味し，i は水準 A_j 内での**繰り返し**(replication)番号で，特に意味はない．つまり，表54のなかで X_{11} と X_{31} の上下が入れ替わってもかまわない．また X_{ij} がどのラットと対応しているかはわからなくてもよい(もちろん，水準 A_j 内の4匹のラットの識別はわかるが)．

ここで，各データ X_{ij} に次の**線形モデル**(liniear model)を考える．

$$X_{ij} = \mu + \alpha_j + e_{ij}, \quad e_{ij} \sim N(0, \sigma_e^2) \tag{8.1}$$

表 53 水準の無作為割付けと処理順序の無作為化の例

ラット No.	1	2	3	4	5	6	7	8	9	10	11	12
乱　数　(a)	59	38	70	24	27	96	13	75	21	67	98	54
水準の割付け	A_2	A_2	A_3	A_1	A_1	A_3	A_1	A_3	A_1	A_2	A_3	A_2
乱　数　(b)	11	48	67	21	46	87	18	5	56	31	91	80
処 理 順 序	2	7	9	4	6	11	3	1	8	5	12	10

表 54 データの配置例(完全無作為化法)

A_1	A_2	A_3
X_{11}	X_{12}	X_{13}
X_{21}	X_{22}	X_{23}
X_{31}	X_{32}	X_{33}
X_{41}	X_{42}	X_{43}

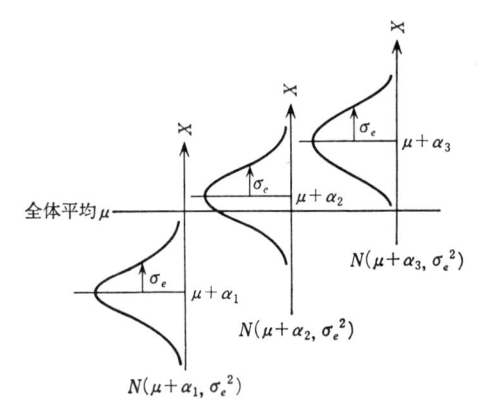

図 62 各水準内のデータの分布

μ は全体の平均，α_j は水準 A_j の効果，e_{ij} は実験誤差で各水準に同じバラツキをもって正規分布 $N(0, \sigma_e^2)$ すると仮定するのである(図62参照). $\mu+\alpha_j=\mu_j$ とおいて，各水準での平均値と考えると，因子 A の効果があるかないかを調べるということは，次の仮説

$$H_0 : \alpha_1 = \alpha_2 = \alpha_3 = 0 \iff \mu_1 = \mu_2 = \mu_3$$
$$H_1 : H_0 \text{ではない}$$

を検定することにほかならない．つまり，5.2節で述べた2群の平均値の差の検定の3群(以上)への拡張である．これが分散分析で，いまの場合は，**一元配置分散分析**(one way layout analysis of variance)とよばれる．

8.2.1 一元配置分散分析

いまの例を一般化して水準を $A_1, A_2, \cdots, A_a$，各水準内での繰り返し数を r 個として，計 $N=ar$ 匹のラットを用いる実験と考えよう(表55). 検定仮説は

$$H_0 : \mu_1 = \mu_2 = \cdots = \mu_a$$
$$H_1 : H_0 \text{ではない}$$

であり，これを検定するためには

表 55 完全無作為化一元配置分散分析のためのデータ構造

反復 \ 因子	A_1	A_2	$\cdots$	A_j	$\cdots$	A_a
1	X_{11}	X_{12}	$\cdots$	X_{1j}	$\cdots$	X_{1a}
2	X_{21}	X_{22}	$\cdots$	X_{2j}	$\cdots$	X_{2a}
$\vdots$	$\vdots$	$\vdots$		$\vdots$		$\vdots$
i	X_{i1}	X_{i2}	$\cdots$	X_{ij}	$\cdots$	X_{ia}
$\vdots$	$\vdots$	$\vdots$		$\vdots$		$\vdots$
r	X_{r1}	X_{r2}	$\cdots$	X_{rj}	$\cdots$	X_{ra}
計	T_{A_1}	T_{A_2}	$\cdots$	T_{A_j}	$\cdots$	T_{A_a}
合 計	$T = T_{A_1} + T_{A_2} + \cdots + T_{A_a}$					

8.2 完全無作為化法

$$\frac{(水準間のバラツキ)}{(水準内のバラツキ)} = \frac{(水準間のバラツキ)}{(実験誤差)} \underset{H_0 の下で}{\sim} F 分布に従う$$

の関係を利用して，この比が有意に大であるか否かを検討すればよい．そのためには，まず次の平方和(sum of squares, SSで表す)を計算する必要がある．

$$全体：SS = \sum_{i=1}^{r}\sum_{j=1}^{a}(X_{ij}-\bar{X}_{..})^2 = \sum_{i=1}^{r}\sum_{j=1}^{a}X_{ij}^2 - CF \tag{8.2}$$

$$水準間：SS_A = r\sum_{j=1}^{a}(\bar{X}_{.j}-\bar{X}_{..})^2 = \frac{1}{r}\sum_{j=1}^{a}T_{A_j}^2 - CF \tag{8.3}$$

$$水準内：SS_E = \sum_{i=1}^{r}\sum_{j=1}^{a}(X_{ij}-\bar{X}_{.j})^2 = SS - SS_A \tag{8.4}$$

ここに，$\bar{X}_{.j}$ は水準 A_j 内での観測値の平均で，表55より $\bar{X}_{.j} = T_{A_j}/r$ と計算され，$\bar{X}_{..}$ は全体平均で T/ra と計算されるが，実際の計算には，第2項目の式を用いる方が簡単である．CF は修正項(correction factor)とよばれ

$$CF = \frac{T^2}{N} \tag{8.5}$$

で計算される．計算上の注意としては，あらかじめデータ X_{ij} から適当な数を引いて $X_{ij}-m$ を X_{ij} として上記の計算を行っても結果は変わらない．

さて，水準間，水準内のバラツキの大きさは，分散，すなわち平均平方和で表現できる．そこで，表56のような分散分析表をつくり，計算された F 値が

$$F = \frac{SS_A/\nu_A}{SS_E/\nu_E} = \frac{V_A}{V_E} \underset{H_0 の下で}{\sim} F_{\nu_A, \nu_E} 分布 \tag{8.6}$$

という性質を有するので，付表Dを参照して(図63)，自由度 $\nu_1 = \nu_A$, $\nu_2 = \nu_E$ の F 分布

表 56 一元配置分散分析表

要因	平方和	自由度	平均平方和	F値
A(因子)	SS_A	$\nu_A = a-1$	$V_A = SS_A/\nu_A$	$F = V_A/V_E$
E(誤差)	SS_E	$\nu_E = N-a$	$V_E = SS_E/\nu_E$	
全体	SS	$\nu = N-1$		

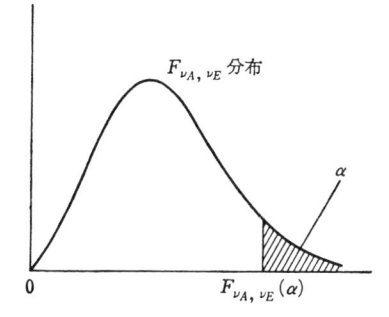

図 63 自由度 (ν_A, ν_E) の F 分布の上側 100α パーセント点 $F_{\nu_A, \nu_E}(\alpha)$

の上側 100α パーセント点 $F_{\nu_A, \nu_E}(\alpha)$ を読み取り

$$F > F_{\nu_A, \nu_E}(\alpha) \tag{8.7}$$

であれば，有意水準 α で，帰無仮説 H_0 が棄却できる．なお，この場合の検定方式は右片側だけでよい．なぜなら，一般に対立仮説 H_1 の下では $F>1$ なることが期待されるからである．

例題 8.1 表 57 のように，1 因子 3 水準の繰り返し 4 回の実験結果が得られている．因子効果は認められるか．

解答 データ X_{ij} から 60 を引いた $X_{ij}-60$ の表 58 をつくる．これを新たに X_{ij} とおこう．

(8.2)～(8.5)式より

$$CF = \frac{(117)^2}{12} = 1140.8$$

$$SS = (4^2+12^2+8^2+\cdots+6^2+(-11)^2) - 1140.8$$
$$= 2433 - 1140.8 = 1292.2$$

$$SS_A = \frac{1}{4}((41)^2+(82)^2+(-6)^2) - 1140.8 = 969.5$$

$$SS_E = 1292.2 - 969.5 = 322.7$$

となり，表 59 の分散分析表がつくられ，F 値が $F=13.52$ となる．付表 D を参照して，自由度 $\nu_1=2$，$\nu_2=9$ の F 分布の上側パーセント点を調べてみると

$$F_{2,9}(0.05) = 4.256, \quad F_{2,9}(0.01) = 8.022, \quad F_{2,9}(0.001) = 16.39$$

であるから，$F > F_{2,9}(0.01) = 8.022$ となり，有意水準 1% で ($p<0.01$)，因子 A の効果の有意性が認められる．

表 57　実験結果

A_1	A_2	A_3
64	82	55
72	78	64
68	77	66
77	85	49

表 58　表 56 の各データから 60 を引いた表

	A_1	A_2	A_3
	4	22	-5
	12	18	4
	8	17	6
	17	25	-11
計	41	82	-6
合計	\multicolumn{3}{l}{$T=41+82-6=117$}		

表 59　例題 8.1 の分散分析表

要因	平方和	自由度	平均平方和	F 値
A(因子)	969.5	2	484.8	13.52**
E(誤差)	322.7	9	35.86	
全体	1292.2	11		

**　$p<0.01$

さて，例題 8.1 のように，A の効果が認められたとしても，帰無仮説
$$H_0 : \mu_1 = \mu_2 = \mu_3$$
が棄却されたにすぎない．この種の分析では，次に，各水準の効果の大きさの推定，二つの水準間の有意差検定などを行い，もう少し詳しく実験結果を吟味するのが普通である（第 11 章参照）．

各水準 A_j の効果として，平均値 μ_j の信頼限界
$$\bar{X}_{.j} \pm t_{\nu_E}(\alpha/2) \sqrt{\frac{V_E}{r}} \tag{8.8}$$
を用いることが多い．ここに，$t_{\nu_E}(\alpha/2)$ は自由度 $\nu = \nu_E$ の t 分布の上側 $100(\alpha/2)$ パーセント点である（付表 C）．

二つの水準 A_j と A_l の間の平均値の差の検定としては，次の統計量が
$$T = \frac{\bar{X}_{.j} - \bar{X}_{.l}}{\sqrt{2V_E/r}} \underset{H_0 \text{の下で}}{\sim} t_{\nu_E} \text{ 分布} \tag{8.9}$$
に従うことを利用して，両側検定において
$$|T| > t_{\nu_E}(\alpha/2) \tag{8.10}$$
であれば，有意水準 α で有意差ありと判定する．

例題 8.2 例題 8.1 の各水準の 95% 信頼区間と水準間の有意差検定を行え．

解答 付表 C より自由度 $\nu = \nu_E = 9$ の t 分布の上側 2.5 パーセント点は $t_9(0.025) = 2.262$ である．したがって (8.8) 式より各水準の 95% 信頼区間は
$$A_1 : \left(60 + \frac{41}{4}\right) \pm 2.262 \times \sqrt{35.86/4} = 70.3 \pm 6.77$$
$$A_2 : \left(60 + \frac{82}{4}\right) \pm 2.262 \times \sqrt{35.86/4} = 80.5 \pm 6.77$$
$$A_3 : \left(60 + \frac{-6}{4}\right) \pm 2.262 \times \sqrt{35.86/4} = 58.5 \pm 6.77$$
となる．次に水準間の有意差検定を行う．まず
$$\sqrt{2V_E/r} = \sqrt{2 \times 35.86/4} = 4.23$$
であるから
$$A_1 - A_2 : |T| = \left| \frac{70.3 - 80.5}{4.23} \right| = 2.411 > t_9(0.025) = 2.262$$
$$A_1 - A_3 : |T| = \left| \frac{70.3 - 58.5}{4.23} \right| = 2.790 > t_9(0.025) = 2.262$$
$$A_2 - A_3 : |T| = \left| \frac{80.5 - 58.5}{4.23} \right| = 5.201 > t_9(0.0005) = 4.781$$
となり，$A_1 - A_2$，$A_1 - A_3$ は，有意水準 5% で有意差が認められ，$A_2 - A_3$ は有意水準 0.1% で有意差が認められる．これらの結果は通常，図 64 のようにまとめられる．□

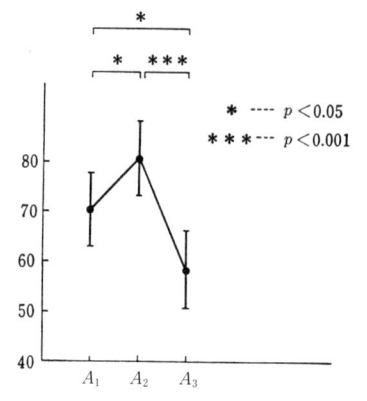

図 64 例題 8.1 の各水準の 95% 信頼区間と水準間の有意差検定の結果

ところで，実験によっては，経済的な理由とか，不慮の事故，または測定上のミス，などによって，各水準 A_i 内での繰り返し数 r が不揃いになることがある．このような場合には，各水準 A_j 内での繰り返し数を r_j とすれば，(8.3)式の水準間平方和 SS_A が

$$SS_A = \sum_{j=1}^{a} \frac{T_{A_j}^2}{r_j} - CF \tag{8.11}$$

と変更されるだけで，残りは不変である．ただ，能率の良い実験を行うためには，なるべくこのようなことのないように留意すべきである．

例題 8.3 食餌の摂取量と発育の程度との関係を調べるために，4種の食餌を 24 匹のネズミに無作為に割り付けたところ，12週間後の成長を示すパラメータが表 60 のように得られた．水準 A_2 については 2 匹，A_4 にあっては 1 匹のデータは得られていない．食餌の摂取量の違いによって，成長の程度に有意差が認められるか．

解答 データ X_{ij} から 200 を引いて表 61 をつくる．このデータを新しく X_{ij} とおいて，(8.2)〜(8.7)，(8.11)式を利用することにより

$$CF = \frac{(388)^2}{21} = 7168.8$$

表 60 例題 8.3 の各食餌グループ内での成長パラメータ（Boer and Jansen[2] のデータを一部修正）

A_1	A_2	A_3	A_4
205	201	248	202
206	221	265	276
164	197	197	237
190	185	220	254
194		212	230
203		281	

表 61 表 59 のデータから 200 を引いた表

A_1	A_2	A_3	A_4
5	1	48	2
6	21	65	76
−36	−3	−3	37
−10	−15	20	54
−6		12	30
3		81	
計 −38	4	223	199

総計 $T = -38 + 4 + 223 + 199 = 388$

8.2 完全無作為化法

表 62 例題の分散分析表

要因	平方和	自由度	平均平方和	F値
A （因子）	9284.2	3	3094.7	5.09*
E （誤差）	10333.0	17	607.8	
全体	19617.2	20		

* $p < 0.05$

$$SS = (5^2 + 6^2 + \cdots + 54^2 + 30^2) - 7168.8 = 26786 - 7168.8 = 19617.2$$

$$SS_A = \frac{(-38)^2}{6} + \frac{4^2}{4} + \frac{(223)^2}{6} + \frac{(199)^2}{5} - 7168.8 = 9284.2$$

$$SS_E = 19617.2 - 9284.2 = 10333.0$$

となり，表62の分散分析表が得られる．F値は5.09であった．付表Dより自由度 $\nu_1 = 3$, $\nu_2 = 17$ のF分布の上側パーセント点は

$$F_{3 \cdot 17}(0.05) = 3.197, \quad F_{3 \cdot 17}(0.01) = 5.185$$

であることから，5%で（$p < 0.05$）食餌グループ間に有意差が認められる． □

8.2.2 正規性・等分散の確認

さて，いままで述べた一元配置分散分析は，その前提に，(1) 各水準ごとにデータは正規分布に従い，(2) そのバラツキは等しい，つまり等分散性が成立する，この二つの条件が仮定されていた．もちろん，ある程度これらの仮定がくずれても，その結果にはあまり影響を与えないという**頑健性**(robustness)も，この手法には存在するが，あまりにもかけ離れている場合には，その結果が信頼できるものではないことに注意する必要がある．

この二つの仮定を検討するためには，3.2.2項で述べた正規確率紙を用いることができる．つまり

1) 正規性 ⇔ 各水準ごとに，正規確率紙上にプロットされた点が直線的に並んでいる
2) 等分散性 ⇔ 各水準の'直線'がだいたい平行である

を利用する．たとえば，例題8.3のデータについて表63のように準備して，この二つ

表 63 正規確率紙上へのプロットするための座標 (x, y) の値（3.2.2項参照）

A_1		A_2		A_3		A_4	
x	$y(\%)$	x	$y(\%)$	x	$y(\%)$	x	$y(\%)$
164	14.3	185	20	197	14.3	202	16.7
190	28.6	197	40	212	28.6	230	33.3
194	42.9	201	60	220	42.9	237	50.0
203	57.1	221	80	248	57.1	254	66.7
205	71.4			265	71.4	276	83.3
206	85.7			281	85.7		

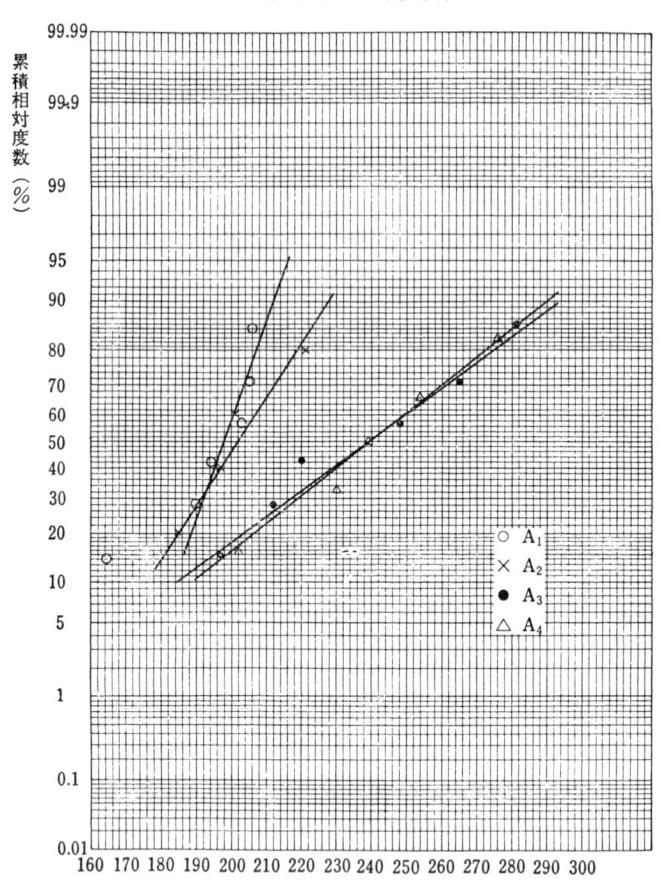

図 65 各水準のデータの正規確率紙上へのプロット

の条件を検討してみると，図65のようになる．この図から，水準 A_1 のデータ 164 を除けば，だいたい正規性を示すと考えてもよさそうである．しかし，等分散性については，A_1 と A_2, A_3 と A_4 の二つのグループ間で違いがあるようである．このような場合には，(8.8)式で与えられた信頼区間は計算しない方がよい．それは，等分散性の条件が強く影響するからである．

　注　等分散の検定

$$K_0 : \sigma_1^2 = \sigma_2^2 = \cdots = \sigma_a^2$$
$$K_1 : K_0 \text{ではない}$$

には，次の **Bartlett の検定** を利用することができる．

$$\chi^2 = \frac{1}{C}\left[(N-a)\log V_E - \sum_{j=1}^{a}(r_j-1)\log S_j^2\right] \underset{K_0 \text{の下で}}{\frown} \text{自由度 } a-1 \text{ の } \chi^2 \text{ 分布} \quad (8.12)$$

ここに
$$C = 1 + \frac{1}{3(a-1)}\left[\sum_{j=1}^{a}\left(\frac{1}{r_j - 1}\right) - \frac{1}{N-a}\right]$$
$$S_j^2 = \frac{\sum_{i=1}^{r_j}(X_{ij} - \bar{X}_{\cdot j})^2}{r_j - 1} \quad (j\text{群の分散}) \tag{8.13}$$

である.したがって,自由度 $a-1$ の χ^2 分布の上側 100α パーセント点を $\chi_{a-1}^2(\alpha)$ と読み取り
$$\chi^2 > \chi_{a-1}^2(\alpha) \tag{8.14}$$
であれば,有意水準 α で $K_0: \sigma_1^2 = \sigma_2^2 = \cdots = \sigma_a^2$ は棄却される.

8.2.3 Kruskal-Wallis の順位検定

各水準ごとのデータが正規性を示さない,等分散性を示さない場合には,分布型によらない検定の一つである Kruskal-Wallis の順位検定 (Kruskal-Wallis rank test) を利用できる.この方法は,全部のデータ N 個に対して,小さい方から順に $1, 2, \cdots$ と順位をつけて,各水準ごとの順位合計を U_j としたとき,次の統計量を計算し,r_j がだいたい 5 以上であれば近似的に χ^2 分布に従う

$$H = \frac{12}{N(N+1)}\sum_{j=1}^{a}\frac{U_j^2}{r_j} - 3(N+1) \underbrace{\sim}_{r_j \geq 5, H_0\text{の下で}} \chi_{a-1}^2 \text{分布} \tag{8.15}$$

の性質を利用して,帰無仮説を検定するものである.同じ値には,割り当てられるべき順位の平均値を割り当てる.

付表 B を参照して,自由度 $\nu = a-1$ の χ^2 分布の上側 100α パーセント点 $\chi_{a-1}^2(\alpha)$ を読み取り
$$H > \chi_{a-1}^2(\alpha) \tag{8.16}$$
であれば,有意水準 α で帰無仮説が棄却できる.

例題 8.4 例題 8.3 を Kruskal-Wallis の順位検定で行え.

解答 表 59 のデータに対して順位をつけ,各水準での順位合計 U_j を計算したのが表 64 である.U_j 計算のチェックとして U_j の合計,つまり順位合計が $N(N+1)/2$ ($= 1 + 2 + \cdots + N$) に一致するかどうか確かめればよい.いまの場合 $21(21+1)/2 = 231$,表 64 から $38 + 28.5 + 87.5 + 77 = 231$ となり,確かに合計は一致することがわかる.

表 64 表 60 の順位表

	A_1	A_2	A_3	A_4
	10	7	17	8
	11	14	19	20
	1	5.5	5.5	16
	3	2	13	18
	4		12	15
	9		21	
計 U_j	38	28.5	87.5	77

(8.15)式を計算すると

$$H = \frac{12}{21 \times (21+1)} \left(\frac{(38)^2}{6} + \frac{(28.5)^2}{4} + \frac{(87.5)^2}{6} + \frac{(77)^2}{5} \right)$$
$$- 3 \times (21+1) = 9.47$$

となる．付表Bより，自由度$\nu = 4-1 = 3$のχ^2分布の上側パーセント点$\chi_\nu^2(\alpha)$をみると

$$\chi_3^2(0.05) = 7.81, \quad \chi_3^2(0.01) = 11.34$$

であるから$H = 9.47 > \chi_3^2(0.05)$となり，5% で$(p < 0.05)$，有意差が認められ，例題8.3と同じ結果が得られた． □

8.3 完備乱塊法

前節のはじめのところで，ある薬剤Aの効果をみる実験で3水準，繰り返し数4の計12匹のラットを用いる実験をもう一度思い出してみよう．完全無作為化法では，12匹のラットに処理の無作為割付けと処理順序の無作為化を行った．そこで，もし，ラットの体重(g)が実験結果に影響を及ぼすとしたらどうであろうか．体重の重さで4グループ(ブロック)に分割し，各ブロック内で，処理の割付けの無作為化を行うのが一つの自然な考え方であろう．そうすることにより，'体重の差'のブロック効果が実験誤差から分離でき，より精度の良い実験が行えることになる．処理順序は，完全無作為化法と同じく，無作為化すればよい．表65にその一例が示されている．表66が，データの配置図である．

いまの例は，同一個体に処理1種類であったが，同一個体から繰り返して，全部の水準の処理が，ある時間をおいて施せる場合には，個体が一つのブロックと考えられいわゆる'個体差'が実験誤差と分離できる．

8.3.1 分散分析

一般化して，因子Aの水準を$A_1, A_2, \cdots, A_a$のa個，ブロック数を$B_1, B_2, \cdots, B_b$のb個として合計ab個の個体を用いる実験(またはb個の個体を用い各個体にa個の処

表65 完備乱塊法のブロック処理の割付け，処理順序の決め方の一例

ラット No.	1	2	3	4	5	6	7	8	9	10	11	12
体　　重　(g)	48	39	28	37	33	41	50	46	43	48	35	40
ブロック No.	4	2	1	2	1	3	4	3	3	4	1	2
乱数*(処理割付け用)	81	54	34	89	73	41	17	92	1	10	76	90
処 理 割 付 け	A_3	A_1	A_1	A_2	A_2	A_2	A_2	A_3	A_1	A_1	A_3	A_3
乱数(処理順序用)	19	8	54	44	6	58	67	10	87	90	27	21
処 理 順 序	4	2	8	7	1	9	10	3	11	12	6	5

* 各ブロック内での処理の割付けは，各ブロック内で乱数の小さい順にA_1, A_2, A_3とする．

8.3 完備乱塊法

表 66 データの配置例(完備乱塊法)

ブロック\処理	A_1	A_2	A_3
B_1	X_{11}	X_{12}	X_{13}
B_2	X_{21}	X_{22}	X_{23}
B_3	X_{31}	X_{32}	X_{33}
B_4	X_{41}	X_{42}	X_{43}

表 67 完備乱塊法のデータ構造

ブロック\因子	A_1	$A_2\cdots A_j\cdots A_a$		計
B_1				T_{B_1}
B_2				T_{B_2}
$\vdots$				
B_i		$X_{ij}\cdots$		T_{B_i}
B_b				T_{B_b}
計	T_{A_1}	$T_{A_2}\cdots T_{A_j}\cdots T_{A_a}$		T

理を施す実験)を考えてみよう．処理回数は $N=ab$ 回である．この場合，表67のデータ X_{ij} に対する線形モデルは

$$X_{ij}=\mu+\alpha_j+\beta_i+e_{ij}, \quad e_{ij}\sim N(0,\sigma_e^2) \tag{8.17}$$

である．μ は全体としての平均，α_j は水準 A_j の効果，β_i はブロック B_i の効果，e_{ij} は平均0，分散 σ_e^2 の正規分布に従う実験誤差である．$\mu+\alpha_j+\beta_i=\mu_{ij}$ とおいて，各データ X_{ij} は正規分布 $N(\mu_{ij}, \sigma_e^2)$ に従うことが仮定されているのであるが，仮定が成立するものとして話を進めよう．

さて，検定仮説は，二つあって，一つは，本来の目的である因子効果の検定であり

$$H_0: \alpha_1=\alpha_2=\cdots=\alpha_a=0$$
$$H_1: H_0 \text{ではない}$$

と表現できる．もう一つはブロック効果の検定であり

$$K_0: \beta_1=\beta_2=\cdots=\beta_b=0$$
$$K_1: K_0 \text{ではない}$$

となる．この二つの検定には，それぞれ

$$\frac{(因子の水準間のバラツキ)}{(実験誤差)}, \quad \frac{(ブロック間のバラツキ)}{(実験誤差)}$$

の大きさをみてやればよい．

そのために，次の諸平方和を計算する必要がある．

$$修\ 正\ 項:CF=\frac{T^2}{ab} \tag{8.18}$$

$$水\ 準\ 間:SS_A=\frac{1}{b}\sum_{j=1}^{a}T_{A_j}^2-CF \tag{8.19}$$

$$ブロック間:SS_B=\frac{1}{a}\sum_{i=1}^{b}T_{B_i}^2-CF \tag{8.20}$$

$$全\quad\ 体:SS=\sum_{i=1}^{b}\sum_{j=1}^{a}X_{ij}^2-CF \tag{8.21}$$

$$誤\quad\ 差:SS_E=SS-SS_A-SS_B \tag{8.22}$$

計算の便のためにオリジナルの X_{ij} から適当な定数 m を引いて，$X_{ij}-m$ に上の式を

表 68 完備乱塊法の分散分析表

要因	平方和	自由度	平均平方和	F値
A(因子)	SS_A	$\nu_A = a-1$	$V_A = SS_A/\nu_A$	$F_A = V_A/V_E$
B(ブロック)	SS_B	$\nu_B = b-1$	$V_B = SS_B/\nu_B$	$F_B = V_B/V_E$
E(誤差)	SS_E	$\nu_E = (a-1)(b-1)$	$V_E = SS_E/\nu_E$	
全体	SS	$\nu = N-1$		

適用させてもよい．これらの値から表 68 の分散分析表をつくり，仮説 H_0 を検定するには

$$F_A = \frac{V_A}{V_E} \underset{H_0 \text{の下で}}{\sim} F_{\nu_A, \nu_E} \text{分布} \tag{8.23}$$

仮説 K_0 を検定するには

$$F_B = \frac{V_B}{V_E} \underset{K_0 \text{の下で}}{\sim} F_{\nu_B, \nu_E} \text{分布} \tag{8.24}$$

となる性質を用いる．付表 D より，それぞれの自由度の組合せをもつ F 分布の上側 100α パーセント点を読み取り

$$F_A > F_{\nu_A, \nu_E}(\alpha) \tag{8.25}$$
$$F_B > F_{\nu_B, \nu_E}(\alpha) \tag{8.26}$$

であれば，有意水準 α でそれぞれの帰無仮説 H_0，K_0 が棄却できる．

例題 8.5 ある種の成長ホルモン刺激剤 A の効果を調べるために，この薬剤を 3 水準 A_1, A_2, A_3 に分け，おのおの 5 匹のブタを用いて，毎日の食糧のなかにそれらを混入し，成長率を比較する実験を計画した．計 15 匹のブタを取り寄せたところ，それぞれの体重に 30〜48 kg とバラツキが認められたので，表 69 のように体重別に五つのブロックをつくり，各ブロックごとに，3 水準の薬剤を無作為に割り付け，3 カ月間観察した．表 70 に，週単位の平均体重増加率が示されているが，これから，効果が認められるだろうか．

解答 $X_{ij} - 9$ の表 71 をつくり，このデータを改めて X_{ij} としよう．(8.18)〜(8.22)式より，種々の平方和を計算する．

$$CF = \frac{(6.09)^2}{15} = 2.4725$$
$$SS = (0.48)^2 + (0.52)^2 + \cdots + (0.75)^2 - 2.4725 = 5.9075 - 2.4725$$
$$= 3.4350$$

表 69 体重によるブロック化（例題 8.5）

ブロック No.	1			2			3			4			5		
体重(kg)	30	32	32	37	38	38	40	40	41	45	46	46	48	48	48

8.3 完備乱塊法

表70 例題8.5の体重増加率 (kg/week)

ブロック＼薬剤	A_1	A_2	A_3
1	9.48	9.24	8.66
2	9.52	9.95	8.50
3	9.32	9.20	8.76
4	9.98	9.68	9.11
5	10.00	9.94	9.75

表71 表70の$X_{ij}-9$の表

ブロック＼薬剤	A_1	A_2	A_3	計
1	0.48	0.24	-0.34	0.38
2	0.52	0.95	-0.50	0.97
3	0.32	0.20	-0.24	0.28
4	0.98	0.68	0.11	1.77
5	1.00	0.94	0.75	2.69
計	3.30	3.01	-0.22	6.09

$$SS_A = \frac{1}{5}((3.30)^2+(3.01)^2+(-0.22)^2)-2.4725=1.5272$$

$$SS_B = \frac{1}{3}((0.38)^2+(0.97)^2+(0.28)^2+(1.77)^2+(2.69)^2)-2.4725$$
$$=1.3717$$

$$SS_E = 3.4350-1.5272-1.3717=0.5361$$

これから表72の分散分析表がつくられる．この結果，薬剤の水準間は，付表D.4を参照して

$$F_A=11.4>F_{2,8}(0.01)=8.649$$

で，1％の有意水準で有意となり，体重間も，付表D.2より

$$F_B=5.1>F_{4,8}(0.05)=3.838$$

で，5％の有意水準で有意となり，体重でブロックを設けたことの意味があったといえよう． □

注 ここでは，1因子Aの実験において，ブロック因子Bを取り上げたが，2因子A, Bの実験と考えてもよい．水準の組合せ(A_i, B_j)において実験を繰り返す場合の説明は省略したが，実際には繰り返し数r_{ij}が不揃いとなるケースも多い．その場合の計算は厄介となるばかりか，各因子がもはや'直交'せず分散の和としての'分散分析表'が意味をもたなくなる．

この場合は(8.1), (8.17)式などの線形モデルを**一般線形モデル**(general linear model)として考え，SAS, Rなどの統計パッケージを利用して分析したい．構造的には，第15章の重回帰分析と同様である．

たとえば，二元配置分散分析の繰り返しありの線形モデル

$$y_{ijk}=\mu+\alpha_i+\beta_j+(\alpha\beta)_{ij}+e_{ijk}, \quad e_{ijk}\sim N(0,\sigma^2)$$
$$i=1,\cdots,a, \quad j=1,\cdots,b, \quad k=1,\cdots,r_{ij}$$

は

表72 例題8.5の分散分析表

要因	平方和	自由度	平均平方和	F値
A （薬剤）	1.5272	2	0.7636	11.4**
B （体重）	1.3717	4	0.3429	5.1*
E （誤差）	0.5361	8	0.0670	
全体	3.4350	14		

* $p<0.05$　　** $p<0.01$

$$y = X\theta + \varepsilon$$

ここに

$$\theta = (\mu, \alpha_2, \cdots, \alpha_a, \beta_2, \cdots, \beta_b, \alpha\beta_{22}, \cdots, \alpha\beta_{ab})^t$$

という回帰モデルで実現できる．θ は各因子の水準の効果の独立な p 個のパラメータの $p \times 1$ ベクトルであり，$(\alpha\beta)_{ij}$ は**交互作用**(interaction)効果の項である．通常，解の一意性を得るために，パラメータ間には $\sum_i \alpha_i = 0$, $\sum_j \beta_j = 0$, $\sum_i (\alpha\beta)_{ij} = 0$, $\sum_j (\alpha\beta)_{ij} = 0$ などの制約条件をつけ，X は $N \times p$ のデザイン行列とよばれる．

この解は，最小二乗法により

$$\hat{\theta} = (X^t X)^{-1} X^t y, \quad \hat{y} = X \hat{\theta}$$

で与えられ，$\hat{\theta}$ の分散共分散行列，s 番目のパラメータ θ_s の標準誤差は

$$V(\hat{\theta}) = \sigma^2 (X^t X)^{-1}$$
$$SE(\hat{\theta}_s) = \sqrt{\hat{\sigma}^2 (X^t X)^{-1} \text{の}(s,s)\text{成分}}$$

で与えられる．ここに，誤差分散 σ^2 は残差平方和

$$SS_E = \sum_{ijk}(y_{ijk} - \hat{y}_{ijk})^2$$

を自由度 $N-p$ で除した

$$\hat{\sigma}^2 = \frac{\sum_{ijk}(y_{ijk} - \hat{y}_{ijk})^2}{N-p}$$

で推定できる．

ここで，たとえば，因子 A の仮説検定

$$H_0: \alpha_1 = \alpha_2 = \cdots = \alpha_a = 0$$
$$H_1: H_0 \text{ではない}$$

は，上記の回帰モデルの残差平方和 SS_E と，因子 A を除いた回帰モデル（仮説 H_0 の下で）の残差平方和 $SS_E(A)$ を利用して

$$F = \frac{N-p}{a-1} \times \frac{SS_E(A) - SS_E}{SS_E} \underset{H_0\text{の下で}}{\sim} \text{自由度}(a-1, N-p) \text{の} F \text{分布}$$

の F 検定で行うことができる（例として，(6.29), (6.37)式参照のこと）．

8.3.2 Friedman の順位検定

個体差（ブロック差）が非常に大きい，または誤差の正規性に問題があることが予想される（オリジナルデータから）場合には，二元配置分散分析の適用は慎重でなければならない．このような場合は，次に示す，Friedman の順位検定（Friedman rank test）を利用するとよい．

各ブロックごとに，観測値の小さい順に $1, 2, \cdots, a$ と順位（同じ値には順位の平均値）をつけ，各水準ごとに，順位の合計 U_j を計算する．そして，次の統計量を計算し

$$D = \frac{12}{a(a+1)b} \sum_{j=1}^{a} U_j^2 - 3b(a+1) \underset{H_0\text{の下で}}{\sim} \chi_{a-1}^2 \text{分布} \qquad (8.27)$$

の近似的に χ^2 分布に従う性質を利用して，因子 A の効果が簡単な計算で検定できる．付表 B を参照して，自由度 $\nu = a-1$ の χ^2 分布の上側 100α パーセント点 $\chi_{a-1}^2(\alpha)$ を読み取り

$$D > \chi_{a-1}^2(\alpha) \qquad (8.28)$$

表 73 例題 8.6 の皮膚電位(mV) の測定値(Damaser et al.[3])

感情 被検者	恐怖	幸福	落胆	沈着
1	23.1	22.7	22.5	22.6
2	57.6	53.2	53.7	53.1
3	10.5	9.7	10.8	8.3
4	23.6	19.6	21.1	21.6
5	11.9	13.8	13.7	13.3
6	54.6	47.1	39.2	37.0
7	21.0	13.6	13.7	14.8
8	20.3	23.6	16.3	14.8

表 74 例題 8.6 のデータの被検者 別順位表

感情 被検者	恐怖	幸福	落胆	沈着
1	4	3	1	2
2	4	2	3	1
3	3	2	4	1
4	4	1	2	3
5	1	4	3	2
6	4	3	2	1
7	4	1	2	3
8	3	4	2	1
計 U_j	27	20	19	14

であれば，帰無仮説 H_0 が棄却できる．

例題 8.6 催眠に関する研究において，恐怖，幸福，落胆，沈着の感情が催眠状態にある 8 人の被検者に与えられた．その結果，得られた皮膚電位(mV)の測定値が表 72 に示されている．感情の違いにより皮膚電位に違いが認められるといえるか．

解答 表 73 のデータをみると，個人差が非常に大きいことがわかるので，Friedman の順位検定を利用してみよう．

表 74 に示したように，被検者ごとに，1～4 と順位をつけ，感情別に順位合計 U_j を計算する．(8.27)式より，付表 B を参照して

$$D = \frac{12}{4 \times 5 \times 8}((27)^2 + (20)^2 + (19)^2 + (14)^2) - 3 \times 8 \times 5$$
$$= 6.45 < \chi_3^2(0.05) = 7.81$$

となり，5% の有意水準で有意な違いは認められなかった． □

Friedman の検定は，いわゆる二元配置の分散分析よりもはるかに計算が楽であり，しかも，統計学的性質もそれほど劣らない．

8.4 ラテン方格法

ラテン方格法の基本的な考え方は，8.1 節で述べたとおりであるが，次のような場合にも，この方法が用いられることが多い．ある 1 因子 A を a 個の水準に分けて，その効果を研究する場合，同一対象に，a 個すべての処理が施せるような場合である．たとえば，4 種類の薬剤の効果の違いをみるのに，4 匹の動物を用いて実験を行う場合，薬剤の投与の順序の違いによって，反応が異なることが予想される場合がある．もちろん，前の薬剤の効果が十分に消失したと思われる時間間隔をとったとしてもである．このような場合，表 75 のように計画すると，個体差，処理の順序差が，因子効

表 75 4×4 ラテン方格の処理順序の例

個体＼処理	A_1	A_2	A_3	A_4
1	1	2	3	4
2	2	3	4	1
3	3	4	1	2
4	4	1	2	3

表 76 他の 4×4 ラテン方格の例

2	3	1	4	4	2	1	3
3	1	4	2	1	3	2	4
1	4	2	3	3	1	4	2
4	2	3	1	2	4	3	1

果とともに検定できるのである．つまり，各列，各行，4個の相異なる順序が割り付けられているのである．これを 4×4 ラテン方格というが，配置の仕方はこれだけでなく，番号だけで書くとして，表 76 のようにも書ける．要は，各行各列に 4 個の順序が割り付けられていればよいのである．この場合，ラテン方格では，因子 A の水準の数だけの動物(個体)を用意すればよいことは明らかであろう．

解析法は次のとおりである．表 77 のように a 個の水準に対し a 個の個体を用意し，一つの $a \times a$ ラテン方格を割り付けた(k は処理順序を表す)としよう．表 73 のデータ $X_{ij(k)}$ に対し，次のような線形モデルが考えられる．

$$X_{ij(k)} = \mu + \alpha_j + \beta_i + \gamma_k + e_{ijk}, \quad e_{ijk} \sim N(0, \sigma_e^2) \quad (8.29)$$

ここに，α_j は因子水準 A_j の効果，β_i は個体差，γ_k は順序差，e_{ijk} は平均 0，分散 σ_e^2 の正規分布に従う実験誤差である．したがって，この場合の検定仮説は三つあって，因子効果の検定

$$H_0 : \alpha_1 = \alpha_2 = \cdots = \alpha_a = 0$$
$$H_1 : H_0 \text{ ではない}$$

個体差の検定

$$K_0 : \beta_1 = \beta_2 = \cdots = \beta_a = 0$$
$$K_1 : K_0 \text{ ではない}$$

さらに順序差の検定

$$L_0 : \gamma_1 = \gamma_2 = \cdots = \gamma_a = 0$$
$$L_1 : L_0 \text{ ではない}$$

である．これらを検定するには，前と同じように，次の諸平方和を計算し，分散分析表をつくる必要がある．その前に，表 77 の各列各行の合計 T_{A_j}, T_{B_i} の他に，もう一つ順序の合計 T_{C_k} を計算しておく．

$$CF = \frac{T^2}{a^2} \quad (8.30)$$

$$SS_A = \frac{1}{a} \sum_{j=1}^{a} T_{A_j}^2 - CF \quad (8.31)$$

8.4 ラテン方格法

表 77 $a \times a$ ラテン方格のデータ構造

個体＼処理	A_1	A_2	⋯	A_j	⋯	A_a	計
B_1							T_{B_1}
B_2							T_{B_2}
⋮							⋮
B_i				$X_{ij(k)}$			T_{B_i}
⋮							⋮
B_a							T_{B_a}
計	T_{A_1}	T_{A_2}	⋯	T_{A_j}	⋯	T_{A_a}	T

$$SS_B = \frac{1}{a} \sum_{i=1}^{a} T_{B_i}^2 - CF \tag{8.32}$$

$$SS_C = \frac{1}{a} \sum_{k=1}^{a} T_{C_k}^2 - CF \tag{8.33}$$

$$SS = \sum_{j=1}^{a} \sum_{i=1}^{a} X_{ij}^2 - CF \tag{8.34}$$

$$SS_E = SS - SS_A - SS_B - SS_C \tag{8.35}$$

これから表78の分散分析表をつくる．帰無仮説 H_0, K_0, L_0 を検定するには，次の性質を利用する．

$$F_A = \frac{V_A}{V_E} \underset{H_0 \text{の下で}}{\sim} F_{\nu_A, \nu_E} \text{分布} \tag{8.36}$$

$$F_B = \frac{V_B}{V_E} \underset{K_0 \text{の下で}}{\sim} F_{\nu_B, \nu_E} \text{分布} \tag{8.37}$$

$$F_C = \frac{V_C}{V_E} \underset{L_0 \text{の下で}}{\sim} F_{\nu_C, \nu_E} \text{分布} \tag{8.38}$$

したがって，付表Dを参照して

$$F_A > F_{\nu_A, \nu_E}(\alpha) \tag{8.39}$$

$$F_B > F_{\nu_B, \nu_E}(\alpha) \tag{8.40}$$

$$F_C > F_{\nu_C, \nu_E}(\alpha) \tag{8.41}$$

であれば，それぞれの帰無仮説が，有意水準 α で棄却できる．

例題 8.7 5匹のサルを用いた，ある種の刺激に対する反応をみる実験を，条件を

表 78 $a \times a$ ラテン方格の分散分析表

要因	平方和	自由度	平均平方和	F 値
A （因子）	SS_A	$\nu_A = a-1$	$V_A = SS_A / \nu_A$	$F_A = V_A / V_E$
B （個体）	SS_B	$\nu_B = a-1$	$V_B = SS_B / \nu_B$	$F_B = V_B / V_E$
C （順序）	SS_C	$\nu_C = a-1$	$V_C = SS_C / \nu_C$	$F_C = V_C / V_E$
E （誤差）	SS_E	$\nu_E = (a-1)(a-2)$	$V_E = SS_E / \nu_E$	
全体	SS	$\nu = a^2 - 1$		

表 79 例題 8.7 の反応データ (Scheffé[8])

条件 動物	A_1	A_2	A_3	A_4	A_5
B_1	380(4)	194(1)	344(3)	369(2)	693(5)
B_2	200(3)	142(2)	473(5)	202(1)	356(4)
B_3	301(2)	338(4)	335(1)	528(5)	439(3)
B_4	546(5)	552(3)	590(2)	677(4)	515(1)
B_5	184(1)	366(5)	284(4)	355(3)	421(2)

五つ $A_1 \sim A_5$ に変え，表79 に示すようなラテン方格法で行った．（ ）内の数字が，処理順序を示し，本実験では 1 週間を意味する．すなわち，1 週間ごとに，条件を変えていったのである．この結果から，五つの条件の下で反応に差が認められるであろうか．

解答 $X_{ij(k)} - 300$ の表 80 をつくり，このデータを改めて，$X_{ij(k)}$ としよう．表 79 の列計, 行計の他にも, '週間計' T_{C_k} も計算する必要がある.

⟨第 1 週⟩ $T_{C_1} = (-106) + (-98) + 35 + 215 + (-116) = -70$

⟨第 2 週⟩ $T_{C_2} = 69 + (-158) + 1 + 290 + 121 = 323$

⟨第 3 週⟩ $T_{C_3} = 44 + (-100) + 139 + 252 + 55 = 390$

⟨第 4 週⟩ $T_{C_4} = 80 + 56 + 38 + 377 + (-16) = 535$

⟨第 5 週⟩ $T_{C_5} = 393 + 173 + 228 + 246 + 66 = 1106$

さらに

$$CF = \frac{(2284)^2}{25} = 208666$$

より

$$SS = (80)^2 + (-100)^2 + \cdots + (121)^2 - 208666 = 553932$$

$$SS_A = \frac{1}{5}((111)^2 + (92)^2 + \cdots + (924)^2) - 208666 = 101214$$

$$SS_B = \frac{1}{5}((480)^2 + (-127)^2 + \cdots + (110)^2) - 208666 = 262836$$

$$SS_C = \frac{1}{5}((-70)^2 + (323)^2 + \cdots + (1106)^2) - 208666 = 145492$$

表 80 表 78 のデータの $X_{ij(k)} - 300$ の表

条件 動物	A_1	A_2	A_3	A_4	A_5	計
B_1	80(4)	−106(1)	44(3)	69(2)	393(5)	480
B_2	−100(3)	−158(2)	173(5)	−98(1)	56(4)	−127
B_3	1(2)	38(4)	35(1)	228(5)	139(3)	441
B_4	246(5)	252(3)	290(2)	377(4)	215(1)	1380
B_5	−116(1)	66(5)	−16(4)	55(3)	121(2)	110
計	111	92	526	631	924	2284

8.5 経時的繰り返し測定デザイン

表 81 例題 8.7 の分散分析表

要因	平方和	自由度	平均平方和	F 値	
A (条 件)	101214	4	25304	6.84**	$p<0.01$
B (個体差)	262836	4	65709	17.76***	$p<0.001$
C (順序差)	145492	4	36373	9.83***	$p<0.001$
E (誤 差)	44390	12	3699		
全 体	553932	24			

表 82 例題 8.7 で完備乱塊法で分析した場合の分散分析表

要因	平方和	自由度	平均平方和	F 値
A (条 件)	101214	4	25304	2.132
B (個体差)	262836	4	65709	5.537**
E (誤 差)*	189882	16	11868	
全 体	553932	24		

* 処理順序差＋他の実験誤差　　** $p<0.01$ で有意

$$SS_E = 553932 - 101214 - 262836 - 145492 = 44390$$

と計算され，表 81 の分散分析表ができる．付表 D より $F_{4,12}(0.05)=3.259$, $F_{4,12}(0.01)=5.412$, $F_{4,12}(0.001)=9.63$ より，条件差は 1%，個体差，順序差がいずれも 0.1% の有意水準で有意であった．これにより，明らかに順序差が検出されており，ラテン方格法を用いたことの有用性が示されている．

もし，実験者が処理順序に系統的な誤差を考えないで完備乱塊法(8.3節)で解析したらどうなるだろうか．

この場合の誤差平方和 SS_E は (8.22) 式より

$$SS_E = SS - SS_A - SS_B$$

であるから，いまの場合の $SS_C + SS_E$ に等しくなる．したがって

$$SS_E = 145492 + 44390 = 189882$$

となり，表 82 のような分散分析表がつくられる．個体差は付表 D.4 より

$$F_B = 5.537 > F_{4,16}(0.01) = 4.773$$

であるから，1% の有意水準で有意差が認められるものの，条件差の方は，付表 D.2 より

$$F_A = 2.132 < F_{4,16}(0.05) = 3.007$$

となり，5% の有意水準でも有意差が認められなくなってしまう． □

8.5　経時的繰り返し測定デザイン

前節までは，ある処理の効果を表現する指標(反応特性値)を 1 個だけ想定していた．例題 8.3 では 12 週間後の値，例題 8.5 では週単位の平均体重増加率を評価指標と考えていた．すなわち，処理効果を評価する指標・時点が単一の場合である．しか

し，物質の作用，薬剤の効果を動物実験，臨床試験などで検討する場合は，投与してから一定期間，ある反応特性値の時間変動を観察・比較することが多い．その例として表83，図66には動物実験のデータを示した．このような場合，図1の慢性肝炎に対する臨床試験にもみられるように，観測時点ごとに群間比較の検定を繰り返し行うことが多い．ここでは，このような**経時的繰り返し測定デザイン**(repeated measurements design)の解析法について述べる．ただ，その解析法は研究目的に大きく依存

表83 2種類の薬剤の効果をある検査値でみる実験(各グループは6匹のラット)

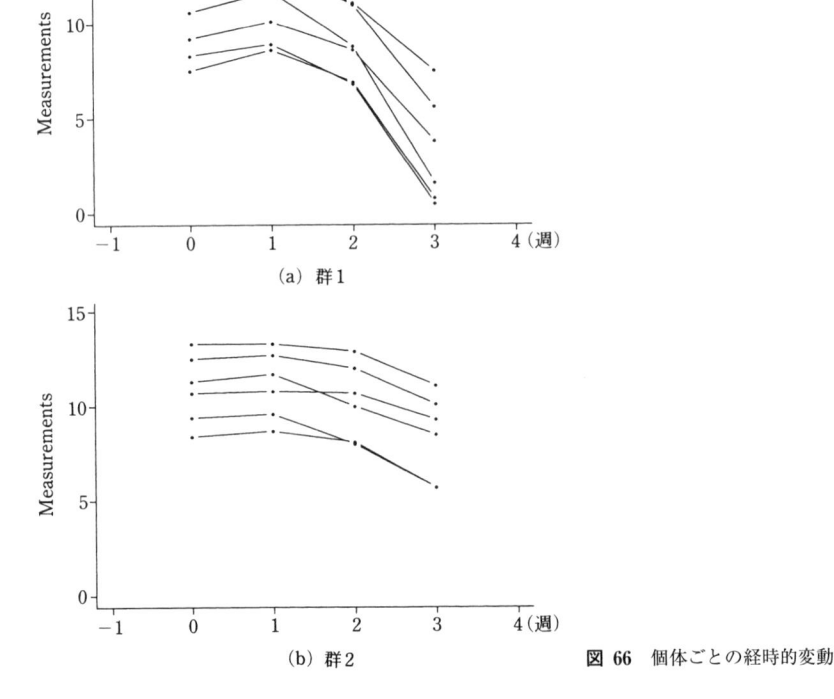

個体No.	群1				個体No.	群2			
	0 スタート	1 週	2 週	3 週		0 スタート	1 週	2 週	3 週
1	7.50	8.60	6.90	0.80	1	13.30	13.30	12.90	11.10
2	10.60	11.70	8.80	1.60	2	10.70	10.80	10.70	9.30
3	12.40	13.00	11.00	5.60	3	12.50	12.70	12.00	10.10
4	11.50	12.60	11.10	7.50	4	8.40	8.70	8.10	5.70
5	8.30	8.90	6.80	0.50	5	9.40	9.60	8.00	3.80
6	9.20	10.10	8.60	3.80	6	11.30	11.70	10.00	8.50

(a) 群1

(b) 群2

図66 個体ごとの経時的変動

するので,各測定時点で検定を繰り返すことに意味があるか否かを慎重に検討すべきであろう.

8.5.1 基本的なデザイン

基本的な実験計画は,次のとおりである.

目　的：a 種類の処理 $(A_1, \cdots, A_a)$ の効果の比較を行うのが目的

対　象：それぞれの処理群 i に大きさ r_i の個体を無作為に割り付ける,$r_1 + \cdots + r_a = N$. 効率良く実験するためには同数割り付けるのが望ましい.

観測方法：各個体に対して決められた処理を施してから,その効果を経時的に評価するために,ベースライン(処理を施す前の)時点と,それ以降にあらかじめ設定された T 個の観測時点で反応特性を観測する.

データの構造は表 8.3 の形式であり,スタート時点を 0 として,処理 A_i に割り付けられた群 i の j 番目の個体の時点 t での測定値を

$$\{X_{ijt} : i = 1, \cdots, a, \ j = 1, \cdots, r_i, \ t = 0, 1, \cdots, T, \ r_1 + \cdots + r_a = N\}$$

としよう.この場合,データ X_{ijt} に対しては,次のような線形モデルが考えられる.

$$X_{ijt} = \mu + \alpha_i + \beta_t + \gamma_{it} + \varepsilon_{ijt} \tag{8.42}$$

$$\varepsilon_{ij} = (\varepsilon_{ij0}, \cdots, \varepsilon_{ijT})^t \sim N(0, \Sigma) \tag{8.43}$$

ここに α_i, $i = 1, \cdots, a$ はベースライン時点を含む観察期間全体を通じた処理 A_i の効果,β_t, $t = 0, 1, \cdots, T$ は観測時点 t の効果,γ_{it} は処理 $A_i \times$ 時点 t の交互作用の効果,個体 ij の $(T+1) \times 1$ 誤差ベクトル ε_{ij}, $j = 1, \cdots, r_i$ は平均 0,分散共分散行列 Σ に従う多変量正規分布に従うと仮定する.ただし,(8.42) 式のモデルの解釈には次の注意が必要である.

1) α_i の解釈

ベースライン時点で観測される反応の処理間差は処理の効果とは何の関係もない差であり,無作為割付けが実施されていれば,差がないことが期待される.この差の影響を直接に受ける「処理間差の検定」 $H_0 : \alpha_1 = \cdots = \alpha_a$ は処理 A_i の効果に関する興味ある検討対象とはならない.

2) β_t の解釈

$(\beta_0, \beta_1, \cdots, \beta_T)$ は,処理全体での,反応の平均的経時的変動パターン,すなわち「反応プロファイル」を表す.しかし,処理間で反応プロファイルの差を検討するのが実験(試験)の目的であるから,「時点間差」は当然あることを期待している.したがって,「時点間差の検定」 $H_0 : \beta_0 = \beta_1 = \cdots = \beta_T$ も興味ある検討対象とはならない.

3) γ_{it} の解釈

各個体ごとの反応プロファイルが処理群内ではまずまず共通と仮定した場合,その平均的なプロファイルが処理によってどの程度異なるか,つまり,**処理の効**

果の総括的な差(omnibus difference)を表現するのが，「処理×時点」の交互作用(interaction)を表現する γ_{it} の効果である．ただし，通常の交互作用効果の有意性検定

$$H_0: \gamma_{it}=0, \text{ for all } (i, t) \tag{8.44}$$

は処理の優劣を検出するための指向性は有しないので，検定結果の有意性が処理の優劣につながる，より指向性の強い指標を，交互作用効果 γ_{it} の関数として導入する必要がある．

実は，臨床研究でよく利用されている時点 t の観測データのベースラインデータからの差 CFB(change from baseline)

$$CFB_{ijt} = X_{ijt} - X_{ij0} \tag{8.45}$$

の期待値が交互作用項の関数

$$E(CFB_{ijt}) = E(X_{ijt} - X_{ij0}) = (\gamma_{it} - \gamma_{i0}) + (\beta_t - \beta_0) \tag{8.46}$$

であることは意外と知られていない．たとえば，「観測時点 t における処理 A_i の処理 A_k に対する CFB の平均値の処理間差」の期待値は

$$E\left(\frac{1}{r_k}\sum_{j=1}^{r_i} CFB_{ijt} - \frac{1}{n_i}\sum_{j=1}^{r_k} CFB_{kjt}\right) = (\gamma_{it} - \gamma_{i0}) - (\gamma_{kt} - \gamma_{k0}) \tag{8.47}$$

と表現できる．つまり，CFB は交互作用項から構成される処理の効果の大きさを表現する代表的な指標である．ただし，測定時点ごとに処理間の差を CFB を用いて検定を繰り返すことは，検定の多重性(第11章参照)の問題を引き起こすので，**複数時点で検定を繰り返す必要性があるときは，p 値の Bonferroni の調整法を利用し**，時点ごとの有意水準を

$$\alpha/h \quad (h \text{ は検定する時点の数})$$

と設定する必要がある．

一方で，処理 A_i の処理 A_k に対する観測期間を通じた平均的な処理間差の期待値は

$$\tau_{ik} = \frac{1}{T}\sum_{t=1}^{T}\{(\gamma_{it} - \gamma_{i0}) - (\gamma_{kt} - \gamma_{k0})\} \tag{8.48}$$

となる．(8.47), (8.48)式は線形対比(linear contrast)とよばれるもので，経時的観測データの解析では，実験目的に合った適切な線形対比を考案することが重要となる．もし，観測期間全体を通じての処理効果の大きさ(effect size)に興味がある場合は，その効果 τ_{ik} を次式で推定し

$$\hat{\tau}_{ik} = \frac{1}{T}\sum_{t=1}^{T}\left\{\frac{1}{r_i}\sum_{j=1}^{r_i} CFB_{ijt} - \frac{1}{r_k}\sum_{j=1}^{r_k} CFB_{kjt}\right\} \tag{8.49}$$

検定

$$H_0: \tau_{ik}=0, \quad H_1: \tau_{ik}\neq 0 \tag{8.50}$$

を行うことになる．なお，**事前に評価時点を m 個の観測時点** $(s, s+1, \cdots, s+m-1)$ **に限定して評価をする**ケースでは，処理の効果を表現する線形対比として

$$\tau_{ik}{}^{(c)} = \frac{1}{m} \sum_{t=s}^{s+m-1} \{(\gamma_{it} - \gamma_{i0}) - (\gamma_{kt} - \gamma_{k0})\} \tag{8.51}$$

$$\hat{\tau}_{ik}{}^{(c)} = \frac{1}{m} \sum_{t=s}^{s+m-1} \left\{ \frac{1}{r_i} \sum_{j=1}^{r_i} CFB_{ijt} - \frac{1}{r_k} \sum_{j=1}^{r_k} CFB_{kjt} \right\} \tag{8.52}$$

とすることもできる．臨床試験のデザインでは，$m=1$，つまり，観測期間を最終観測時点 $t=T$ とするケースが多いが，それは決して良いデザインとはいえない．

さて，次の問題として，推定誤差の推定値として
1) 使用する時点のデータだけを利用するのか
2) 実験データ全体を利用しようとするのか

が問題となる．多くの研究者は，前者の使用する時点のデータだけを利用した解析を行う傾向が強い．(8.52)式のケースでは，処理 A_i の個体 j のデータを CFB の平均値

$$\frac{1}{m} \sum_{t=s}^{s+m-1} CFB_{ijt}$$

として，処理間の比較に単純な平均値の差の検定を利用することが可能である．しかし，次項で解説するように，SAS, R などの統計パッケージを利用すれば，後者の実験データ全体を利用した繰り返し測定データ解析のための分散分析（線形モデル）が適用でき，時点間の分散共分散行列 Σ をモデル化して，データに最もフィットした最適モデルを選択した推測が可能である．

8.5.2 経時的繰り返し測定データの分散分析

すべての測定値が互いに独立（無相関）で，正規分布に従い，かつ誤差分散が処理群，時点に関係なく一定，すなわち，

$$\Sigma = \sigma^2 I \quad (I \text{ は単位行列}) \tag{8.53}$$

であれば，交互作用の検定と推定は，split-plot design[1] の分散分析が適用可能である．しかし，経時的繰り返し測定デザインでは，時点間に**系列相関**（serial correlation）が生じるため上記の条件は成立せず，古典的には，この系列相関の程度に応じて，交互作用の F 検定の自由度を低めに調整して近似的に検定を利用していた．自由度の調整方法としては，Greenhouse and Geisser[4] の方法と Huynh and Feldt[5] の方法などがあった．最近では，分散共分散構造 $\Sigma = (\sigma_{st})$ をモデル化して，制限付き最尤法 REML (restricted maximum likelihood) で推定し，情報量規準 AIC などで最適モデルを選択する方法が中心的である[6]．

たとえば，分散共分散構造に関する次の4種類のモデル（4×4 の行列の例）は代表的なものである：

(1) 等相関モデル (exchangeble model, compound symmetry model)

$$\Sigma_{4\times 4} = \sigma^2 \times \begin{pmatrix} 1 & \rho & \rho & \rho \\ \rho & 1 & \rho & \rho \\ \rho & \rho & 1 & \rho \\ \rho & \rho & \rho & 1 \end{pmatrix}$$

(2) 1次自己回帰モデル (first-order autoregressive model)

$$\Sigma_{4\times 4} = \sigma^2 \times \begin{pmatrix} 1 & \rho & \rho^2 & \rho^3 \\ \rho & 1 & \rho & \rho^2 \\ \rho^2 & \rho & 1 & \rho \\ \rho^3 & \rho^2 & \rho & 1 \end{pmatrix}$$

(3) 一般自己回帰モデル (general autoregressive model)

$$\Sigma_{4\times 4} = \sigma^2 \times \begin{pmatrix} 1 & \rho_1 & \rho_2 & \rho_3 \\ \rho_1 & 1 & \rho_1 & \rho_2 \\ \rho_2 & \rho_1 & 1 & \rho_1 \\ \rho_3 & \rho_2 & \rho_1 & 1 \end{pmatrix}$$

(4) 無構造モデル (unstructured model)

$$\Sigma_{4\times 4} = \begin{pmatrix} \sigma_1^2 & \sigma_1\sigma_2\rho_1 & \sigma_1\sigma_3\rho_2 & \sigma_1\sigma_4\rho_3 \\ \sigma_2\sigma_1\rho_1 & \sigma_2^2 & \sigma_2\sigma_3\rho_4 & \sigma_2\sigma_4\rho_5 \\ \sigma_3\sigma_1\rho_2 & \sigma_3\sigma_2\rho_4 & 1 & \sigma_3\sigma_4\rho_6 \\ \sigma_4\sigma_1\rho_3 & \sigma_4\sigma_2\rho_5 & \sigma_4\sigma_3\rho_6 & \sigma_4^2 \end{pmatrix}$$

例題 8.8 表83のデータを解析せよ.

解答例1 目的は時点ごとに評価することにあると考え,単純に各時点ごとに測定値の2群間の差の検定を t 検定で行った例である.時点ごとのプロットを図67に示した.検定結果は表84に示す.しかし,開始時点においても2群の比較をしているこの解析は,薬剤の効果の指標が明確でなく,不適切であるといえよう.特に開始時点での個体差,群間差が大きい場合に問題である.

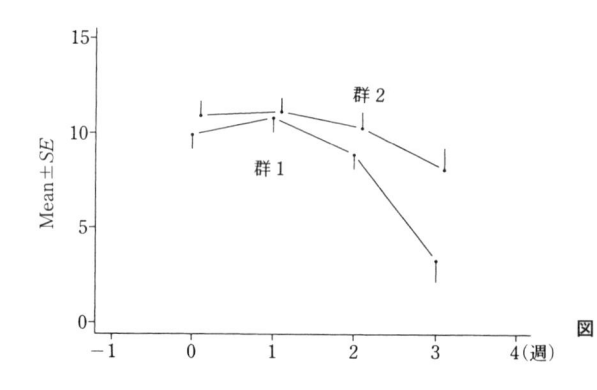

図 67 両群の平均値±標準誤差の経時的変動

8.5 経時的繰り返し測定デザイン

表 84　時点ごとの t 検定による群間比較

		0	1	2	3
群 1	平均	9.92	10.82	8.87	3.30
	標準誤差	0.78	0.77	0.77	1.16
群 2	平均	10.93	11.13	10.28	8.08
	標準誤差	0.75	0.73	0.82	1.14
差(群1−群2)	平均	−1.01	−0.32	−1.42	−4.78
	標準誤差	1.08	1.06	1.12	1.62
	t 値(自由度10)	−0.94	−0.30	−1.26	−2.95
	両側 p 値	0.370	0.771	0.236	0.0146

解答例 2　目的は，やはり時点ごとに評価することである．そこで，薬剤の効果の指標として，CFB を指標としてその群間比較を時点ごとに評価（t 検定）した例である．検定の多重性を調整するため，Bonferroni の調整法を利用し有意水準 $0.05/3=0.167$ で平均値の差の t 検定を繰り返した．結果は，表 85 と図 68 に示すよ

表 85　ベースラインデータからの差 CFB の群間比較

		1	2	3
群 1	平均	0.90	−1.05	−6.62
	標準誤差	0.09	0.24	0.72
群 2	平均	0.20	−0.65	−2.85
	標準誤差	0.06	0.23	0.59
差(群1−群2)	平均	0.7	−0.4	−3.77
	標準誤差	0.115	0.33	0.93
	t 値(自由度10)	6.06	−1.20	−4.06
	両側 p 値*	<0.0001	0.258	0.0023

* Bonferroni の調整：各時点の有意水準は $0.05/3=0.0167$ と設定

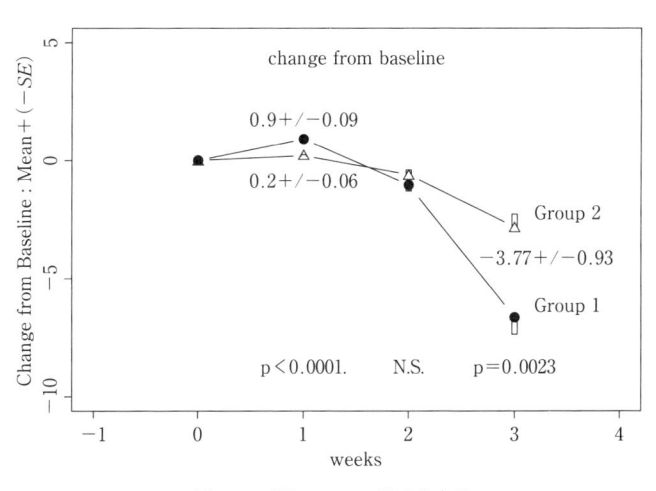

図 68　両群の CFB の経時的変動

うに1週目と3週目に有意差が認められ，処理間には有意な差があると解釈される．

解答例3 (8.48)式に示す観測期間全体を通じての処理効果の大きさ(τ_{ik})に興味がある場合で，その平均値の差をt検定で行った例である．結果は表86に示すように有意水準5%で有意な差がみられた．

解答例4 SASのMixed Procedure[6)]を適用した結果を示す．無構造モデル (type＝un) を仮定したプログラムとその出力の一部を囲みのなかに示す．使用している変数名は，idが個体No.，groupが実験群を表現し，群1＝0，群2＝1，weekは週数で，0，1，2，3，yが検査値である．また，このプログラムでは，観測期間全体を通じた平均的なCFBと第3週時点のCFBによる処理間差の推定と検定を行っている．

```
      SAS Mixed Procedure (unstructured model の例)
data d1;
  infile 'c:\repeat\experiment.dat' missover;
  input id group week y;

proc mixed data = d1 method=reml covtest;
  class id group week ;
  model y = group week group*week / s ;
  repeated / type = un subject = id r rcorr ;
  estimate 'mean CFB ' group*week -3 1 1 1 3 -1 -1 -1
                             / divisor=3 cl alpha=0.05 ;
  estimate 'CFB at week 3' group*week -1 0 0 1 1 0 0 -1
                             / cl alpha=0.05;
run ;
```

```
              SAS Mixed Procedure の output の一部
適合度統計量
-2 残差対数尤度 88.3
AIC（小さいほどよい）108.3

固定効果の Type 3 検定
効果          分子の自由度 分母の自由度  F値    Pr＞F
group             1          10      2.54   0.1420
week              3          10     81.17  ＜.0001
group*week        3          10     23.61  ＜.0001

推定値
ラベル         推定値    標準誤差   自由度    t値    Pr＞|t|
mean CFB      -1.1556   0.4117      10    -2.81   0.0186
CFB at week3  -3.7667   0.9267      10    -4.06   0.0023
```

8.5 経時的繰り返し測定デザイン

表 86 観測期間全体を通じての平均的な処理効果 τ_{ik} に関する推測群間比較

	平均	標準誤差	
群 1	-2.25	0.32	
群 2	-1.1	0.26	
差(群 1 − 群 2)	-1.16	0.41	
t 値(自由度 10)			2.81
両側 p 値			0.019

分散共分散構造に関する 4 種類のモデルに対する,誤差の分散共分散行列,解析結果をそれぞれ表 87 と表 88 に示した.AIC を利用して最適モデルを選択するといずれも無構造モデル(unstructured model)が最適(AIC=108.3 で最小)で処理間差の有無を表す交互作用項「処理×時点」の両側 p 値は $p<0.0001$ ときわめて小さく有意であった.また観測期間全体を通じた平均的な CFB の推定値は $\hat{\tau}=-1.16$ であったが,その推定誤差がモデルによって変化し,無構造モデルでの推定値は 0.41,両側 p

表 87 表 83 のデータの解析:REML で推定された誤差の分散共分散行列.無構造モデル以外の行列の前の数字は時点共通の分散,行列は相関行列を表す.無構造モデルでは相関行列を真中に,前後には時点ごとの標準誤差の対角行列を示す.

(1) compound symmetry

$$4.6398 \begin{pmatrix} 1.0000 & 0.8703 & 0.8703 & 0.8703 \\ 0.8703 & 1.0000 & 0.8703 & 0.8703 \\ 0.8703 & 0.8703 & 1.0000 & 0.8703 \\ 0.8703 & 0.8703 & 0.8703 & 1.0000 \end{pmatrix}$$

(2) first-order autoregressive

$$5.5078 \begin{pmatrix} 1.0000 & 0.9473 & 0.8973 & 0.8500 \\ 0.9473 & 1.0000 & 0.9473 & 0.8973 \\ 0.8973 & 0.9473 & 1.0000 & 0.9473 \\ 0.8500 & 0.8973 & 0.9473 & 1.0000 \end{pmatrix}$$

(3) general autoregressive

$$6.0381 \begin{pmatrix} 1.0000 & 0.9527 & 0.8744 & 0.8068 \\ 0.9527 & 1.0000 & 0.9527 & 0.8744 \\ 0.8744 & 0.9527 & 1.0000 & 0.9527 \\ 0.8068 & 0.8744 & 0.9527 & 1.0000 \end{pmatrix}$$

(4) unstructured

$$\boldsymbol{A}^{1/2} \begin{pmatrix} 1.0000 & 0.9944 & 0.9550 & 0.8388 \\ 0.9944 & 1.0000 & 0.9522 & 0.8423 \\ 0.9550 & 0.9522 & 1.0000 & 0.9462 \\ 0.8388 & 0.8423 & 0.9462 & 1.0000 \end{pmatrix} \boldsymbol{A}^{1/2}$$

ここに,$\boldsymbol{A} = \begin{pmatrix} 3.5122 & 0 & 0 & 0 \\ 0 & 3.3682 & 0 & 0 \\ 0 & 0 & 3.7782 & 0 \\ 0 & 0 & 0 & 7.9008 \end{pmatrix}$

表 88　表 83 のデータの解析：REML を利用した解析結果

| | | 分散共分散構造のモデル | | |
| | | CS | autoregressive model | | unstructured |
			first-order	general	
(1)	AIC	144.80	131.8	133.1	**108.3**
(2)	交互作用項「処理×時点」の検定				
	F 値(自由度)	19.7(3, 30)	22.53(3, 30)	20.05(3, 30)	**23.61(3, 10)**
	両側 p 値	<.0001	<.0001	<.0001	**<.0001**
(3)	*CFB* over time：推定値$=-1.16$				
	SE	0.52	0.54	0.63	**0.41**
	両側 p 値	0.033	0.040	0.075	**0.019**
(4)	*CFB* at week 3：推定値$=-3.77$				
	SE	0.63	0.74	0.88	**0.93**
	両側 p 値	<0.001	<0.001	0.002	**0.002**
(5)	*CFB* at week 1：推定値$=0.7$				
	SE	0.63	0.44	0.44	**0.12**
	両側 p 値	0.278	0.122	0.119	**<0.001**

値は 0.019 であった．この結果は表 86 の結果と同じである．また，3 週時点での *CFB*，1 週時点での *CFB* の推定値と検定結果も，時点ごとに推定した表 85 の結果と同じであった．つまり，無構造モデルが最適ということは，時点により分散の大きさが異なり，「評価する時点だけのデータを利用した解析」で十分，ということを意味する．　　□

8.5.3　ベースラインデータを共変量に入れた共分散分析

(8.48), (8.51)式で定義される *CFB* の処理間差を評価する場合，ベースラインデータの分布の不均衡，特に，平均値の違いが評価に大きく影響を与え，推定にバイアスが生じる場合がある．これを避けるため，ベースラインデータを共変量とした共分散分析(analysis of covariance)を適用する場合が少なくない．多施設共同臨床試験では，エンドポイントのベースラインデータの他，施設，ベースライン時点のその他の予後要因などを共変量としてその影響を「調整」する共分散分析を適用するのは常套手段となっている．「調整」の意味と共分散分析の計算方法については 13.1 節，6.2.3 項を参照されたい．なお，エンドポイント(y)をベースラインデータ(x)で調整する共分散分析と，$CFB(=y-x)$をベースラインデータ(x)で調整する共分散分析によって推定される**「調整された処理間差，すなわち，調整された効果の大きさ**(adjusted effect size)**」は同じである**ことに注意したい[1]．共分散分析の具体的な解析の流れを次の解答例 5 で示す．

解答例 5　ここでは，実験の主要評価時点が最終観測時点の第 3 週にあり，ベース

---

[1] 個体が処理に無作為に割り付けられていれば，*CFB* も共分散分析も処理間差の不変推定量となるが，推定誤差については共分散分析の方がわずかに小さいことが知られている．

8.5 経時的繰り返し測定デザイン

ライン時点で観測された差を調整(adjustment)する共分散分析を行ってみよう．

1) 図69に示すように，両群一緒にしたデータで，ベースラインデータ X_{ij0} と第3週目のデータ X_{ij3} との間の相関係数は $r=0.783$ と正の高い相関がある．つまり，第3週目のデータを y として，ベースラインデータを x とすると，y の x に対する回帰直線が推定できる．群1では $y=-8.42+1.18x$，群2では $y=-6.55+1.34x$ と推定された．

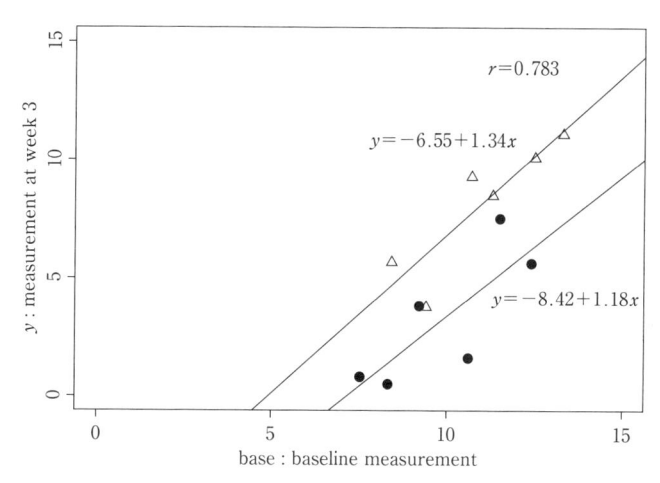

図69 ベースラインデータ(x軸)と，第3週目のデータ(y軸)との間の散布図とそれぞれの群での回帰直線

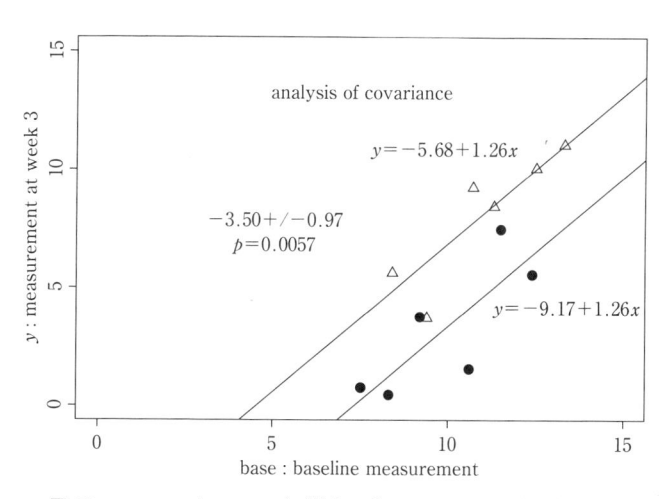

図70 ベースラインデータ(x軸)と，第3週目のデータ(y軸)との間の散布図と両群で勾配を等しいと仮定した二つの回帰直線

2) 二つの群の回帰直線が平行である $(\beta_1=\beta_2=\beta)$ ことは否定できなかった ((6.29) 式の自由度 $(1,8)$ の F 値 $=0.074$, 両側 $p=0.79$). 二つの平行な直線は図70に示すように群1では $y=-9.17+1.26x$, 群2では $y=-5.68+1.26x$ と推定された.

3) 表84からベースライン時点には両群では有意差はないが, 群2の方が平均値で1.01だけ高い. そこで, 共分散分析を適用すると, (13.3)式より, 処理間差の推定値は

$$\hat{\alpha}_1 - \hat{\alpha}_2 = (\bar{y}_1 - \bar{y}_2) - \beta(\bar{x}_1 - \bar{x}_2)$$
$$= -4.78 - 1.26 \times (-1.01) = -3.50$$

となる. 処理間差の標準誤差は0.97と計算されるので平均値の差の t 検定の結果は $t=-3.61$, 自由度9, 両側 $p=0.006$, となる. ただ, この実験データでは, 共分散分析によるベースラインデータを調整した処理間差の推定値は表85の CFB による処理間差の推定値 -3.77 ± 0.93, 両側 $p=0.002$ と大きな差はみられない. □

解答例4と同様に, SASのMixed Procedureを適用して実験データ全体を利用した共分散分析を行うこともできるが, ここでは省略しよう.

8.5.4 経時的変動パターンの個人差が大きい場合

前項の方法は, それぞれの処理群内での各個体の反応の経時的変動パターンが均一 (homogeneous) な場合を想定していた. しかし, 日常の診療でよく経験するように, 同じ薬剤を投与しても患者によって反応のパターン(改善傾向)が大きく異なることが少なくない. この現象は, 動物実験のような少数例を扱う解析では見過ごされやすいが, 例数が多い臨床試験では無視できない問題といえよう. したがって, 反応パターンの個人差が大きい場合には, 日本の臨床試験の評価に利用されている主治医判定(著明改善, 改善, 不変, 悪化, 著明悪化などと評価)のように, **事前に反応パターンをいくつかのクラスに分類する効果の評価基準を作成して, その出現頻度の違いを処理間で検討**した方がよい. この問題の統計モデルとして, 二つの方法[9,10,11]が提案されている. 興味ある読者は文献を参照されたい.

参 考 文 献

1) Armitage, P., Berry, G. and Matthews, J. N. S. (2001). *Statistical Methods in Medical Research*, 4th Edition. Wiley-Blackwell.
2) Boer and Jansen (1952). *Arch. Neerl. Physiol.*, **26**, 1.
3) Damaser, E. C., Shore, R. E. and Orne, M. T. (1963). Physiological effects during hypnotically requested emotions. *Psychosomatic Medicine*, **25**, 334-343.
4) Greenhouse, S. W. and Geisser, S. (1959). On methods in the analysis of profile data. *Psychometrika*, **24**, 95-112.
5) Huynh, H. and Feldt, L. S. (1976). Estimation of the Box correction for degrees of

freedom for sample data in randomized block and split-plot designs. *J. Educational Statistics*, **1**, 69-82.
6) Little, R. C., *et al.* (2006). *SAS for Mixed Models*, 2nd Edition. SAS Institute Inc.
7) SAS Institute Inc. (2013). *SAS Version 9.3 for Windows*.
8) Scheffé, H. (1959). Analysis of Variance. p. 189. Problem 5.2. (Data from Query No. 113, edited by G. W. Snedecor, *Biometrics*, **11**, 1955, p. 112.) John Wiley & Sons.
9) 広津千尋(1989). 経過時点測定データ解析のためのモデルとその応用. 品質, **19**, 172-179.
10) 丹後俊郎(1990). 臨床試験における経時的測定データの解析のための混合分布モデル. 応用統計学, **18**, 143-161.
11) Tango, T. (1998). A mixture model to classify individual profiles of repeated measurements. In *Data Science, Classification and Related Methods*, Hayashi *et al.* (eds), Springer-Verlag, pp. 247-254.

9. 標本の大きさの決め方

「この調査研究にはどのくらいの標本を集めるべきだろうか」

「t 検定を行って，2群間には有意差が認められないという結果を得たが，これは例数が少ないためだと思う．有意差を検出するには，あと何例追加する必要があるだろうか」

このような質問は，統計学的検定を行う場合によく出される．もし，事前に必要な標本の大きさ(sample size)を設定することが可能であれば，限られた時間，費用，労力でしかも効果的に研究が遂行できるという点で重要である．

特に薬効評価を行う臨床比較試験などでは，この問題は倫理上の問題も含まれ慎重に検討すべきである．

標本の大きさの問題は，大きく分けて次の2種類が考えられる．

1) 母集団のあるパラメータの推定の精度，つまりサンプリングによる推定誤差をこの程度におさえるために必要な標本の大きさはいかほどか．たとえば，ある地域住民の平均塩分摂取量を推定したい，とか，高血圧症者の割合を推定したい，という場合である．

2) 母集団に対して，ある作業仮説「H_1：塩分摂取量の多い人のなかに高血圧の割合が多い」があり，これを統計学的に検定するためには標本の大きさはいかほどか．

しかし，その'答'を統計学的に求めるためには，前者では**"精度"**の大きさ，後者では統計学的検定に含まれる三つの要素，すなわち

有意水準 α 正しい帰無仮説を誤って棄却してしまう第1種の過誤の確率である．

有意差 d 帰無仮説 H_0 は，一般に'差がない $d=0$'という仮説であり，対立仮説 H_1 は逆に，'差がある $d \neq 0$'という仮説である．この場合，どのくらいの差 d を有意差と考えるか．検出したい有意差の量的表現である．

検出力 $1-\beta$ 正しい対立仮説を正しく採択する確率である．すなわち，もし有意差 $d(\neq 0)$ が存在するとしたら，それを正しく検出する確率を意味する．ここで，β は正しくない帰無仮説を誤って採択する第2種の過誤の確率である．

を慎重に設定する必要がある．特に，通常の検定では，無視されがちな'有意差の大きさ'と'検出力'の概念も，標本の大きさを決めるのに重要となることに注意しなければならない．通常，有意水準 α は 0.05, 0.01 くらいに設定され，第2種の過誤の確率 β は α の約4～5倍程度に設定されることが多い．つまり $\alpha=0.05$ であれば $1-\beta=0.80$，$\alpha=0.01$ であれば $1-\beta=0.95$ とするのが望ましいとされている．これは，検出力 $1-\beta$ を設定する場合の一つの目安になるが，必ずしもこれに従う必要はない．

9.1 推定精度

母集団の母平均，母比率などのパラメータ θ を推定する調査において，その推定の精度をある一定の幅におさえることを考えよう．この場合の考え方は，大きさ n の無作為標本 $(X_1, X_2, \cdots, X_n)$ からのパラメータ θ の $100(1-\alpha)$ % 信頼区間

$$\hat{\theta} \pm K SE(\hat{\theta})$$

を考え，その幅を事前に決められた幅，絶対精度 φ より小さくなる(確率 $1-\alpha$ で)

$$KSE(\hat{\theta}) \leq \varphi \tag{9.1}$$

となるように定めればよい．または，相対精度を考えて

$$KSE(\hat{\theta})/\theta \leq \delta \tag{9.2}$$

とすればよい．実際の計算では，標本標準誤差 $SE(\hat{\theta})$ を計算するのではなく，母標準誤差 $\sqrt{V(\hat{\theta})}$ と入れ替えればよい．通常は 95% 信頼限界を考えることが多く，その場合は $K=2$ とすればよい．以下では $K=2$ として話を進める．

9.1.1 母平均の推定

平均値 $\bar{X}$ の分散は

$$V(\bar{X}) = \frac{\sigma^2}{n} \tag{9.3}$$

であるから，(9.1)式から

$$n \geq \frac{4\sigma^2}{\varphi^2} \tag{9.4}$$

となる．相対精度でいえば(9.2)式より

$$n \geq 4\left(\frac{\sigma}{\mu\delta}\right)^2 \tag{9.5}$$

となる．いずれも，未知の値，σ, μ はあらかじめ，見積っておく必要がある．

例題 9.1 ある地域の血清総コレステロール値を検討したい．過去の経験から，$\sigma=30$ と見積り，精度として $\varphi=5$ と設定した．必要な n を求めよ．

解答 (9.4)式より

$$n \geq \frac{4 \times 900}{25} = 144$$

となる.

9.1.2 母比率の推定

標本比率 $\hat{p}$ の分散は

$$V(\hat{p}) = \frac{p(1-p)}{n} \tag{9.6}$$

であるから,(9.1)式から

$$n \geq \frac{4p(1-p)}{\varphi^2} \tag{9.7}$$

となる.相対精度でいえば(9.2)式より

$$n \geq \frac{4(1-p)}{p\delta^2} \tag{9.8}$$

となる.この場合も未知の値 p はあらかじめだいたいの値を見積っておく必要がある.

例題 9.2 ある地域でスギ花粉症の調査を行いたい.有症率をだいたい 8% と予想している.相対精度として $\delta = 0.20$ と設定した.必要な n を求めよ.

解答 (9.8)式より

$$n \geq \frac{4 \times (1-0.08)}{0.08 \times (0.2)^2} = 1150$$

となる.

9.2 母平均に関する検定

ここで対象とする,母平均に関する検定では,すべて,母集団に正規分布 $N(\mu, \sigma^2)$ を仮定する.したがって,もし対数正規分布をする場合には,対数変換を施したデータについて正規分布 $N(\mu, \sigma^2)$ を考えることになる.とても正規分布に変換できそうもない分布を示すことが経験的にわかっている場合には,以下の議論は適用できないことに注意しよう.

9.2.1 二つの母平均の差の検定

いま,比較の対象とする二つの母集団がそれぞれ未知の平均 μ_A, μ_B,分散 σ_A^2, σ_B^2 の正規分布 $N(\mu_A, \sigma_A^2)$, $N(\mu_B, \sigma_B^2)$ に従い,しかも等分散

$$\sigma_A^2 = \sigma_B^2 = \sigma^2 \tag{9.9}$$

が仮定されているとしよう.これら二つの母集団からそれぞれ,大きさ n_A, n_B の無作為標本を抽出して,母平均 μ_A, μ_B の検定を片側検定として,母平均が大きいと期待

される母集団を A とすると

$$帰無仮説\ H_0: \mu_A = \mu_B$$
$$対立仮説\ H_1: \mu_A > \mu_B$$

両側検定として

$$H_0: \mu_A = \mu_B$$
$$H_1: \mu_A \neq \mu_B$$

で行うものと考える．

検出したい有意差 d は，差 $\mu_A - \mu_B$ またはその絶対値ではなく，バラツキ $\sigma(=\sigma_A=\sigma_B)$ で除した値

$$d = \frac{\mu_A - \mu_B}{\sigma} \quad (片側検定) \tag{9.10}$$

または

$$d = \frac{|\mu_A - \mu_B|}{\sigma} \quad (両側検定) \tag{9.11}$$

で与えねばならない．つまり，母平均の差が同じでもバラツキが大きければ，二つの母集団の差は小さく，バラツキが小さければ，二つの母集団の差は大きいと考えられるからである（図71 参照）．

問題は，この d の値をどのように決定するかである．一般に μ_A, μ_B, σ は未知の値であり，過去の文献，経験を応用しても d の値の推定が困難である場合には次の慣例的性質を利用して

$$\left.\begin{array}{l} 1)\ 小さな差を検出したければ\quad d=0.1\sim 0.2 \\ 2)\ 中位な差を検出したければ\quad d=0.4\sim 0.5 \\ 3)\ 大きな差を検出したければ\quad d=0.8\sim 0.9 \end{array}\right\} \tag{9.12}$$

と目安をつけるのも一つの方法である．

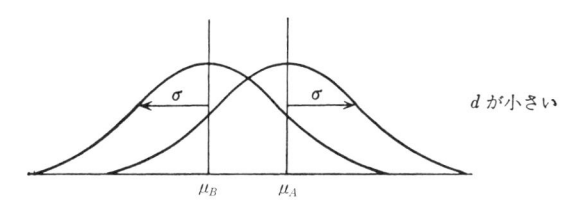

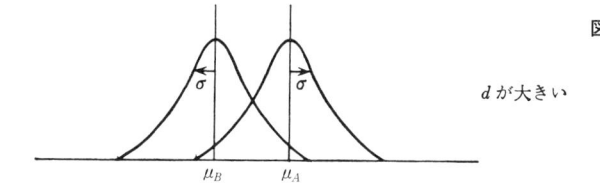

図 71 $\mu_A - \mu_B$ が同じでもバラツキ σ の大きさにより $d=(\mu_A - \mu_B)/\sigma$ の大きさが違うことを直感的に理解するための図示表現

無作為標本の大きさ n_A と n_B が等しい場合と，等しくない場合とでは，その求め方が異なるので，二つに分けて説明しよう．

a. $n_A=n_B=n$ の場合　両側検定，有意水準 α，検出力 $1-\beta$，に必要な標本の大きさ n は次式で計算できる．

$$n = 2\left\{\frac{Z(\alpha/2)+Z(\beta)}{d}\right\}^2 \tag{9.13}$$

表89には，有意水準が，両側検定で5%と1%（片側検定では，それぞれ2.5%，0.5%）の場合の標本の大きさ n の一部の計算結果を掲載した．なお，両側検定の場合は α_2，片側検定の場合は α_1 と区別した．

表89に示されていない d の値に対して n を求めるためには，近似式

$$n = \frac{n_{0.10}}{100d^2}+1 \tag{9.14}$$

を用いる．ここで $n_{0.10}$ は与えられた有意水準 α，検出力 $1-\beta$ の下で $d=0.10$ を検出するのに必要な標本の大きさで，表89から直接読み取れる．

例題9.3　二つの地区 A と B との生活環境の違いから，住民の血清コレステロール値に差があるか否か調査したい．必要な標本の大きさはいかほどであろうか．

解答　このような質問はよく出されるが，必要な三つのパラメータに関する情報は何もない．そこで，いくつか状況を設定して探索してみよう．

1) まず，慣例的性質(9.12)式を利用して，中程度の差 $d=0.40$ を両側検定で，有意水準5%，検出力80%として検出したいと考えてみよう．すなわち

$$\alpha_2=0.05, \quad 1-\beta=0.80, \quad d=0.40$$

の値を読めばよい．表89(a)より必要な標本の大きさ n は99となり，両地区から約

表89　母平均 μ または母比率 p に関する検定に必要な標本の大きさ

(a)　$\alpha_1=0.025\,(\alpha_2=0.05)$

検出力 $1-\beta$ \ d	.10	.20	.30	.40	.50	.60	.70	.80	1.00	1.20	1.40
.25	332	84	38	22	14	10	8	6	5	4	3
.50	769	193	86	49	32	22	17	13	9	7	5
.60	981	246	110	62	40	28	21	16	11	8	6
2/3	1144	287	128	73	47	33	24	19	12	9	7
.70	1235	310	138	78	50	35	26	20	13	10	7
.75	1389	348	155	88	57	40	29	23	15	11	8
.80	1571	393	175	99	64	45	33	26	17	12	9
.85	1797	450	201	113	73	51	38	29	19	14	10
.90	2102	526	234	132	85	59	44	34	22	16	12
.95	2600	651	290	163	105	73	54	42	27	19	14
.99	3675	920	409	231	148	103	76	58	38	27	20

(b) $\alpha_1=0.005\,(\alpha_2=0.01)$

検出力 $1-\beta$ \ d	.10	.20	.30	.40	.50	.60	.70	.80	1.00	1.20	1.40
.25	725	183	82	47	31	22	17	13	9	7	6
.50	1329	333	149	85	55	39	29	22	15	11	9
.60	1603	402	180	102	66	46	34	27	18	13	10
2/3	1810	454	203	115	74	52	39	30	20	14	11
.70	1924	482	215	122	79	55	41	32	21	15	12
.75	2108	528	236	134	86	60	45	35	23	17	13
.80	2338	586	259	148	95	67	49	38	25	18	14
.85	2611	654	292	165	106	74	55	43	28	20	15
.90	2978	746	332	188	120	84	62	48	31	22	17
.95	3564	892	398	224	144	101	74	57	37	26	20
.99	4808	1203	536	302	194	136	100	77	50	35	26

Cohen, J.[1] の Table 2.4.1 より引用.

100人ずつの標本を集めればよい.

2) もし,検出力を95%に上げて,得られる結果の信憑性を高めたい場合には,同じ表89(a)から

$$\alpha_2=0.05, \quad 1-\beta=0.95, \quad d=0.40$$

に対応する $n=163$ 名を両地区から抽出しなければならない. □

この例が示しているように,検出力を上げて検定結果の信頼性を高めたい場合には,必要な標本の大きさは増加し,検出したい差を大きく見積れば,必要な標本の大きさは減少する.

例題9.4 C型慢性肝炎に対するインターフェロン単独群(A群)と,インターフェロン・漢方薬併用群(B群)との無作為化比較試験における症例数の設計を行いたい.主要評価指標は肝機能検査ALTであり,投与終了6カ月後におけるALTの改善度を問題としたい.どのように設計すればよいか.

解答 一つの考え方は,それぞれの群で,投与前値から平均して

$$A\,群:m_A \pm S\%\,改善$$
$$B\,群:m_B \pm S\%\,改善$$

したとして,過去のsmall trialsのデータをもとに平均値 m_A, m_B の差の期待値,標準偏差 S の大きさを見積ることであろう.ここでは,両群とも同じようなバラツキ(標準偏差)をもつと仮定し,漢方薬併用群が,インターフェロン単独群に比べて10%,20%程度,より改善していれば'効果あり'としよう.ところが標準偏差の値は絞りきれないので,まずは,表90のように4種類の組合せを検討することとしよう.まず,両側検定,有意水準5%,検出力80%で考えよう.たとえば,ケース1では

表90 症例数の設計表

ケース No.	S	$m_B - m_A$ の期待値	検出力 80%	90%
1	30	10	142	190
2	30	20	36	47
3	40	10	252	337
4	40	20	64	85

$d=10/30=0.333$ となり，表89には載っていない．そこで，表89(a)の
$$\alpha_2=0.05, \quad 1-\beta=0.80, \quad d=0.10$$
に対応する $n_{0.10}=1571$ を読み取る．(9.14)式を利用して

$$n = \frac{1571}{100(0.333)^2} + 1 = 142$$

となる．他の場合も同様に考えればよい．結果は表のとおりであるが，かなり大きく症例数が異なっている．このような場合は，パラメータの値 (m_A, m_B, S) をもう少しよく検討する必要がある． □

b. $n_A \neq n_B$ の場合　一般に，標本の大きさを等しくすることは，検出力を高める意味で，望ましいのであるが，状況によっては，等しい大きさの標本がとれない場合も少なくない．たとえば，ある実験を計画するときに実験群に使用する動物の数が制限される場合などである．一方の母集団から抽出できる標本の大きさ $n_A(>n/2)$ がなんらかの制約により固定されている場合，他の母集団からの標本の大きさ n_B は

$$n_B = \frac{n n_A}{2 n_A - n} \tag{9.15}$$

で求めることができるのである．ここで n は

「$n_A=n_B$ の場合に指定された α, $1-\beta$, d に対する標本の大きさ」

である．

9.2.2　一つの母平均の検定

これから調査しようとする母集団の母平均 μ が，ある特定の値 μ_0 に等しいかどうか確かめたい場合もよく生じる．

検定仮説としては，正規母集団 $N(\mu, \sigma^2)$ を仮定した

$H_0: \mu = \mu_0$
$H_1: \mu > \mu_0$　または　$\mu < \mu_0$　（片側検定）
$H_1: \mu \neq \mu_0$　（両側検定）

が設定される．

この場合，d の値は

$$d = \frac{\mu - \mu_0}{\sigma} \sqrt{2} \quad \text{（片側検定）} \tag{9.16}$$

または
$$d = \frac{|\mu - \mu_0|}{\sigma}\sqrt{2} \quad (両側検定) \tag{9.17}$$

で与えられ，指定された α，$1-\beta$，d の値から表89により，標本の大きさ n の値を決めればよい．この場合，(9.16)，(9.17)式の形から，d の値が表89には載っていないケースが多くなると思われ，(9.14)式の利用が増えることが予想される．

例題 9.5 ある地域の過去数年間に，出生児体重が 2500 g より重い新生児を正常に分娩した母親の平均年齢は 26.5 歳であった．出生時体重が 2500 g 以下のいわゆる未熟児を分娩した母親の平均年齢が，26.5 歳より高いか低いかを検討してみたい．有意な差は $|\mu - 26.5|/\sigma = 0.2$ くらいと考え，有意水準 5%，検出力 90% としたい．どのくらいの標本の大きさが必要か．

解答 (9.17)式より $d = 0.2 \times \sqrt{2} = 0.2 \times 1.414 = 0.283$ となる．必要な情報は，両側検定であるから
$$\alpha_2 = 0.05, \quad 1-\beta = 0.90, \quad d = 0.283$$
となる．表89(a)には $d = 0.283$ の値は載っていないから，(9.14)式を用いる．この場合 $n_{0.10} = 2102$ であるから
$$n = \frac{2102}{100(0.283)^2} + 1 = 263$$
となり，未熟児を分娩した母親のカルテを 263 人分集める必要が生じる．　□

9.3 母比率に関する検定

母集団に，ある事象が発生している母比率を P とする．ここでは
1) 二つの母集団の未知の母比率 P_A，P_B が等しいかどうかの検定
2) 一つの母集団の未知の母比率 P がある値 P_0 に等しいかどうかの検定

の二つについて，必要な標本の大きさについて述べる．

9.3.1 二つの母比率の差の検定

二つの母集団 A，B の母比率を P_A，P_B とすると，検定方式は，片側検定としては，母比率が大きい母集団を A と考えて
$$H_0 : P_A = P_B$$
$$H_1 : P_A > P_B$$
であり，両側検定においては
$$H_0 : P_A = P_B$$
$$H_1 : P_A \neq P_B$$
となる．

検出すべき差に対する量的表現は，差 P_A-P_B または絶対値 $|P_A-P_B|$ ではなく

$$\phi = 2\arcsin\sqrt{P} \qquad (9.18)$$

と変換した後の

$$d = \phi_A - \phi_B \quad \text{（片側検定）} \qquad (9.19)$$

または

$$d = |\phi_A - \phi_B| \quad \text{（両側検定）} \qquad (9.20)$$

を用いる必要がある．(9.18)式の変換表は表 91 である．

たとえば，同じ差 $\Delta = P_A - P_B = 0.20$ でも

1) $P_A = 0.80,\ P_B = 0.60$
2) $P_A = 0.25,\ P_B = 0.05$

では，差 $\Delta = 0.20$ を検出するための標本の大きさが異なるのである．つまり，この差 $\Delta = P_A - P_B$ の値を用いると，それに必要な n の表が P_A または P_B 値ごとにつくらねばならない．ところが，(9.19)または(9.20)式の差 d を用いてやれば，n の表が一つですむというわけである．

つまり

表 91 $\phi = 2\arcsin\sqrt{P}$

P	ϕ	P	ϕ	P	ϕ	P	ϕ
.00	.000	.25	1.047	.50	1.571	.75	2.094
.01	.200	.26	1.070	.51	1.591	.76	2.118
.02	.284	.27	1.093	.52	1.611	.77	2.141
.03	.348	.28	1.115	.53	1.631	.78	2.165
.04	.403	.29	1.137	.54	1.651	.79	2.190
.05	.451	.30	1.159	.55	1.671	.80	2.214
.06	.495	.31	1.181	.56	1.691	.81	2.240
.07	.536	.32	1.203	.57	1.711	.82	2.265
.08	.574	.33	1.224	.58	1.731	.83	2.292
.09	.609	.34	1.245	.59	1.752	.84	2.319
.10	.644	.35	1.266	.60	1.772	.85	2.346
.11	.676	.36	1.287	.61	1.793	.86	2.375
.12	.707	.37	1.308	.62	1.813	.87	2.404
.13	.738	.38	1.328	.63	1.834	.88	2.434
.14	.767	.39	1.349	.64	1.855	.89	2.465
.15	.795	.40	1.369	.65	1.875	.90	2.498
.16	.823	.41	1.390	.66	1.897	.91	2.532
.17	.850	.42	1.410	.67	1.918	.92	2.568
.18	.876	.43	1.430	.68	1.939	.93	2.606
.19	.902	.44	1.451	.69	1.961	.94	2.647
.20	.927	.45	1.471	.70	1.982	.95	2.691
.21	.952	.46	1.491	.71	2.004	.96	2.739
.22	.976	.47	1.511	.72	2.026	.97	2.793
.23	1.000	.48	1.531	.73	2.049	.98	2.858
.24	1.024	.49	1.551	.74	2.071	.99	2.941
						1.00	3.142

9.3 母比率に関する検定

$$\text{有意水準 } \alpha, \quad \text{検出力 } 1-\beta, \quad \text{検出すべき差 } d=\phi_A-\phi_B$$

が指定されれば，n の値は一意に決定されるということである．

母集団 A, B から，それぞれ無作為抽出される標本の大きさ n_A と n_B が等しいときと等しくないときの二つに分けて議論しよう．

a. $n_A=n_B=n$ の場合　有意水準 α, 検出力 $1-\beta$, 検出すべき差 $d=|\phi_A-\phi_B|$ の値に対する n の値は，母平均の差の検定と同様に，(9.13)式で計算できるとともに，表 88 を参照できる．

表 89 に d の値が載っていない場合は，(9.14)式を利用する．

b. $n_A \neq n_B$ の場合　母平均に関する検定の(9.15)式とまったく同じである．

例題 9.6　二重盲検法(double blind test)を用いた無作為化比較試験により新薬の薬効検定を行いたい．プラセボの有効率 P_B が 55% 見込め，新薬の有効率 P_A がプラセボのそれに比べて 20% 程度高ければ「効果あり」と判定できる場合，有意水準を 5%，検出力は 80% で行うには，両群に何人の患者を割り付ければよいか．

解答　表 91 より

$$P_A=0.75 \text{ に対して } \phi_A=2.094$$
$$P_B=0.55 \text{ に対して } \phi_B=1.671$$

であるから検出すべき差は $d=\phi_A-\phi_B=0.423$ となる．表 89(a)にはこの d の値はないから，(9.14)式を用いる．表 89(a)より $n_{0.10}=1571$ であるから，それぞれの群に必要な標本の大きさは

$$n=\frac{1571}{100(0.423)^2}+1=88.8$$

となり，90 例の患者を目標症例数とする必要がある．　□

例題 9.7　ある物質の発がん抑制作用を研究しているが，そのめどがついたのでラットを用いた動物実験を行いたい．発がん率が，だいたい 40%($P_A=0.40$)の発がん剤を一定量投与して，一定期間後に，半数のラットに新しい発がん抑制剤を投与したい．

両群での発がん率の差が 30% 以上あれば($P_B=0.10$)，発がん抑制作用があったとみなしたい．必要なラットの数が知りたい．

解答　表 91 より

$$P_A=0.40 \text{ に対して} \quad \phi_A=1.369$$
$$P_B=0.10 \text{ に対して} \quad \phi_B=0.644$$

であるから，検出すべき差は $d=\phi_A-\phi_B=0.725$ となる．

まず，両側検定，有意水準 5%，検出力 80% と設定してみる．表 89 には $d=0.725$ の値はないから(9.14)式を用いる．この場合表 89(a)より $n_{0.10}=1571$ であるから，必

要な標本の大きさは

$$n = \frac{1571}{100(0.725)^2} + 1 = 30.9$$

となり，31 匹ずつ使用する必要がある．もし，得られる結果の信憑性を高めることを目的として，有意水準 1%，検出力を 95% としてみると，表 89(b) より $n_{0.10} = 3564$ であるから

$$n = \frac{3564}{100(0.725)^2} + 1 = 67.8$$

となり，この場合は 68 匹ずつ使用する必要が生じる． □

9.3.2 一つの母比率の検定

ある母集団の母比率 P がある特定の値 P_0 に等しいか否かという検定を行うことも少なくない．この場合の検定方式は

$$H_0 : P = P_0$$
$$H_1 : P > P_0 \quad \text{または} \quad P < P_0 \quad \text{(片側検定)}$$
$$H_1 : P \neq P_0 \quad \text{(両側検定)}$$

となる．この場合の検出すべき差 d は $\phi_0 = 2\arcsin\sqrt{P_0}$ とおいて

$$d = \sqrt{2}(\phi - \phi_0) \quad \text{または} \quad \sqrt{2}(\phi_0 - \phi) \quad \text{(片側検定)} \quad (9.21)$$
$$d = \sqrt{2}|\phi - \phi_0| \quad \text{(両側検定)} \quad (9.22)$$

となる．この場合も d の値が表 89 に載っていないことが多いので，近似式 (9.14) を用いることが多くなるであろう．

例題 9.8 ある地区で，スギ花粉症による鼻炎が多く発生しているといわれている．スギの花粉が原因か否かについて調べるために，まず，この地区に全国平均に比べて本当に鼻炎患者が多発しているのかどうかを調べたい．この地区から何人の住民を選出し，家庭訪問調査を行えばよいか．全国平均はだいたい 3% で，この地区に 8% くらい発生率を認めれば有意差ありとしたい．両側検定，有意水準 1%，検出力 95% とせよ．

解答 表 91 より

$$P_0 = 0.03 \quad \text{より} \quad \phi_0 = 0.348$$
$$P = 0.08 \quad \text{より} \quad \phi = 0.574$$

であるから，

$$d = \sqrt{2}(\phi - \phi_0) = 1.414(0.574 - 0.348) = 0.320$$

となる．この値は表 89 にはないので，近似式 (9.14) を用いる．表 89(b) の

$$\alpha_2 = 0.01, \quad 1 - \beta = 0.95, \quad d = 0.10$$

のところを読んで，$n_{0.10} = 3564$ となる．したがって，選出すべき住民の数は

9.3 母比率に関する検定

$$n=\frac{3564}{100(0.320)^2}+1=348.0+1=349$$

となる. □

参 考 文 献

1) Cohen, J. (1988). *Statistical Power Analysis for the Behavioral Sciences*, 2nd Edition. Academic Press.

Coffee Break

検定に必要な標本の大きさの計算式

― (9.13)式の計算には標準正規分布の上側パーセント点を付表 A.1 から読み取る必要があり, わりと面倒であるので, 表89に掲載されている数値だけを利用するだけで簡単に計算できるように(9.13)式を変形したのが(9.14)式である.

― 二つの母比率の差の検定に必要な標本の大きさの計算には, 次式も利用できる.

$$n=\left\{\frac{Z(\alpha/2)\sqrt{2\overline{P}(1-\overline{P})}+Z(\beta)\sqrt{P_A(1-P_A)+P_B(1-P_B)}}{P_A-P_B}\right\}^2$$

ここに, $\overline{P}=(P_A+P_B)/2$ である.

なお, 標本の大きさの議論は第14章も参照のこと.

10. 生存時間に関する推測

　がんなど致死的な疾患に対する治療効果の判定においては，治療後（予後）の寛解期間（remission time），生存時間（survival time）などの長さがどのくらい延びたか，を一つの基準とすることが多い．

　しかし，対象は患者であり，発症も来院もまちまちでしかないという特殊事情，また，ある一定の期間に，治療効果の判定をしなければ意味がないということから，対象患者すべてが'死亡'するまで待つわけにはいかないために，問題はそう簡単ではない．さらには，患者の予後の追跡が不可能になるケースも少なくない．この辺の事情は，図74に示されているとおりである．なんらかの理由により追跡不可能となった例や，研究期間終了時点で生存している例は一般に**打ち切られたデータ**（censored data）とよばれている．

　本章では，この問題に対する1) **Kaplan-Meierのproduct-limit 推定**[6]と，2群の生存時間の差の検定の方法として計算が簡便な2) **Peto & Petoのlog-rank 検定**[8]を紹介する．

　ところで治療効果以外にも，年齢，性，がんの浸潤度など患者の治療前の状態を規定する因子（予後因子，背景因子などとよぶ）が，生存時間に影響を与えていることは十分考えられることで，その影響を除去するための方法の一つとして'層別'という方法がとられることが多い．しかし，限られたデータ数で，何重にも層別することは，いたずらにデータ数を少なくしてしまい，必ずしも良い方法とはいえない．この問題を解決する方法の一つとして，Coxは**比例ハザードモデル**（proportional hazard model）を提案した[3]．これは，非常に魅力ある方法であり，今日，きわめてよく利用されている方法の一つである．

10.1 生存率曲線

　まず，生存率曲線（survival curve）とは何かを考えてみよう．次のデータはある発がん物質を投与された7匹のラットの投与時点からの生存日数である．

$$2, 3, 3, 4, 7, 10, 11$$

10.1 生存率曲線

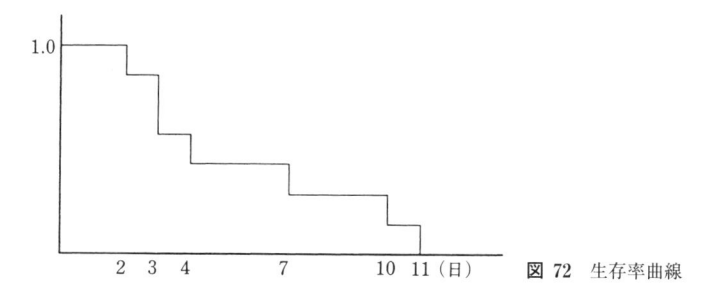

図 72 生存率曲線

簡単のため，打ち切られたデータのない完全データだけを取り上げた．ここで，2日というのは，投与時点からちょうど2日(48時間)経過した時点としよう．この集団の生存率曲線を描けといわれたとき，直感的に図72に示す階段状となることが理解できるであろうか．

時点 t での生存率を $S(t)$ で表すとして，この図をもう少し，論理的に考えてみると次のようになる．

1) 2日目まではどのラットも生存していたから
$$S(t) = 1.0, \quad 0 \leq t \leq 2$$

2) 2日目で1匹死亡したので，2日を過ぎた瞬間に生存率は6/7となる．2日を過ぎた瞬間を2+0と表現すると
$$S(2+0) = \frac{6}{7}$$

3) 2日を過ぎた瞬間から3日までは，どのラットも死亡していないから
$$S(t) = \frac{6}{7}, \quad 2 < t \leq 3$$

4) 3日目で2匹死亡したので，3日を過ぎた瞬間に生存率は4/7となる．
$$S(3+0) = \frac{4}{7}$$

5) 3日を過ぎた瞬間から4日までは，他のラットは死亡していないから
$$S(t) = \frac{4}{7}, \quad 3 < t \leq 4$$

となる．他も同様である．

ところで，$S(3+0) = 4/7$ は次のようにも考えることができる．
$$\frac{4}{7} = \frac{4}{6} \times \frac{6}{7} \tag{10.1}$$

すなわち

図 73 生存率曲線の面積

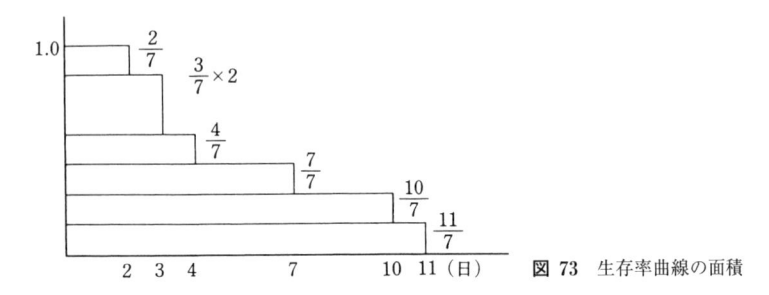

$$\begin{bmatrix}時点3を過ぎた\\瞬間の生存率\end{bmatrix} = \begin{bmatrix}時点3までに生存していた\\ラットのなかで，時点3を\\過ぎても生存している割合\end{bmatrix} \times [時点3までの生存率]$$

実は，この考え方が，打ち切られたデータがある場合でも適用可能な生存率曲線の基本的な考え方である．打ち切られたデータがなければ，このように 6/7 と 4/6 の分母分子(6)が消えて簡単になるが，打ち切られたデータがある場合にはそうはいかない．たとえば，7日のデータが追跡不能な打ち切られたデータであったと仮定してみよう．この場合は，7日では死亡していないので，4日を過ぎた瞬間から10日までが

$$S(t) = \frac{3}{7}, \quad 4 < t \leq 10$$

となる．ところが，7日で追跡不能となったラットは時点10日まで生存していたか否かは不明なので，時点10日まで生存していたラットの数は2匹であるから

$$S(10+0) = \frac{1}{2} \times \frac{3}{7} = \frac{3}{14}$$

となるのである．後は同様で，$S(t) = 3/14$，$10 < t \leq 11$，$S(11+0) = 0$ となる．さて，もとのデータに関する平均生存時間は

$$\frac{2}{7} + \frac{3 \times 2}{7} + \frac{4}{7} + \frac{7}{7} + \frac{10}{7} + \frac{11}{7} = 5.71 \tag{10.2}$$

で計算できる．ところで，図72の生存率曲線を考えてみると，実はその面積が平均生存期間となっていることは容易にわかる．なぜなら，図73のように階段の各角から x 軸に平行に線を y 軸まで引くと，(10.2)式のそれぞれの項が図73のそれぞれの長方形の面積に等しいからである．

10.2 生存率の Kaplan-Meier の推定法

生存時間を評価する一つの自然な方法は，生存率曲線を描き，ここから，平均生存時間，メディアン生存時間などを推定することである．そのためには，図74に示されているデータを図75に示されているように，予後の時間の記録された長さ(脱落例，

10.2 生存率の Kaplan-Meier の推定法

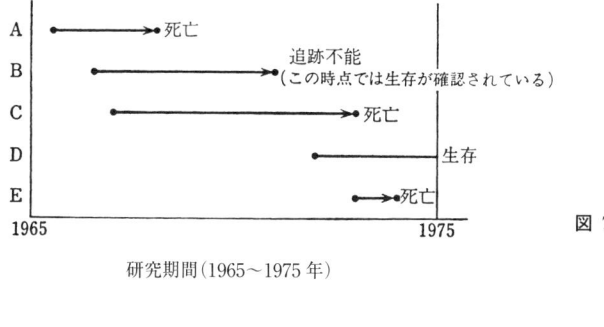

図 74 肺がん患者の治療後の追跡調査における 5 名の例

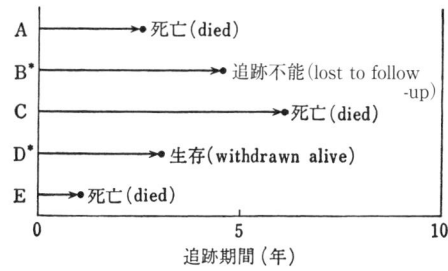

図 75 図 74 の 5 名の追跡期間の長さと追跡終了時点での患者の状態
＊印は censored データを意味する．

追跡不能例も含む)で並べ替えておく必要がある．

一般に，ある一定の研究期間に対象とした患者数を n_0 名として，この期間に'死亡'が確認された生存時間を大小順に並べると

$$t_1 < t_2 < \cdots < t_m$$

であったとしよう．この場合，$j=1, 2, \cdots, m$ として

1) d_j 名の患者が生存時間 t_j を記録した．ここで $d_j > 1$，つまり，複数の患者が同じ生存時間を記録することもよく起こる．$d_0 = 0$ であり，$d_j \geq 1$ である．
2) 区間 $[t_j, t_{j+1})$ に w_j 人の患者がなんらかの理由で追跡が打ち切られた．ここで $t_0 = 0$, $t_{m+1} = \infty$ である．

と整理できる．そうすると，時点 t_j の直前には

$$n_j = (d_j + w_j) + (d_{j+1} + w_{j+1}) + \cdots + (d_m + w_m) \qquad (10.3)$$

名の患者がまだ'生存'していたことになる．つまり，時点 t_j を境にして，時点 t_j の直後を $t_j + 0$ と書くとすると，$(t_j, t_j + 0)$ の間に

$$\frac{n_j - d_j}{n_j} \times 100 (\%) \qquad (10.4)$$

の割合の患者が生存したことになる．したがって，時点 t_j の直後 $t_j + 0$ での生存率 $S(t_j + 0)$ は

となり

$$S(t_j+0) = \frac{n_j - d_j}{n_j} S(t_{j-1}+0) \tag{10.5}$$

となり

$$S(t_j+0) = \frac{n_1 - d_1}{n_1} \cdots \frac{n_j - d_j}{n_j} = \prod_{1 \leq i \leq j} \left(\frac{n_i - d_i}{n_i} \right) \tag{10.6}$$

となる。区間 $(t_j, t_{j+1}]$ での任意の時点での生存率も

$$S(t) = S(t_j+0), \quad t_j < t \leq t_{j+1} \tag{10.7}$$

となる。一般的に書くと

$$S(t) = \prod_{j: t_j < t} \left(\frac{n_j - d_j}{n_j} \right) \tag{10.8}$$

と表現できる。

(10.8)式が生存率曲線に対する Kaplan-Meier の **product-limit 推定法**とよばれるもので，(10.4)，(10.5)式が示す生存率曲線の性質は，図76に示すとおりである。

さて，任意の時間 t における生存率の推定値(10.8)式のバラツキを示す標準誤差は近似的に

$$SE(S(t)) = S(t) \sqrt{\sum_{j: t_j < t} \frac{d_j}{n_j(n_j - d_j)}} \tag{10.9}$$

と求まる。つまり，各死亡時点の直後 t_j+0 では

$$SE(S(t_j+0)) = S(t_j+0) \sqrt{\sum_{i=1}^{j} \frac{d_i}{n_i(n_i - d_i)}} \tag{10.10}$$

となる。(10.10)式の平方根のなかの計算が手計算では面倒であるので電卓の利用またはコンピュータプログラムをつくっておくと便利である。

次に，平均生存時間は，生存率曲線の x 軸と y 軸とで囲む面積に等しく

$$\hat{\mu} = \sum_{j=1}^{m} S(t_j)(t_j - t_{j-1}) = \sum_{j=1}^{m} S(t_{j-1}+0)(t_j - t_{j-1}) \tag{10.11}$$

で与えられる。

しかし，追跡時間の最大値が '死亡' ではなく，'censored' の場合には，(10.11)

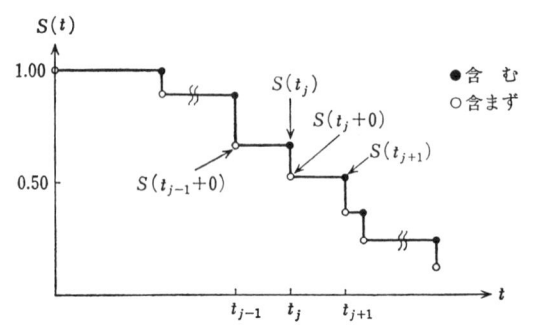

図76 生存率曲線の性質 $t_1 < t_2 < \cdots < t_m$ は '死亡' 時間を示す。censored データの時間ではない。

式で与えられる $\hat{\mu}$ は小さめの推定値を与えるので

$$\hat{\mu}=\sum_{j=1}^{m}S(t_{j-1}+0)(t_j-t_{j-1})+S(t_m+0)(t_{\max}-t_m) \tag{10.12}$$

で推定することが多い．ここで $t_{\max}$ はデータの最大値である．

生存時間の $100P$-th パーセント点 T_P は

$$T_P=\inf\{t:S(t)\leq P\} \tag{10.13}$$

で定義される．ここで，inf は $S(t)\leq P$ を満足する t の最小値または下限を意味する．$P=1/2$ とおけば $T_{0.5}$ はメディアン生存時間とよばれる．

例題 10.1 Freireich et al.[5] による急性白血病患者を対象とする臨床比較試験で，6-MP 治療群 21 名，プラセボ群 21 名の寛解期間(週)のデータは次のようであった．

6-MP 群：
 6, 6, 6, 7, 10, 13, 16, 22, 23,
 6+, 9+, 10+, 11+, 17+, 19+, 20+, 25+, 32+, 32+, 34+, 35+
プラセボ群：
 1, 1, 2, 2, 3, 4, 4, 5, 5, 8, 8, 8, 8, 11, 11, 12, 12, 15, 17, 22, 23

各群の生存率曲線を描き，平均生存時間，メディアン生存時間を求めよ．数字の後の＋の印(たとえば6+)は打ち切られたデータを意味する．もちろん，この場合の'生存'とは'寛解'を意味する．

解答 表92の作成にあたり，重要な w_j の数え方を 6-MP 治療群を例にとって説明してみよう．記録された相異なる生存(寛解)時間を大小順に並べて，その間に打ち切られたデータを入れてみると，下図のようになることから w_j が計算できる．

6	7	10	13	16	22	23
6+	9+	10+ 11+	なし	17+ 19+ 20+	なし	25+ 32+ 32+ 34+ 35+
$w_1=1$	$w_2=1$	$w_3=2$	$w_4=0$	$w_5=3$	$w_6=0$	$w_7=5$

たとえば，6-MP 群の $S(t_j+0)$ のいくつかを計算してみよう．

$$S(6+0)=\frac{21-3}{21}=\frac{18}{21}=0.857$$

$$S(7+0)=\frac{17-1}{17}S(6+0)=\frac{17-1}{17}\cdot\frac{21-3}{21}=0.807$$

$$S(10+0)=\frac{15-1}{15}S(7+0)=\frac{15-1}{15}\cdot\frac{17-1}{17}\cdot\frac{21-3}{21}=0.753$$

プラセボ群については，打ち切られたデータがないのですべて $w_j=0$ となる．
表92(a)，(b)に各群の $S(t_j+0)$ を(10.5)式または(10.6)式より計算してプロットす

表 92 Freireich et al.[5] による急性白血病臨床比較試験

(a) 6-MP 治療群

j	t_j	d_j	w_j	n_j	$S(t_j+0)$	$\dfrac{d_j}{n_j(n_j-d_j)}$	$\sum_{i=1}^{j}\dfrac{d_i}{n_i(n_i-d_i)}$	$SE(S(t_j+0))$
1	6	3	1	21	0.857	0.007937	0.007937	0.0763
2	7	1	1	17	0.807	0.003676	0.011613	0.0870
3	10	1	2	15	0.753	0.004762	0.016375	0.0964
4	13	1	0	12	0.690	0.007576	0.023951	0.1068
5	16	1	3	11	0.627	0.009091	0.033042	0.1140
6	22	1	0	7	0.538	0.023810	0.056852	0.1283
7	23	1	5	6	0.448	0.033333	0.090185	0.1345

(b) プラセボ群

j	t_j	d_j	w_j	n_j	$S(t_j+0)$	$\dfrac{d_j}{n_j(n_j-d_j)}$	$\sum_{i=1}^{j}\dfrac{d_i}{n_i(n_i-d_i)}$	$SE(S(t_j+0))$
1	1	2	0	21	0.905	0.005013	0.005013	0.0641
2	2	2	0	19	0.810	0.006192	0.011205	0.0857
3	3	1	0	17	0.762	0.003676	0.014881	0.0930
4	4	2	0	16	0.667	0.008929	0.023810	0.1029
5	5	2	0	14	0.571	0.011905	0.035715	0.1079
6	8	4	0	12	0.381	0.041667	0.077382	0.1060
7	11	2	0	8	0.286	0.041667	0.119049	0.0987
8	12	2	0	6	0.191	0.083333	0.202382	0.0859
9	15	1	0	4	0.143	0.083333	0.285715	0.0764
10	17	1	0	3	0.095	0.166666	0.452381	0.0639
11	22	1	0	2	0.048	0.500000	0.952381	0.0468
12	23	1	0	1	0.000	—	—	0.0000

ると,図 77 の生存率曲線が得られる(なお,6-MP 群の最大値が 'censored' 35+ であるので 35 週まで x 軸に平行に線を引いてもよい).

次に平均生存時間を求めると

6-MP 群:$\hat{\mu}=1.000\times(6-0)+0.857\times(7-6)+0.807\times(10-7)$
$\qquad +0.753\times(13-10)+0.690\times(16-13)+0.627\times(22-16)$
$\qquad +0.538\times(23-22)+0.448\times(35-23)$
$\qquad =23.28$ 週

プラセボ群:$\hat{\mu}=1.000\times(1-0)+0.905\times(2-1)+0.810\times(3-2)$
$\qquad +0.762\times(4-3)+0.667\times(5-4)+0.571\times(8-5)$
$\qquad +0.381\times(11-8)+0.286\times(12-11)+0.191\times(15-12)$
$\qquad +0.143\times(17-15)+0.095\times(22-17)$
$\qquad +0.048\times(23-22)$
$\qquad =8.67$ 週

上の計算で 6-MP 群の最大値 35 週は censored データであるので(10.12)式を用いた.

10.3 2群の生存時間の差の検定

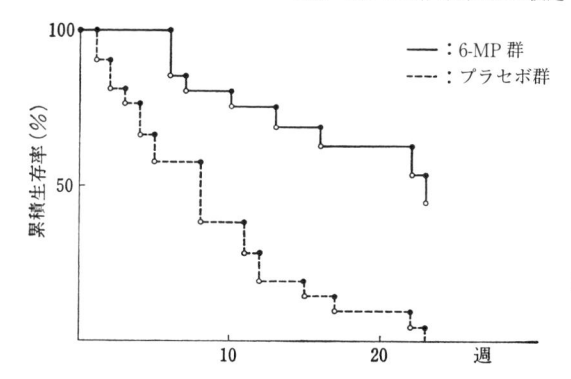

図77 Freireich et al[5] による急性白血病臨床試験における 6-MP 治療群とプラセボ群の生存曲線

メディアン生存時間は(10.13)式で $P=0.5$ とおいて，図 77 より

$$6\text{-MP 群}：T_{0.5}=23 \text{ 週}$$
$$\text{プラセボ群}：T_{0.5}=8 \text{ 週}$$

となり，6-MP 群の方が生存時間が長い結果が得られた． □

10.3 2群の生存時間の差の検定——Peto & Peto の log-rank 検定

2群の生存時間の差の検定に関しては調整オッズ比の推定で有名な Mantel-Haenszel 法(13.2 節参照)と同一の log-rank 検定，Cox-Mantel 検定(log-rank 検定の多群1の拡張)が代表的な方法であるが，ここでは，計算が簡単で実用的な Peto & Peto の log-rank 検定を説明しよう．これは全体としての生存率の差の検定を行うもので，時点 t での母生存率を $S(t)$ とすれば

$$H_0：S_A(t)=S_B(t)，\quad \text{すべての } t(\geq 0) \text{ に対して}$$
$$H_1：S_A(t) \neq S_B(t)，\quad \text{ある } t(\geq 0) \text{ に対して}$$

を検定することになる．

Peto & Peto の方法は基本的には次の統計量が χ^2 分布に近似される

$$X^2 = \sum \frac{(O-E)^2}{E} = \frac{(O_A-E_A)^2}{E_A} + \frac{(O_B-E_B)^2}{E_B} \underset{H_0 \text{ の下で}}{\frown} \chi_1^2 \text{ 分布} \quad (10.14)$$

の性質を利用するものである．ここで

$$O_A：A \text{ 群での観測死亡数}$$
$$E_A：A \text{ 群での期待死亡数}$$
$$O_B：B \text{ 群での観測死亡数}$$
$$E_B：B \text{ 群での期待死亡数}$$

であり，E_A, E_B を求めるためには，次のように考えればよい．

帰無仮説 H_0 の下では2群の生存率曲線は差がないから，2群の生存時間データを

一緒にする(pooling)ことが可能である．2群のデータ全体について，'死亡'が確認された患者の生存時間を大小順に並べると，m 個あり

$$t_1 < t_2 < \cdots < t_m$$

となったと仮定しよう．この場合，$j=1, 2, \cdots, m$ として
1) A 群で d_{Aj} 名の患者の生存時間が t_j であった．
   $d_{A0}=0$ であり，$0 \leq d_{Aj}$ である．
2) B 群で d_{Bj} 名の患者の生存時間が t_j であった．
   $d_{B0}=0$ であり，$0 \leq d_{Bj}$ である．
3) 2群全体についてみれば $d_j = d_{Aj} + d_{Bj} (\geq 1)$ 名の生存時間が t_j であった．明らかに $d_0 = 0$ である．
4) 区間 $[t_j, t_{j+1})$ に，A 群で w_{Aj} 名，B 群で w_{Bj} 名，合わせて $w_j = w_{Aj} + w_{Bj}$ 名がなんらかの理由で追跡が打ち切られた．$t_0 = 0$ であり，$t_{m+1} = \infty$ である．

と整理できよう．したがって，各群で，時刻 t_j の直前には

$$\left.\begin{array}{l} n_{Aj} = (d_{Aj} + w_{Aj}) + (d_{A(j+1)} + w_{A(j+1)}) + \cdots + (d_{Am} + w_{Am}) \\ n_{Bj} = (d_{Bj} + w_{Bj}) + (d_{B(j+1)} + w_{B(j+1)}) + \cdots + (d_{Bm} + w_{Bm}) \end{array}\right\} \quad (10.15)$$

名の患者がまだ'生存'していることになる．つまり，各時点 t_j において，表93に示すように 2×2 分割表がつくれる．この表から，期待死亡数は周辺度数一定の下で

$$\left.\begin{array}{l} e_{Aj} = d_j n_{Aj}/n_j \\ e_{Bj} = d_j n_{Bj}/n_j \end{array}\right\} \quad (10.16)$$

で与えられる．明らかに

$$e_{Aj} + e_{Bj} = d_j = d_{Aj} + d_{Bj} \quad (10.17)$$

である．つまり，すべての時点での期待死亡数の総和は

$$\left.\begin{array}{l} E_A = \sum_{j=1}^{m} e_{Aj} \\ E_B = \sum_{j=1}^{m} e_{Bj} \end{array}\right\} \quad (10.18)$$

と計算される．各群の観測死亡数の総和は，明らかに

$$\left.\begin{array}{l} O_A = \sum_{j=1}^{m} d_{Aj} \\ O_B = \sum_{j=1}^{m} d_{Bj} \end{array}\right\} \quad (10.19)$$

表 93　時点 t_j における死亡・生存に関する 2×2 分割表

	死亡	生存	計
A 群	d_{Aj}	$n_{Aj} - d_{Aj}$	n_{Aj}
B 群	d_{Bj}	$n_{Bj} - d_{Bj}$	n_{Bj}
計	d_j	$n_j - d_j$	n_j

となる．計算ミスを防ぐためにも

$$E_A + E_B = \sum_{j=1}^{m}(e_{Aj} + e_{Bj}) = \sum_{j=1}^{m}(d_{Aj} + d_{Bj}) = O_A + O_B \quad (10.20)$$

であることを確かめる必要がある．(10.20)式は

$$O_B - E_B = -(O_A - E_A)$$

と変形できるから，これを(10.14)式に代入して

$$X^2 = (O_A - E_A)^2 \left(\frac{1}{E_A} + \frac{1}{E_B}\right) \underset{H_0\text{の下で}}{\sim} \chi_1^2 \text{ 分布} \quad (10.21)$$

の関係が利用できる．つまり，自由度1の χ^2 分布の上側 100α パーセント点を $\chi_1^2(\alpha)$ として（付表B参照）

$$X^2 \geq \chi_1^2(\alpha) \quad (10.22)$$

であれば，有意水準 α で帰無仮説 H_0 が棄却できる．

ただ，この Peto & Peto の方法は，やや控えめな(conservative)検定であり，(10.22)式の X^2 の値が χ_1^2 分布よりは小さめの値をもつ分布であることが知られているが，実際にはさほど影響は少ないと思われる．より適切な方法としては，log-rank 検定[4,9]，Mantel-Cox 検定[7]，Breslow 検定[1] (generalized Wilcoxon 検定)などがあるが，これらは計算が面倒で手計算の範囲を超えるものであり，コンピュータ利用を考えねばならない．たとえば，統計パッケージ BMDP, SAS などには，これらのプログラムが用意されている．これに反し，Peto & Peto の方法は電卓を利用した手計算の範囲でも十分可能である利点がある．

例題 10.2 例題 10.1 の2群，6-MP 治療群とプラセボ群の生存時間の差の検定を行え．

解答 6-MP 治療群を A 群，プラセボ群を B 群として，表 94 のように計算を行い

$$O_A = 9, \quad E_A = 19.249$$
$$O_B = 21, \quad E_B = 10.751$$

が得られる．ここで検算のために $O_A + O_B = E_A + E_B = 30$ となっていることを確かめる必要がある．

(10.22)式より，付表 B を参照して

$$X^2 = (9 - 19.249)^2 \left(\frac{1}{19.249} + \frac{1}{10.751}\right) = 15.23 > \chi_1^2(0.005) = 7.88$$

となるから，有意水準 0.5% で帰無仮説は棄却され，6-MP 治療群の生存時間の方が有意に長いことが認められた． □

表 94 例題 10.2 の 2 群の差の検定のための計算表

j	t_j	6-MP群			プラセボ群			全体		期待値	
		d_{Aj}	w_{Aj}	n_{Aj}	d_{Bj}	w_{Bj}	n_{Bj}	d_j $(=d_{Aj}+d_{Bj})$	n_j $(=n_{Aj}+n_{Bj})$	e_{Aj} $(=d_j n_{Aj}/n_j)$	e_{Bj} $(=d_j n_{Bj}/n_j)$
1	1	0	0	21	2	0	21	2	42	1.000	1.000
2	2	0	0	21	2	0	19	2	40	1.050	0.950
3	3	0	0	21	1	0	17	1	38	0.553	0.447
4	4	0	0	21	2	0	16	2	37	1.135	0.865
5	5	0	0	21	2	0	14	2	35	1.200	0.800
6	6	3	1	21	0	0	12	3	33	1.909	1.091
7	7	1	0	17	0	0	12	1	29	0.586	0.414
8	8	0	1	16	4	0	12	4	28	2.286	1.714
9	10	1	0	15	0	0	8	1	23	0.652	0.348
10	11	0	1	13	2	0	8	2	21	1.238	0.762
11	12	0	0	12	2	0	6	2	18	1.333	0.667
12	13	1	0	12	0	0	4	1	16	0.750	0.250
13	15	0	0	11	1	0	4	1	15	0.733	0.267
14	16	1	0	11	0	0	3	1	14	0.786	0.214
15	17	0	3	10	0	0	3	1	13	0.769	0.231
16	22	1	0	7	1	0	2	2	9	1.555	0.445
17	23	1	5	6	1	0	1	2	7	1.714	0.286
		$O_A=9$			$O_B=21$			$O_A+O_B=30$		$E_A=19.249$	$E_B=10.751$

10.4 Cox の比例ハザードモデル

Cox の比例ハザードモデル[3]は,基本的には被説明変数 y に生存時間をとり,治療因子を含めた,生存時間に影響を与える予後因子 $X=(X_1, X_2, \cdots, X_p)$ を説明変数とした重回帰分析(第15章参照)と考えることができる.しかし,その考え方は打ち切られたデータを考慮した生存時間特有な理論と仮定に基づいている.

このモデルは,予後因子 $X=(X_1, X_2, \cdots, X_p)$ を有している固体の生存率を $S(t, X)$ とすると

$$S(t, X) = S_0(t)^{\exp(\beta_1 X_1 + \cdots + \beta_p X_p)} \qquad (10.23)$$

で表現されるモデルである.ここに $S_0(t)$ は研究対象となる個体のなかでの平均的な個体の生存率である.ここで,係数 β_j がそれぞれの予後因子の,生存率への影響の方向と大きさを表す重みである.

(10.23)式を生存率 $S(t, X)$ の代わりにハザード,**ハザード率**(hazard rate)$\lambda(t, X)$ で表現すると

$$\lambda(t, X) = \lambda_0(t)\exp(\beta_1 X_1 + \cdots + \beta_p X_p) \qquad (10.24)$$

となる.ハザード率 $\lambda(t, X)$ とは,時点 t まで生存していた個体が,区間 $(t, t+dt)$ に死亡する割合である.ここに $\lambda_0(t)$ は研究対象となる個体のなかでの平均的な個体のハザード率である.この(10.24)式の仮定が'比例ハザード'とよばれるゆえんである.

なぜなら，予後因子が $X=(X_1, X_2, \cdots, X_p)$ である個体と $Z=(Z_1, Z_2, \cdots, Z_p)$ である個体とのハザード比は

$$\frac{\lambda(t, X)}{\lambda(t, Z)} = \frac{\exp(\beta_1 X_1 + \cdots + \beta_p X_p)}{\exp(\beta_1 Z_1 + \cdots + \beta_p Z_p)}$$
$$= \exp(\beta_1(X_1 - Z_1) + \cdots + \beta_p(X_p - Z_p)) \qquad (10.25)$$

となり，時点 t に関係なく一定の値をとるからである．

たとえば，2群比較では，予後因子 X_1 を治療変数として

$$X_1 = \begin{cases} 1, & A \text{ 治療群} \\ 0, & B \text{ 治療群} \end{cases}$$

としてみるとよい．この場合，β_1 が治療 A の治療 B に対する治療効果を表す．なぜなら，他の予後因子 $(X_2, \cdots, X_p)$ が同じである A 治療群と B 治療群のハザード比，すなわち，他の予後因子で調整された比は，(10.24)式より時間に関係なく一定であり

$$\frac{\lambda(A \text{ 治療群}, X_2, \cdots, X_p)}{\lambda(B \text{ 治療群}, X_2, \cdots, X_p)} = \exp(\hat{\beta}_1) \qquad (10.26)$$

となるからである．この指標は生存時間の評価における相対危険度（リスク比）の指標として重要である．

一般に，仮説

$$H_0: \beta_j = 0$$
$$H_1: \beta_j \neq 0$$

の検定は次の Z 値が近似的に正規分布に従うことを利用する．

$$Z \text{ 値} = \frac{\hat{\beta}_j}{SE(\hat{\beta}_j)} \underset{H_0 \text{の下で}}{\frown} N(0, 1) \qquad (10.27)$$

また，(10.26)式で定義される相対危険度の95%信頼区間は近似的に

$$\exp(\hat{\beta}_1 \pm 2SE(\hat{\beta}_1)) \qquad (10.28)$$

で計算できる．これらの計算は最尤法によるが，計算は大変なので，BMDP，SASなどの信頼性の高い統計パッケージを利用する．可能ならば，モデルの適合度（(10.24)式の仮定の妥当性）の検討が重要であるのでこの方法をよく知っている専門家にコンサルテーションを依頼したい．

例題 10.3 表95は肝硬変に対するプレドニゾン療法の探索的な意味合いの強い臨床比較試験のデータの一部である．治療効果を検討せよ．

解答 統計パッケージ BMDP を利用して解説しよう．まず，図78は治療法別の累積生存率曲線の Kaplan-Meier 推定値である．プレドニゾン群の方が生存時間が長い傾向であるが，Mantel-Cox 検定では自由度1の χ^2 値=1.20(Peto & Peto の(10.21)式では χ^2 値=1.12)で有意差はない．ところで，図79, 80には，他の予後因子として

表 95 肝硬変に対する臨床試験データ[2]

個体 No.	生存日数	打切りの有無 死亡 (1) 打切り (0)	アルブミン g/l	飲酒 あり(1) なし(0)	治療法 プレドニゾン(1) プラセボ (0)
1	17	1	24	1	1
2	23	1	23	1	1
3	39	1	22	1	0
4	45	1	24	1	1
5	56	1	21	1	0
6	69	1	26	0	1
7	80	1	26	1	1
8	98	1	21	1	0
9	120	1	29	0	1
10	134	1	29	1	0
11	152	0	32	1	1
12	163	1	29	0	1
13	189	1	28	1	0
14	205	1	31	0	1
15	231	0	27	0	1
16	252	0	31	1	0
17	311	1	31	0	1
18	337	0	28	0	1
19	390	1	33	1	0
20	457	1	31	1	1
21	488	0	34	0	1
22	560	1	33	0	0
23	633	0	34	0	1
24	692	0	35	0	0
25	809	0	32	0	1
26	912	1	34	0	0
27	1046	0	33	0	0
28	1298	0	33	0	0
29	1437	0	36	0	0
30	1562	0	35	0	0

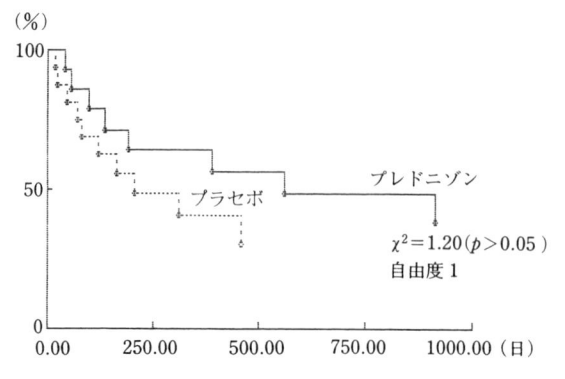

$\chi^2 = 1.20 \, (p > 0.05)$
自由度 1

図 78 治療法での比較

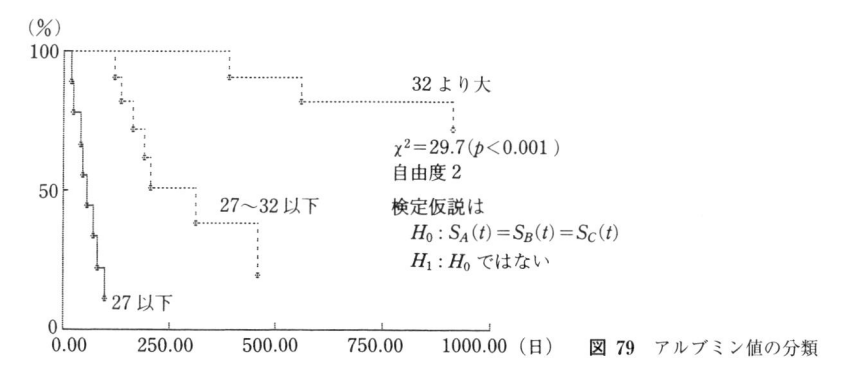

10.4 Cox の比例ハザードモデル

(グラフ: アルブミン値の分類)
- 32 より大
- 27〜32 以下
- 27 以下
- $\chi^2 = 29.7 (p<0.001)$
- 自由度 2
- 検定仮説は
  $H_0 : S_A(t) = S_B(t) = S_C(t)$
  $H_1 : H_0$ ではない

図 79 アルブミン値の分類

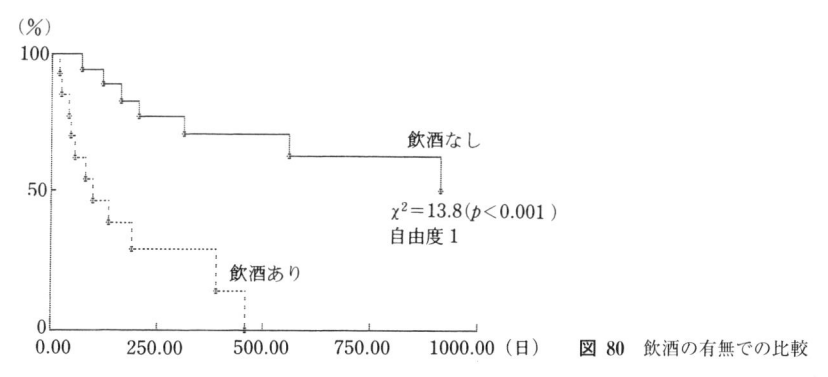

(グラフ: 飲酒の有無での比較)
- 飲酒なし
- 飲酒あり
- $\chi^2 = 13.8 (p<0.001)$
- 自由度 1

図 80 飲酒の有無での比較

のアルブミン値(3群に分割),飲酒習慣別の累積生存率曲線を示した.つまり,アルブミン値が高い,飲酒なし,ほど予後が良い傾向が顕著であり,Mantel-Cox 検定でもそれぞれ,χ^2 値 = 29.7(自由度 2), 13.8(自由度 1)であり,ともに 0.1% の有意水準で有意差が認められる.

なお,図 79 の検定仮説は次に示すとおりである.
$$H_0 : S_A(t) = S_B(t) = S_C(t)$$
$$H_1 : H_0 \text{ではない}$$

この例のように対象者数が少ない場合には,これらの予後因子が治療群間で少しでも偏って分布していれば調整が必要である.たとえば,表 96 はアルブミン値の分布である.プレドニゾン群にアルブミン値が高い傾向がある(32 g/l 以上の割合の比較

表 96 アルブミン値の分布の比較

	アルブミン値			計
	27 以下	27〜32 以下	32 より大	
プラセボ	6	8	2	16
プレドニゾン	3	3	8	14

表 97 Cox の比例ハザードモデルでの結果

変　数	係数 β	$SE(\beta)$	Z 値	p 値
治　療	-1.113	0.607	-1.834	$p>0.05$
アルブミン値	-0.415	0.102	-4.061	$p<0.001$
飲　酒	1.309	0.659	1.987	$p<0.05$

は Fisher の正確な検定，両側 p 値$=0.0013$)．そこで，この3変数を利用してCoxの比例ハザードモデルを適用した結果は表97に示すとおりである．治療の効果の係数 β_1 は -1.113 ± 0.607（標準誤差）と推定され Z 値$=-1.834$（χ^2値$=3.37$）となり5%の有意水準（両側検定）では有意ではないが，調整前（χ^2値$=1.20$）よりは有意に近い値となっており，この結果からはプレドニゾンは効果がないとはいい切れない．ここでは，モデルの適合度の検討は省略した．　□

参　考　文　献

1) Breslow, N. (1970). A generalized Kruskal-Wallis test for comparing k samples subject to unequal patterns of censorship. *Biometrika*, **57**, 579-594.
2) Christensen, E. (1987). Multivariate survival analysis using Cox's regression model. *Hepatology*, **7**, 1346-1358.
3) Cox, D. R. (1972). Regression models and life tables. *J. Royal Statist. Soc.*, **B34**, 187-220.
4) Dixon, W. J. (1990). *BMDP, Statistical Software Manuals.* University of California Press.
5) Freireich, E. J. *et al.* (1963). The effect of 6-mercaptopurine on the duration of steroid-induced remission in acute Leukemia. *Blood*, **21**, 699-716.
6) Kaplan, E. L. and Meier, P. (1958). Nonparametric estimation from incomplete observations. *J. Amer. Stat. Assoc.*, **53**, 457-481.
7) Mantel, N. (1966). Evaluation of survival data and two new rank order statistics arising in its consideration. *Cancer Chemotherapy Report*, **50**, 163-170.
8) Peto, R. *et al.* (1976 ; 1977). Design and analysis of randomized clinical trials requiring prolonged observation of each patient. I, II. *British J. Cancer*, **34**, 585-612; **35**, 1-29.
9) 丹後俊郎(2000)．統計モデル入門，医学統計学シリーズ2．朝倉書店．

~~~~~~Coffee Break~~~~~~

AIDS 患者数の予測

AIDS は，おもに性的接触により HIV(human immunodeficiency virus)に感染し，潜伏期間を経て，さまざまな AIDS 特有の症状を呈する症候群である．

```
                |  (潜伏期間)=t−x   |
  ―――――――――――――――――――――――――――――――――
        HIV 感染時点 x      AIDS 発病時点 t
```

AIDS の流行・患者数の予測を考えるとき
1) 最初の感染が起きた時点 T_s
2) 現時点 T_p までの，累積 HIV 感染者数 N_0，新規 HIV 感染の時間分布の密度関数 $h_0(t)$
$$\int_{T_s}^{T_p} h_0(t)\,dt = 1$$
3) 潜伏期間の個体差を表現する確率分布 $F(y)$
$$\int_0^\infty dF(y) = 1$$
4) HIV 感染者が AIDS を発病する確率 p

が既知としよう．時点 x で HIV 感染した感染者が時点 t で発病する確率は $pf(t-x)$ であるから，近未来の時点 t での患者発生数は
$$g(t) = N_0 \int_{T_s}^{t} pf(t-x) h_0(x)\,dx$$
と予測できる．しかし，現実には，$h_0(.)$，$F(.)$，p などに関する情報は少ない．これらのパラメータは，HIV 感染者の実態調査，AIDS 患者のデータから推測しなければならない．

参考文献：Tango, T. (1989). *Statistics in Medicine*, 8, 1509-1514.
　　　　　丹後俊郎(2002). 医学データ―デザインから統計モデルまで―, 第 9 章. 共立出版.

11. 多重比較

　動物実験，病歴調査に限らず，多群の比較がよく行われる．その場合，2群の平均値の差の検定であるt検定をすべての組合せに対して，有意水準5%で繰り返している場合が多いが，本当に繰り返し検定することに問題はないのであろうか．
　ここでは，このような検定を繰り返す**多重比較**(multiple comparison)に対する考え方，適当な手法
　1)　計量値の平均値(パラメトリック法，ノンパラメトリック法)
　2)　二値データの比率
　3)　順序カテゴリー分類
の三つの場合で統一的に説明しよう．
　ただ，事前に比較する群を明確にしている実験・臨床試験などでは，「2群比較を最初から行う多重比較は適当でなく，その適用は探索的な統計解析に限定すべき」との意見も少なくないので，その利用は慎重でなければならない．

11.1　母平均の多重比較

　検定仮説は，8.2.1項の一元配置分散分析と同じであり，対応のない独立な群の数をaとすると

$$H_0 : \mu_1 = \mu_2 = \cdots = \mu_a$$
$$H_1 : H_0 ではない$$

である．群iで使用した個体数をn_i，その総数を$N(=n_1+\cdots+n_a)$，観測された平均値を$\bar{X}_i$，標準偏差をS_iとしよう．

11.1.1　等分散・正規性が仮定できる場合

　2群(i,j)の平均値の差の検定の基本的な考え方は，観測された平均値の差$\bar{X}_i-\bar{X}_j$が，その誤差(すなわち，個体差に基づくbiological variabilityと測定誤差measurement error)を超えて，大きな(統計学的に有意な)差を示すか否かを検討することにあった．そのための検定統計量として，2群の誤差の大きさがほぼ等しい場合には，次のt値

$$\varDelta_{ij} = \frac{(\text{平均値の差})}{(\text{平均値の差の標準誤差})} = \frac{\bar{X}_i - \bar{X}_j}{SE(\bar{X}_i - \bar{X}_j)} = \frac{\bar{X}_i - \bar{X}_j}{\hat{\sigma}\sqrt{1/n_i + 1/n_j}} \quad (11.1)$$

が利用できる.しかし,問題の一つは,誤差の大きさである分散 σ^2 の推定方法である.比較する組合せごとに通常の t 検定を適用する場合は

$$\hat{\sigma}_{ij}^2 = \frac{(n_i-1)S_i^2 + (n_j-1)S_j^2}{n_i + n_j - 2} \quad (11.2)$$

と推定する(separate variance t-test).この場合,上記の t 値は自由度 $n_i + n_j - 2$ の t 分布に従う.しかし,誤差の大きさが群によって大きく異なるケースが少なく,むしろ同程度と考える方が自然な場合には,誤差の大きさは群全体のデータを利用して

$$\hat{\sigma}^2 = \frac{(n_1-1)S_1^2 + \cdots + (n_a-1)S_a^2}{(n_1-1) + \cdots + (n_a-1)} \quad (11.3)$$

と推定すればよい(pooled variance t-test).こうすれば,組合せによって σ の値を変える必要はないし,参照すべき t 分布の自由度も $n_i + n_j - 2$ から $N - a$ へと増加し,結果的に検定の切れ味が良くなる.この $\hat{\sigma}^2$ は,一元配置分散分析で計算される誤差分散 V_E(表56)と同じである.

もし,データの正規性が疑問な場合には,適当なデータの変数変換(対数,平方根変換など)により正規性に近づける,または,後述するノンパラメトリックの手法,たとえば,Kruskal-Wallis の順位検定,Wilcoxon の順位和検定などを利用する.

さて,切れ味の良い t 値(pooled variance t-test),通常の t 値(separate variance t-test),いずれを利用しても,すべての $_aC_2 = a(a-1)/2$ 通りの組合せに対して有意水準5%で t 検定を繰り返してしまうと,全体の有意水準,すなわち

$H_0: \mu_1 = \mu_2 = \cdots = \mu_a$ が正しいのに,H_0 を棄却して
しまう(どこかの群間に有意差が出る)確率

が5%より増加し,たかだか

$$1 - (1 - 0.05)^h, \quad h = a(a-1)/2$$

くらいまで増加してしまう.表98の例では $h=10$ であるから,まったく群間の差がなくとも,どこかの組合せで有意と判定される確率が40%前後まで増加してしまうことになる.これが'検定の多重性'の問題であり,全体の有意水準を5%に抑えた**"多重比較法"**が必要となる.

この種の問題に対する最も簡単な対処の方法としては,8.2.1項で述べた分散分析に基づく **Fisher の LSD 法**(least significant difference procedure)が簡単かつ明瞭である.手順を整理すると

Step 0: 以下のすべての検定の有意水準を $100\alpha\%$ とする.

Step 1: まず,「a 群間には差がない」とする帰無仮説 H_0 を一元配置分散分析の F 検定で検定する.

表 98 ネコを用いて，実験的に誘発されたうっ血性心不全(CHF)と右心室肥大(RVH)群との心拍数(beats/分)の比較(Wallenstein et al.[7])

群	対照	CHF	CHFR	RVH	RVHR
n	5	5	5	6	4
心拍数	239±29.07	182±44.72	231±31.30	272±19.60	248±36.00

平均値±標準偏差
注　CHFR，RVHR はそれぞれの疾患を誘発してから30日間の回復期間をおいた群である．

Step 2 : その結果，有意差が認められなければ有意差なしで計算終了．
Step 3 : F 検定で有意差が認められた場合に限り，必要な組合せに対して，切れ味の良い t 値を利用した2群間の平均値の差の検定(pooled variance t-test)を繰り返し，有意な組合せを探索する．

他方で，分散分析による全体の平均値の一様性の F 検定を行うことなく，直接2群比較を繰り返す多重比較法がいくつか考察されている．なかでも，次の三つはよく利用される．

1) **Bonferroni の方法**：有意水準を α/h (h は比較する組合せの数)とした t 検定を繰り返す場合．

$$H_0 \text{の両側検定による棄却条件}: \Delta_{ij} > Z(\alpha/2h) \tag{11.4}$$

この場合は pooled variance t-test，separate variance t-test のいずれでもよい．

2) **Tukey の方法**[3,6]：すべての組合せ $_aC_2$ 回の検定に興味がある場合．

$$H_0 \text{の両側検定による棄却条件}: \Delta_{ij} > q_{a,v}(\alpha) \tag{11.5}$$

ここで，$v=N-a$. $q_{a,v}(\alpha)$ は Tukey の統計量の分布のパーセント点で付表 H にあり，$\hat{\sigma}$ は(11.3)式を利用する．

3) **Dunnett の方法**[3]：コントロール群とその他の $a-1$ 個の群との比較に興味がある場合．

$$H_0 \text{の両側検定による棄却条件}: \Delta_{ij} > d_{a,v}(\alpha) \tag{11.6}$$

ここで，$v=N-a$. $d_{a,v}(\alpha)$ は Dunnett の統計量の分布のパーセント点で付表 I にあり，$\hat{\sigma}$ は(11.3)式を利用する．

なかでも，Tukey の方法，Dunnett の方法が全体の有意水準を正しく制御できる点で Fisher の LSD 法より望ましいとする書物も少なくないが，その差はわずかであり，

i) Bonferroni の方法では，有意水準 α/h に対応する t 分布のパーセント点を求めることが面倒であり，

ii) Tukey と Dunnett の方法では，t 分布以外の特定の数表を参照しなければならない．また，付表 H，I に掲載されている数表は，群ごとの個体数が同じ場合であり，個体の数が大きく異なる場合には利用できない．

などの適用上の問題点がある．もっとも，統計パッケージ，たとえば BMDP[1]，SAS[7]

などを利用すれば，いろいろな多重比較法が計算できる．しかし，解釈の明快さ，適用の簡便性の点から，Fisher の LSD 法を実際的な多重比較法として推せんしたい．

例題 11.1　表 98 はネコを用いて，うっ血性心不全，右心室肥大を誘発させた実験で心拍数を比較した実験データである．解析せよ．測定値の分布は平均値，標準偏差の大きさからほぼ対称な正規分布に近いと考えてよい．

解答　まず，5 群の等分散の検定を行ってみよう．(11.3) 式より

$$\sigma^2 = \frac{4\times(29.07)^2 + 4\times(44.72)^2 + 4\times(31.3)^2 + 5\times(19.6)^2 + 3\times(36)^2}{25-5} = 1055.4$$

となるから，(8.12)〜(8.14) 式より

$$C = 1 + \frac{1}{3\times(5-1)}\left(3\times\frac{1}{5-1} + \frac{1}{6-1} + \frac{1}{4-1} - \frac{1}{25-5}\right) = 1.103$$

$$\chi^2 = \frac{1}{1.103}\{20\times\log 1055.4 - 4\times\log(29.07)^2 - 4\times\log(44.72)^2$$
$$- 4\times\log(31.3)^2 - 5\times\log(19.6)^2 - 3\times\log(36)^2\}$$
$$= 2.79 < \chi_4^2(0.05) = 9.49$$

であるから等分散の仮定は否定できない．そこで一元配置分散分析の F 値を計算すると

$$F \text{ 値} = 5.47 > F_{4,20}(0.01) = 4.43$$

となるから，H_0 が 1% の有意水準で棄却される．また，各群共通の誤差の標準偏差は $\sigma = \sqrt{1055.4} = 32.49$ である．さて

1) 通常の t 検定 (separate variance t-test) を繰り返し適用した結果
2) Fisher の LSD 法に基づいて t 検定 (pooled variance t-test) を適用した結果
3) Tukey の多重比較を適用した結果
4) 対照に対する比較だけが目的であるとして，Dunnett の多重比較を行った結果

を示すと表 99，図 81 のようになる．いずれも両側検定である．付表 H，I より

$$q_{5,20}(0.05) = 2.992, \quad q_{5,20}(0.01) = 3.743$$
$$d_{5,20}(0.05) = 2.65, \quad d_{5,20}(0.01) = 3.40$$

である．pooled variance に基づく t 検定では，CHF 群が他群に比べて有意に低値を示す結果となっている．一方，通常の t 検定では，平均値の差が 49 beats/分である CHF-CHFR 間には有意差がみられず，平均値の差が 41 beats/分である CHFR-RVH 間に有意差がみられるという理解に苦しむ結果となっている．また，Dunnett の多重比較では対照-CHF 間だけ，Tukey の多重比較では CHF-RVHR，CHF-RVH の間にだけ有意差がみられることになる．　　□

表 99　表 98 のデータに対する多重比較の結果

	CHF	CHFR	RVH	RVHR
対　照	2.39*	0.42	2.25	0.42
	2.77*$	0.39	1.68	0.41
CHF		2.01	4.48**	2.39*
		2.38*	4.57**##	3.49*#
CHFR			2.66*	0.84
			2.08	0.87
RVH				1.38
				1.14

上段が通常の t 値，下段が pooled variance に基づく t 値検定はいずれも両側検定
*, #, $　$p<0.05$　　**, ##　$p<0.01$
* は t 検定，# は Tukey 法，$ は Dunnett 法の結果を示す．

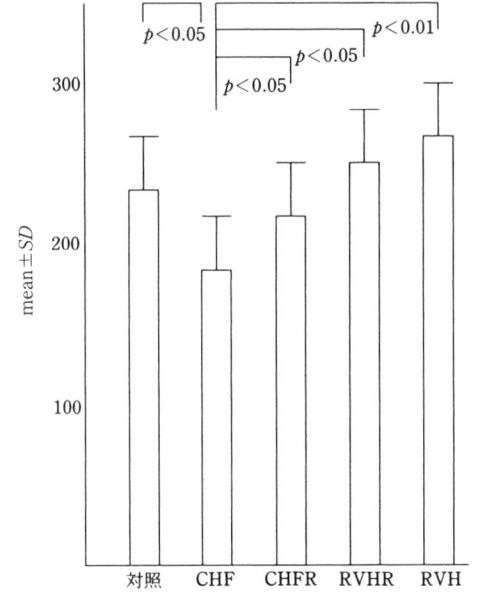

図 81　表 99 のデータのプロット（平均値±標準偏差）と pooled variance に基づく t 検定（両側）の結果

11.1.2 等分散・正規性が仮定できない場合

　ある病院に来院した患者集団を対象として，ある特定の疾患の病歴を調査することにより臨床的に有効な知見を得ようという試みのように，探索的な検討においてはいろいろな組合せの検討が事後的に，データをみながら行われることが少なくない．したがって
1) 事後的にグループ化を行うため，症例数は群によって大きく異なる場合が少なくない（unbalanced data）．

11.1 母平均の多重比較

2) 実験の場合とは異なり，対象が管理されていないため，さまざまな要因でデータの分布が正規分布に従わなく，等分散性が成り立たない．

など，歪んだデータが多く，前項で解説した分散分析，t 検定が適用できない場面が増加する．この場合でも，適当なデータの変数変換(対数，平方根変換など)によりデータの正規性，等分散に近づけることができれば，前項の方法が適用できるが，できなければ，Kruskal-Wallis の順位検定，Wilcoxon の順位和検定などを使用する．

その手順は Fisher の LSD 法と同様である．まず，データ全体を小さい値から $1, 2, \cdots, N$ と順位をつけて，各群の順位和 U_i，平均順位 U_i/n_i を計算しておこう．ただ，同順位には平均値を割り当てる(その頻度が多い場合には，修正項(11.3 節参照)が必要であるが，ここでは無視できるであろう)．

Step 0： 以下のすべての検定の有意水準を $100\alpha\%$ とする．

Step 1： まず，'a 群間には差がない'とする帰無仮説 H_0 を (8.15) 式の Kruskal-Wallis の順位検定の χ^2 検定で行う．

Step 2： その結果，有意差が認められなければ，計算は終了．結果は有意差なし．

Step 3： χ^2 検定で有意差が認められた場合に限り，必要な組合せに対して，**結合順位**(joint ranking)による Wilcoxon の順位和検定を利用した 2 群間の平均値の差の検定を繰り返し，有意な組合せを探索する．

ここで，群 (i, j) 間の比較のための結合順位による Wilcoxon の順位和検定(両側検定の場合)は

$$\Delta_{ij} = \frac{(\text{平均順位の差})}{(\text{平均順位の差の標準誤差})} = \frac{\left|\dfrac{U_i}{n_i} - \dfrac{U_j}{n_j}\right| - \dfrac{1}{2}\left(\dfrac{1}{n_i} + \dfrac{1}{n_j}\right)}{\sqrt{\dfrac{N(N+1)}{12}\left(\dfrac{1}{n_i} + \dfrac{1}{n_j}\right)}} \quad (11.7)$$

を計算して，標準正規分布表を参照すればよい．通常の Wilcoxon の順位和検定では，上式で $N = n_i + n_j$ としたものであることに注意したい．

最初から 2 群比較を繰り返す三つの多重比較法のノンパラメトリック版は以下のとおりである．それぞれの方法で，有意水準 α で H_0 を棄却する条件は

表 100　ノンパラメトリック多重比較の Δ_{ij} の限界値(両側検定)

方法	α	2	3	4	5	6	7	8	9	10
Bonferroni	0.05	2.24	2.39	2.50	2.58	2.64	2.69	2.73	2.77	2.81
	0.01	2.81	2.94	3.02	3.09	3.14	3.19	3.23	3.26	3.29
Tukey	0.05	1.96	2.34	2.57	2.73	2.85	2.95	3.03	3.10	3.16
	0.01	2.58	2.91	3.11	3.26	3.36	3.45	3.53	3.59	3.65
Dunnett	0.05	1.96	2.21	2.35	2.44	2.51	2.57	2.61	2.65	2.69
	0.01	2.58	2.79	2.92	3.00	3.06	3.11	3.15	3.19	3.22

a は Bonferroni の方法では比較した組合せの数，他の方法では群の数

1) Bonferroni の方法： $\Delta_{ij} > Z(\alpha/2h)$ (11.8)
2) Tukey の方法： $\Delta_{ij} > q_{a,\infty}(\alpha)$ (11.9)
3) Dunnett の方法： $\Delta_{ij} > d_{a,\infty}(\alpha)$ (11.10)

となる．ここで，第2自由度が∞の q, d 値を表100に一括してまとめた．

例題 11.2 図82に示す膵臓由来のPLA$_2$値(%)の健常者，慢性膵炎患者，急性膵炎患者の3群の比較を行え．

解答 図から明らかに第3群(急性膵炎)のバラツキの大きさが他と比べて違う．また，分布の形状も高い値の方に裾が伸びている．各群の平均値と標準偏差は下表である．

	健常者	慢性膵炎	急性膵炎
n	6	8	9
平　均	11.77	16.65	30.38
標準偏差	7.45	9.13	17.76
順位和	43.5	83.5	149

そこで，Kruskal-Wallis の順位検定を行う．各群の順位和は上の表のとおりである．(8.15)式より

$$H = \frac{12}{23 \times 24}\left(\frac{(43.5)^2}{6} + \frac{(83.5)^2}{8} + \frac{(149)^2}{9}\right) - 3(23+1)$$
$$= 7.43 > \chi_2^2(0.05) = 5.99$$

となり，3群間に有意水準5%で有意な差を認める．次に多群比較のために，(11.7)式の Δ_{ij} を計算しておこう．

i \ j	2	3
1	0.83	2.56
2		1.82

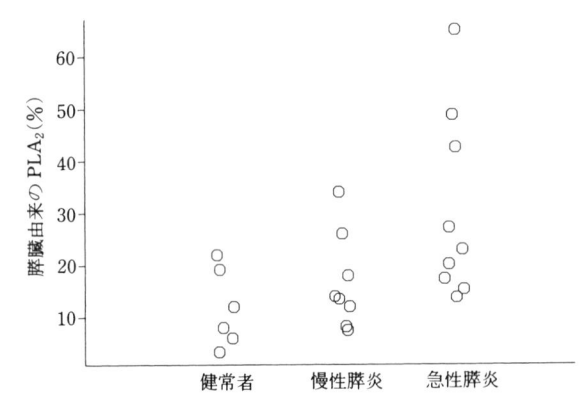

図82 膵臓由来のPLA$_2$値の健常者，慢性膵炎患者，急性膵炎患者の3群の比較

これから，$Z(0.05/2)=1.96$ であるので，$(1, 3)$ の組合せが有意となる．

また，Kruskal-Wallis の検定を行わず，直接 Tukey の多重比較を行うと，表99 より

$$q_{3,\infty}(0.05)=2.34$$

であるから結果は変わらない．また，健常者との比較だけが目的であるとして，Dunnett の多重比較を行うと

$$d_{3,\infty}(0.05)=2.21$$

となるのでこの場合も結果は同じである． □

11.2 母比率の多重比較

母平均の多群の比較と同様に，母比率の多群の比較に関しても検定の繰り返しによる多重性が問題となる．たとえば，表101 のC100-3 抗体陽性率の地域比較がそれにあたる．一般に，a 群の比率を比較するものとし，群 i で観測された比率を

$$\hat{p}_i=\frac{r_i}{n_i} \quad \text{（その母比率を } p_i \text{ とする）} \tag{11.11}$$

としよう．

この場合にも 2×2 の分割表の χ^2 検定を繰り返すのではなく，Fisher の LSD 法と同様に，全体として差があるか否かの帰無仮説

$$H_0: p_1=p_2=\cdots=p_a=p$$
$$H_1: H_0 \text{ ではない}$$

をまず検定する必要がある．その手順は以下のとおりである．

- Step 0： 以下のすべての検定の有意水準を 100α％ とする．
- Step 1： また，「a 群間には差がない」とする帰無仮説 H_0 を(7.29)式で $2\times a$ の分割表の χ^2 検定で行う．
- Step 2： その結果，有意差が認められなければ，計算は終了．結果は有意差なし．
- Step 3： χ^2 検定で有意差が認められた場合に限り，必要な組合せに対して，修正された2群間の比率の差の検定を繰り返し，有意な組合せを探索する．

ここで，群 (i, j) 間の比較のための比率の差の両側検定は，H_0 の下での p の pooled 推定値

表 101 献血者(初回)のC100-3 抗体陽性率の日本の地域比較

地 域	北海道	宮城	東京	大阪	広島	総数
陽性率(%)	0.61	0.67	0.52	1.22	0.53	0.95
陽性者数	18	12	11	169	17	227
検査総数	2971	1800	2102	13872	3186	23931

$$\bar{p} = \frac{r_1 + r_2 + \cdots + r_a}{n_1 + n_2 + \cdots + n_a} \quad (H_0 \text{ の下での母比率の推定値}) \quad (11.12)$$

を計算して

$$\Delta_{ij} = \frac{(\text{比率の差})}{(\text{比率の差の標準誤差})} = \frac{|\hat{p}_i - \hat{p}_j| - \frac{1}{2}(1/n_i + 1/n_j)}{\sqrt{\bar{p}(1-\bar{p})(1/n_i + 1/n_j)}} \quad (11.13)$$

を計算して，標準正規分布表を参照すればよい．一方，通常の2群の比率の差の検定では，上式で $\bar{p} = (r_i + r_j)/(n_i + n_j)$ としたものであることに注意したい．この場合にも，直接2群比較をする多重比較法は，Δ_{ij} を利用して，ノンパラメトリック版の多重比較法(11.8)～(11.10)式がそのまま適用できる．

ただし，例数が群によって大きく異なるとか，頻度が小さい場合には Fisher の正確な検定，χ^2 検定などを併用する必要が生じる．このような場合には，Bonferroni の方法に基づく多重比較法で設定された有意水準で2群の比較を繰り返すべきであろう．

例題11.3 表100は初回献血者の C100-3 抗体陽性率の地域比較である．地域間に差があるだろうか．

解答 このデータに関して
1) 通常の2群の比率の差の検定を繰り返し適用した結果
2) $2 \times a$ の分割表に対する χ^2 検定の結果に基づいて，Δ_{ij} を利用して2群の差の検定を適用した結果

を示すと表102のようになる．いずれも両側検定を行った．なお，$2 \times a$ の分割表に対する χ^2 検定は

$$\chi^2 = 25.37 > \chi_4^2(0.001) = 18.47$$

で H_0 が 0.1% の有意水準で棄却された．表101の印象では，大阪だけが高率で他は同様である．通常の比率の差の検定を繰り返すと，大阪と宮城の間には有意な差がみられない．Δ_{ij} を適用すると，印象と同じく，大阪と他のすべての地域との間に有意差がみられる．　□

表 102　表101のデータに対する多重比較

	宮城	東京	大阪	広島
北海道	0.06	0.15	3.02**	0.16
	0.07	0.20	2.80**	0.21
宮　城		0.30	2.14**	0.31
		0.37	1.94	0.40
東　京			2.94**	−0.11
			2.70**	−0.14
大　阪				3.49***
				3.26**

上段が上記の Δ_{ij} の値，下段が通常の Z 値
検定はいずれも両側検定である．
　*　$p<0.05$　**　$p<0.01$　***　$p<0.001$

11.3 順序カテゴリー変数に基づく多重比較

データの形式は表103のとおりである．検定の手順は，前節の計量値のノンパラメトリック版の多重比較法とまったく同じ手順である．ただ，同順位による修正項が必要である．

ここでは，表103のa個の群を比較することを考えよう．第i群($i=1, 2, \cdots, a$)，第jカテゴリー($j=1, 2, \cdots, k$)の観測度数をf_{ij}とし，j番目のカテゴリーの総度数を

$$M_j = f_{1j} + f_{2j} + \cdots + f_{aj}, \qquad j=1, 2, \cdots, k \qquad (11.14)$$

としよう．そうすると，j番目のカテゴリーの順位は平均値

$$R_j = M_1 + M_2 + \cdots + M_{j-1} + \frac{M_j + 1}{2}, \quad j=1, 2, \cdots, k \qquad (11.15)$$

が割当てられる．したがって，第i群の順位和は

$$U_i = f_{i1} R_1 + f_{i2} R_2 + \cdots + f_{ik} R_k, \qquad i=1, 2, \cdots, a \qquad (11.16)$$

となる．ここで，同順位に基づく修正項Cは，全体の総度数をNとして

$$C = 1 - \frac{1}{N^3 - N} [(M_1^3 - M_1) + (M_2^3 - M_2) + \cdots + (M_k^3 - M_k)] \qquad (11.17)$$

と定義される．分散分析そして多重比較について次のように考えればよい．

1) 分散分析：(8.15)式のKruskal-Wallisの順位検定の統計量Hを

$$H = \frac{6}{C} \left[\frac{2}{N(N+1)} \sum_{i=1}^{a} \frac{U_i^2}{n_i} - \frac{N+1}{2} \right] \qquad (11.18)$$

と変更する．

2) 多重比較：(11.7)式のΔ_{ij}を

表103 順序カテゴリー変数に基づく多重比較のデータ構造

群＼カテゴリー	1	2	$\cdots$	j	$\cdots$	k	計	順位和
1	f_{11}	f_{12}	$\cdots$	f_{1j}	$\cdots$	f_{1k}	n_1	U_1
2	f_{21}	f_{22}	$\cdots$	f_{2j}	$\cdots$	f_{2k}	n_2	U_2
$\vdots$	$\vdots$	$\vdots$		$\vdots$		$\vdots$	$\vdots$	$\vdots$
i	f_{i1}	f_{i2}	$\cdots$	f_{ij}	$\cdots$	f_{ik}	n_i	U_i
$\vdots$	$\vdots$	$\vdots$		$\vdots$		$\vdots$	$\vdots$	$\vdots$
a	f_{a1}	f_{a2}	$\cdots$	f_{aj}	$\cdots$	f_{ak}	n_a	U_a
計	M_1	M_2	$\cdots$	M_j	$\cdots$	M_k	N	
順位	R_1	R_2	$\cdots$	R_j	$\cdots$	R_k		
修正	$M_1^3 - M_1$	$M_2^3 - M_2$	$\cdots$	$M_j^3 - M_j$	$\cdots$	$M_k^3 - M_k$	$\sum_{j=1}^{k}(M_j^3 - M_j)$	

$$\Delta_{ij} = \frac{\left|\dfrac{U_i}{n_i} - \dfrac{U_j}{n_j}\right| - \dfrac{1}{2}\left(\dfrac{1}{n_i} + \dfrac{1}{n_j}\right)}{\sqrt{\left(\dfrac{1}{n_i} + \dfrac{1}{n_j}\right)\dfrac{N(N+1)C}{12}}} \qquad (11.19)$$

と変更すれば 11.1.2 項の各種の多重比較法がそのまま利用できる.

参 考 文 献

1) Dixon, W.J. (1990). *BMDP, Statistical Software Manual*, Vol. 1,2. University of California Press.
2) Dunnett, C.W. (1964). New tables for multiple comparisons with a control. *Biometrics*, **20**, 482-491.
3) Kramer, C.Y. (1956). Extension of multiple range tests to group means with unequal number of replications. *Biometrics*, **12**, 307-310.
4) Miller, J.G. (1981). *Simultaneous Statistical Inference*, 2nd Edition. Springer-Verlag.
5) SAS Institute Inc. (2013). *SAS Version 9.3 for Windows*.
6) Tukey, J.W. (1949). Comparing individual means in the analysis of variance. *Biometrics*, **5**, 99-114.
7) Wallenstein, S., Zucker, C.L. and Fleiss, J. (1980). Some statistical methods useful in circulation research. *Circulation Research*, **47**, 1-9.

12. 用量-反応関係の検出

用量-反応関係(dose-response relationship)の検出を目的とした検討，たとえば
1) 動物実験・臨床試験などである薬剤の効果，毒性を検討するために，その用量の大きさをいくつかの群に分けて実験する
2) 重症度別，病期(stage)別など，群間に自然な順序がある場合，その順序に応じてある指標がどう変化するか

などでは，2群比較を繰り返す多重比較の方法は必ずしも適切とはいいがたい．この種の検討の目的の多くは，用量，程度が増加するに従って，ある反応が増加するか否か(直線的か非直線的かは別にして)であろう．たとえば，計量値であれば検定仮説は

$$H_0 : \mu_1 = \mu_2 = \cdots = \mu_a$$
$$H_1 : \mu_1 \leq \mu_2 \leq \cdots \leq \mu_a \quad (\text{この場合は上昇傾向})$$

となる．この検定を**傾向性の検定**(test for trend)と表現することも多い．この場合は，多重比較の問題というよりは，相関，回帰の問題となる．

12.1 反応が計量値の場合

用量 X_i の群の例数を n_i, $i=1,2,\cdots,a$, 総数を $N(=n_1+\cdots+n_a)$, データを $\{Y_{i1}, Y_{i2}, \cdots, Y_{in_i}\}$ としよう．データの形式は，8.2.1項の一元配置分散分析の構造と同様であるが，i と j が逆になっていることに注意したい．解析法は，おもに次の2通りの方法が考えられる．

12.1.1 回帰分析

y, x を適当に変換して，次の回帰分析

$$y = \xi + \beta \log(x) \quad \text{または} \quad \log(y) = \xi + \beta \log(x) \tag{12.1}$$

が可能であれば，用量-反応関係の仮説は，次の傾きの片側検定

$$H_0 : \beta = 0$$
$$H_1 : \beta > 0 \quad (\text{または} \beta < 0)$$

に置き換えられよう．問題によっては，両側検定となる場合もあろうし，2次，3次の多項式回帰が適切な場合も少なくない．また，'用量0'の対照群を，用量-反応関係の

表 104 回帰分析の分散分析表

要因	平方和	自由度	平均平方和	F 値
群間	SS_A	$a-1$		
回帰の効果	SS_R	1	$V_R=SS_R$	$F_R=V_R/V_E$
回帰からの偏差	$SS_D=SS_A-SS_R$	$a-2$	$V_D=SS_D/(a-2)$	
群内誤差	SS_E	$N-a$	$V_E=SS_E/(N-a)$	
全体	$SS_T=SS_A+SS_E$	$N-1$		

解析に含めるか否かは慎重に検討すべきであろう．用量 $X_i>0$ 間の関係を単純に外挿できない場合が多いからである．

さて，(12.1)式の回帰分析の結果は，表 104 の分散分析表にまとめられる．

ここで，β の推定値は(6.14)式で与えられるが，各群の総和

$$T_i=\sum_{j=1}^{n_i} Y_{ij}$$

を計算しておくと

$$\hat{\beta}=\frac{\sum(x-\bar{x})(y-\bar{y})}{\sum(x-\bar{x})^2}=\frac{\sum_{i=1}^{a} X_i T_i-(\sum_{k=1}^{a} n_k X_k)(\sum_{k=1}^{a} T_k)/N}{\sum_{i=1}^{a} n_i X_i^2-(\sum_{k=1}^{a} n_k X_k)^2/N} \quad (12.2)$$

と変形できる．表 56 の一元配置分散分析表との違いは，群間の平方和 SS_A が '回帰の効果' を表す平方和

$$SS_R=\hat{\beta}^2\left\{\sum_{i=1}^{a} n_i X_i^2-\left(\sum_{k=1}^{a} n_k X_k\right)^2/N\right\} \quad (12.3)$$

と '回帰からの偏差' を表す平方和

$$SS_D=SS_A-SS_R$$

に分解されていることである．この分散分析表からは，両側検定

$$H_1:\beta\neq 0$$

の場合の基準を与えてくれる．すなわち，平均平方和の比を計算して

$$F_R=V_R/V_E>F_{1,N-a}(\alpha) \quad (12.4)$$

であれば，有意水準 α で H_1 を採択できる．片側検定のその基準は

$$T=(\beta \text{の符号})\sqrt{F_R}\begin{cases} > t_{N-a}(\alpha), & H_1:\beta>0 \text{ の場合} \\ < -t_{N-a}(\alpha), & H_1:\beta<0 \text{ の場合} \end{cases} \quad (12.5)$$

となる．もちろん，$F_R=T^2$ であるから，β の符号に注意すれば，F 分布を利用して(有意水準を 2α とする)片側検定が可能である．

例題 12.1 表 105 は，ラット 20 匹をほぼ均質な 5 匹ずつの 4 群に分け，それぞれの群に濃度の異なる薬物を混入した飼料を与え，一定期間経過した後，採血して赤血球数を測定したものである．解析せよ．

解答 8.2.1 項の一元配置分散分析より，$SS_A=0.7640$, $SS_E=0.6745$ となる．さて

12.1 反応が計量値の場合

表 105 異なる薬物濃度に対するラットの赤血球数

	A 群 10 ppm	B 群 100 ppm	C 群 1000 ppm	D 群 10000 ppm	
	8.06	7.97	7.66	8.00	
	8.27	7.66	7.71	7.89	
	8.45	8.05	7.88	7.79	
	8.51	8.30	8.05	7.91	
	8.14	8.03	7.80	7.40	
T_i	41.43	40.01	39.10	38.99	計 159.53
平均	8.286	8.002	7.820	7.798	
標準誤差	0.087	0.102	0.069	0.105	

$$y = \xi + \beta \log_{10}(x)$$

の回帰分析を行ってみよう.

$$\sum x = \sum n_i X_i = 5 \times (1+2+3+4) = 50$$

$$\sum (x-\bar{x})^2 = 5 \times (1^2+2^2+3^2+4^2) - 50^2/20 = 25$$

$$\sum (x-\bar{x})(y-\bar{y}) = 1 \times (41.43) + 2 \times (40.01) + 3 \times (39.10) + 4 \times (38.99)$$
$$- (50)(159.53)/20 = -4.115$$

より

$$\text{勾配} \quad b = -4.115/25 = -0.165$$

$$y \text{ 切片} \quad a = \bar{Y} - b\bar{X} = 159.53/20 - (-0.165) \times 50/20 = 8.389$$

となり, 回帰直線は

$$y = 8.389 - 0.165 \log_{10}(x)$$

と推定される. また, (12.3)式より

$$SS_R = (-4.115)^2/25 = 0.6773$$

$$SS_D = SS_A - SS_R = 0.0866$$

と推定される. この結果は表 106 の分散分析表にまとめられる. この表から, 両側検定であれば, 有意水準 1% で, また, $H_1 : \beta < 0$ の片側検定であれば

$$T = -\sqrt{16.07} = -4.00 < t_{16}(0.001) = -3.69$$

となるから, 有意水準 0.1% で用量-反応関係が検出される. □

12.1.2 Jonckheere の順位和検定

Jonckheere[3] の方法は, 組ごとの Wilcoxon の順位和統計量(片側)を合計した検定

表 106 表 104 の分散分析表

要　因	平方和	自由度	平均平方和	F 値	
群　間	0.7640	3	0.2547	6.04	
回帰の効果	0.6773	1	0.6773	16.07**	$F_{1,16}(0.01) = 8.53$
回帰からの偏差	0.0866	2	0.0433		$p < 0.01$
群内誤差	0.6745	16	0.0422		
全　体	1.4385	19			

であり，線形，非線形性の問題，などを悩む必要がなく，適用場面が広い．その計算方法は次のとおり

Step 1：　各組合せ($i<j$)ごとに，Wilcoxon の順位和を
対立仮説が '$H_1 : \mu_1 \leq \mu_2 \leq \cdots \leq \mu_a$' であれば
$$W_{ij} = (j \text{群のデータが} i \text{群のデータより大きい組合せの数}) \quad (12.6)$$
で計算し，'$H_1 : \mu_1 \geq \mu_2 \geq \cdots \geq \mu_a$' であれば
$$W_{ij} = (i \text{群のデータが} j \text{群のデータより大きい組合せの数}) \quad (12.7)$$
で計算する．

Step 2：　群全体で W_{ij} を合計する．
$$J = \sum_{i<j}\sum W_{ij} \quad (12.8)$$

Step 3：　統計量 J の期待値，分散を計算する．
$$E(J) = \left(N^2 - \sum_{i=1}^{a} n_i^2\right)\bigg/4 \quad (12.9)$$
$$V(J) = \left\{N^2(2N+3) - \sum_{i=1}^{a} n_i^2(2n_i+3)\right\}\bigg/72 \quad (12.10)$$

Step 4：　帰無仮説 H_0 の下で，統計量 J が漸近的に正規分布に近似できることを利用して検定する．すなわち
$$Z = \frac{J - E(J)}{\sqrt{V(J)}} > Z(\alpha) \quad (12.11)$$
となれば，有意水準 α で帰無仮説を棄却できる．

例題 12.2　Jonckheere の順位和検定で表 105 のデータを解析せよ．

解答　対立仮説は
$$H_1 : \mu_1 \geq \mu_2 \geq \cdots \geq \mu_4$$
であるから，W_{ij} は次の表のように計算できる．

W_{ij} の表

i \ j	2	3	4
1	22	25	25
2		17	20
3			11

計　$J = 120$

また
$$E(J) = (20^2 - 4 \times 5^2)/4 = 75$$
$$V(J) = \{20^2(2\times 20 + 3) - 4 \times 5^2(2\times 5 + 3)\}/72 = 220.8$$
となるから
$$Z = (120 - 75)/\sqrt{220.8} = 3.03 > Z(0.01) = 2.33$$

となり，有意水準1%で，用量-反応関係が検出される．

ただ，表105のような'きれいな'データでは，回帰分析の方が検出力が大きく，わざわざノンパラメトリックの方法を適用する必要はない． □

12.2 反応が計数値の場合——Mantel-extension 法

a 個の群の間に1群,2群,…の順で自然な順序があるとしよう．i 群に含まれる個体数を n_i，反応した個体数を r_i，反応率を $\hat{p}_i$，すなわち

$$\hat{p}_i = \frac{r_i}{n_i} \quad \text{(その母比率を } p_i \text{ とする)} \tag{12.12}$$

としよう．このとき，次の用量-反応関係(傾向性)の検定

H_0：$p_1 = p_2 = \cdots = p_a$

H_1：$p_1 \leq p_2 \leq \cdots \leq p_a$　（この場合は上昇傾向）

がよく問題となる．また，疫学研究では，表107のような患者-対照研究において，曝露水準 i の曝露水準1に対するオッズ比 OR_i(近似的に相対危険度 RR_i)が曝露水準が上がるごとに増加する，

H_0：$OR_1 = 1 = OR_2 = \cdots = OR_a$

H_1：$OR_1 = 1 \leq OR_2 \leq \cdots \leq OR_a$

という仮説に興味があろう．

たとえば，表37の'肉類摂取頻度'と'膵臓がん'の関係において，'食べない'群に対する'稀'，'ときどき'，'毎日'の群のオッズ比が1.11, 1.30, 1.85増加していて，用量-反応関係がみられる．また，表44の'タバコ'と'肺がん'の関係においてもオッズ比が増加しており，用量-反応関係がみられる．

このような問題には，パラメトリックな方法として，probit 分析, logit 分析[2,3]などが利用できるが，ここでは，ノンパラメトリックなスコア法として各群 i に得点 X_i を与え，反応した個体(患者)は $y=1$，反応しない個体(対照)は $y=0$ として，(x, y) 間の相関係数を計算する Mantel-extension 法[4](拡張 Mantel 検定)を紹介しよう．言い換えれば，反応の合計得点

表 107　用量-反応関係検出のためのデータの形式

因子への曝露水準	患者	非患者	オッズ比	計
1	r_1	$n_1 - r_1$	1.00	n_1
2	r_2	$n_2 - r_2$	OR_2	n_2
⋮	⋮	⋮	⋮	⋮
a	r_a	$n_a - r_a$	OR_a	n_a
計	r	$n - r$		n

$$O = \sum_{i=1}^{a} r_i X_i \qquad (12.13)$$

が有意に大きいか否かを検定するものであり，H_0 の下での期待値，分散

$$E = \left(r \sum_{i=1}^{a} n_i X_i \right) \Big/ n, \quad r = r_1 + \cdots + r_a, \quad n = n_1 + \cdots + n_a \qquad (12.14)$$

$$V = \frac{r(n-r)}{n^2(n-1)} \left\{ n \left(\sum_{i=1}^{a} n_i X_i^2 \right) - \left(\sum_{i=1}^{a} n_i X_i \right)^2 \right\} \qquad (12.15)$$

を計算して，次の統計量 Z が漸近的に正規分布に近似できることを利用して検定する．

$$Z = \frac{O-E}{\sqrt{V}} \underset{H_0 \text{の下で}}{\sim} N(0,1) \qquad (12.16)$$

両側検定，すなわち，事前に上昇，下降傾向のいずれかの仮説が立てられない場合は，帰無仮説 H_0 が有意水準 α で棄却できる条件は

$$(Z \text{の絶対値}) > Z(\alpha/2) \qquad (12.17)$$

であり，片側検定のその基準は

$$Z \begin{cases} > Z(\alpha), & H_1 \text{が上昇傾向の場合} \\ < -Z(\alpha), & H_1 \text{が下降傾向の場合} \end{cases} \qquad (12.18)$$

となる．両側検定では Z 値を 2 乗した χ^2 検定と同等である．その基準は

$$Z^2 = \frac{(O-E)^2}{V} > \chi_1^2(\alpha) \qquad (12.19)$$

となる．i 群への得点 X_i の与え方は，主に次の 3 通りが考えられる．
1) 単純に，$X_i = i$ とする．
2) i 群の順位 R_i を利用して，$X_i = R_i/n$ とする．ここで

$$\left. \begin{array}{l} R_1 = \dfrac{n_1 + 1}{2} \\[4pt] R_2 = n_1 + \dfrac{n_2 + 1}{2} \\[2pt] \vdots \\[2pt] R_a = n_1 + n_2 + \cdots + n_{a-1} + \dfrac{n_a + 1}{2} \end{array} \right\} \qquad (12.20)$$

となる．この場合は，Wilcoxon の順位和検定と同等である．
3) もともとの特性値 X_i があればそれを利用する．

なお，(12.15)式の分散は，表 107 のデータに超幾何分布(p.106)を仮定して導かれたものである．一方，r_i に独立な二項分布を仮定すると，比率の傾向性の検定として知られる **Cochran-Armitage 検定**が，(12.15)式の分母の $n-1$ を n で置き換えることにより導かれる．実用上はどちらを利用してもよい．

12.2 反応が計数値の場合

表 108 各群の尿蛋白異常の頻度

	対照群 0 mg	A 群 5 mg	B 群 10 mg	C 群 20 mg	計
異常発生数 r_i	3	4	7	8	22
群の大きさ n_i	10	10	10	10	40
X_i	0	1	2	3	
$n_i X_i$	0	10	20	30	60
$n_i X_i^2$	0	10	40	90	140
$r_i X_i$	0	4	14	24	42

例題 12.3 表 108 はある薬剤の腎臓への影響を調べるために，ラット 40 匹を 4 群に分け各群ごとの尿蛋白異常の頻度を調べたものである．この薬剤の影響を検討せよ．なお，各群の得点 X_i は 0，1，2，3 とする．

解答 表 108 の補助表より，計算は次のとおり．

$$O = 42$$
$$E = (22 \times 60)/40 = 33$$
$$V = \{22 \times 18/(40^2 \times 39)\} \times (40 \times 140 - 60^2) = 12.692$$
$$Z^2 = \frac{(42-33)^2}{12.692} = 6.382 > \chi_1^2(0.05) = 3.841$$

よって，有意水準 5% で異常発生数には有意な用量-反応関係が認められる． □

例題 12.4 表 44(例題 7.18，7.19 参照)の喫煙量と肺がんの間に用量-反応関係がみられるが，統計学的には有意であろうか．

解答 順位に基づく得点法を採用してみよう．(12.20)式より

$$X_0 = \frac{1}{216}\left[\frac{99+1}{2}\right] = 0.231$$

$$X_1 = \frac{1}{216}\left[99 + \frac{41+1}{2}\right] = 0.556$$

$$X_2 = \frac{1}{216}\left[99 + 41 + \frac{42+1}{2}\right] = 0.748$$

$$X_3 = \frac{1}{216}\left[99 + 41 + 42 + \frac{34+1}{2}\right] = 0.924$$

表 109 表 44 のデータの用量-反応関係検出のためのデータの整理

水準 i	1日平均タバコ 喫煙量(本)	肺がん 患者数 r_i	対照数	計 n_i	得点 X_i	$n_i \times X_i$	$n_i \times X_i^2$	$r_i \times X_i$
0	0	40	59	99	0.231	22.869	5.283	9.240
1	1〜4	16	25	41	0.556	22.796	12.675	8.896
2	5〜14	24	18	42	0.748	31.416	23.499	17.952
3	15〜	28	6	34	0.924	31.416	29.028	25.872
計		108	108	216		108.497	70.485	61.960

となる．そこで(12.13)～(12.15)式より表109のように

$$O=61.960$$

$$E=\frac{108}{216}\times 108.497=54.249$$

$$V=\frac{108\times 108}{216^2\times 215}[216\times 70.485-108.497^2]=4.015$$

となるから(12.19)式より付表Bを参照して

$$\chi^2=\frac{(61.960-54.249)^2}{4.015}=14.809>\chi_1^2(0.001)=10.83$$

となり，0.1%の有意水準で，用量-反応関係が有意であることが認められる．　□

12.3　Poisson trend 検定

表107のデータは，個体数 n_i を観察人年(person years)，r_j をある疾病への観察罹患数(incidence)，と読み替えることも可能である．この場合には，罹患率，死亡率などの比(rate ratio)，すなわち，相対危険度 RR(relative risk)の用量-反応関係

$$H_0: \frac{I_1}{I_1}=1=\frac{I_2}{I_1}=\cdots=\frac{I_a}{I_1} \Leftrightarrow RR_1=1=RR_2=\cdots=RR_a$$

$$H_1: \frac{I_1}{I_1}=1\leq \frac{I_2}{I_1}\leq\cdots\leq\frac{I_a}{I_1} \Leftrightarrow RR_1=1\leq RR_2\leq\cdots\leq RR_a$$

に関心がある．この場合も同様に，(12.16)式が適用できる．ただ，人年 n は罹患数(死亡数) r よりはるかに大きいので

$$n-r\approx n,\quad n-1\approx n$$

となり，分散 V の(12.15)式は

$$V=\frac{r}{n^2}\left\{n\left(\sum_{i=1}^{a}n_iX_i^2\right)-\left(\sum_{i=1}^{a}n_iX_i\right)^2\right\} \tag{12.21}$$

となる．この分散は罹患数に Poisson 分布を仮定して導かれるもので，この分散に基づく傾向性の検定を Poisson trend 検定とよぶ．

例題12.5　表34(例題，7.12参照)のアスベスト工場の従業員における曝露量と胸膜中皮腫死亡との間に用量-反応関係が観察されるが，統計学的に有意だろうか．

解答　ここでは，各曝露水準の得点として単純に $X_i=i(=1,2,3)$ としてみよう．(12.13)，(12.14)，(12.21)式より

$$O=11+18\times 2+23\times 3=116$$

$$\sum_{i=1}^{a}n_iX_i=23522+34269\times 2+21213\times 3=155699$$

$$\sum_{i=1}^{a} n_i X_i^2 = 23522 + 34269 \times 2^2 + 21213 \times 3^2 = 351515$$

$$E = \frac{52}{79004} \times 155699 = 102.48$$

$$V = \frac{52}{79004^2} \{79004 \times 351515 - 155699^2\} = 29.40$$

となるから，(12.19)式より付表Bを参照して

$$\chi^2 = \frac{(116 - 102.48)^2}{29.40} = 6.22 > \chi_1^2(0.05) = 3.84$$

となり，5%の有意水準で用量-反応関係が有意であることが認められる．

なお，$\chi_1^2(0.01) = 6.63$ であり，1%の有意水準では有意ではない．

参 考 文 献

1) Armitage, P. Mattews, J. N. S. and Berry, G. (2001). *Statistical Methods in Medical Research*, 4th Edition. Wiley-Blackwell.
2) 丹後俊郎, 山岡和枝, 高木晴良(2013). 新版ロジスティック回帰分析―SASを利用した統計解析の実際―, 統計ライブラリー. 朝倉書店.
3) Jonckheere, A.R. (1954). A distribution-free k-sample test against ordered alternatives. *Biometrika*, **41**, 133-145.
4) Mantel, N. (1963). Chi-square tests with one degree of freedom; extension of the Mantel-Haenszel procedure. *J. Amer. Stat. Assoc.*, **58**, 690-700.
5) SAS Institute Inc. (2013). *SAS Version 9.3 for Windows*.

13. 交絡因子の調整

 交絡因子の調整の重要性は，第1章でインフルエンザ予防接種に関する調査事例を例にして述べたとおりである．実験室での動物実験とは違って，検討対象とする指標に影響を与えると考えられる背景因子（交絡因子）のコントロールが困難・不可能な調査研究では

1) 事前に，作用の割付けを無作為化することにより，計画時点で比較する群間の背景因子の等質性を狙う
2) 無作為化による割付けが困難な調査研究では，収集されたデータをもとにして，解析時点で交絡因子を調整(adjust)する

ことは，研究を計画し，その結果を解析する者の基本原則である．薬の評価の臨床試験は前者であり，疫学調査などでは後者に属する．

 ここでは，被説明変数，交絡因子ともに計量データである場合の調整方法としての共分散分析，ともに計数データの場合の Mantel-Haenszel 法，Mantel-extension 法，被説明変数が計数データの場合のロジスティック回帰分析を説明しよう．これ以外に，重回帰分析，判別分析などの多変量解析も交絡因子を調整することに利用できるが，それは第15章に譲る．

13.1 共分散分析

 表110をみていただきたい．ある研究者が，2地区 A，B の食生活の違いの血圧に与える影響を検討するために，それぞれの保健所の成人検診を受診した成人女性の検診ファイルを整理してまとめたものである．平均値の差の t 検定（両側）より有意水準 0.1% で差が認められ，B 地区の血圧が高いという結論であった．

血圧の比較

	A 地区	B 地区	
例 数	32	21	Student's t-test：
平均値	135.0	150.0	$T = 3.66 > t_{51}(0.0005) = 3.49$
標準偏差	14.7	14.4	

表 110 年齢と血圧

	A 地区			B 地区	
	年齢	血圧		年齢	血圧
1	41	132	33	59	155
2	42	145	34	68	156
3	46	112	35	45	153
4	46	138	36	55	154
5	30	110	37	53	132
6	39	128	38	44	149
7	42	131	39	51	159
8	54	156	40	43	120
9	38	146	41	51	140
10	43	139	42	56	136
11	64	163	43	54	128
12	41	114	44	63	151
13	45	118	45	58	148
14	47	159	46	79	180
15	60	154	47	60	159
16	37	127	48	56	149
17	46	130	49	44	141
18	50	138	50	66	169
19	56	143	51	34	141
20	24	116	52	76	162
21	42	134	53	56	168
22	33	122			
23	51	150			
24	47	135			
25	52	131			
26	43	145			
27	27	121			
28	55	139			
29	38	113			
30	49	153			
31	46	129			
32	46	150			

ところで，図83は2地区の血圧と年齢との関係をプロットしたものである．この図から

1) 年齢と血圧は両地区とも同様の正の相関関係を示している
2) B地区では高齢者が多く，A地区では若年者が多い

ことが観察される．年齢を比較すると，t 検定できわめて有意 ($p<0.001$) な差が検出される．つまり，年齢の違い $\bar{x}_A - \bar{x}_B$ が，観測された血圧の見かけの差 $\bar{y}_A - \bar{y}_B$ をもたらした可能性が強いのである．このような場合，年齢を**交絡因子** (confounding factor) という．

年齢の比較

	A 地区	B 地区
例　数	32	21
平均値	44.4	55.8
標準偏差	8.82	10.9

Student's t-test：
$T = 4.18 > t_{51}(0.0005) = 3.49$

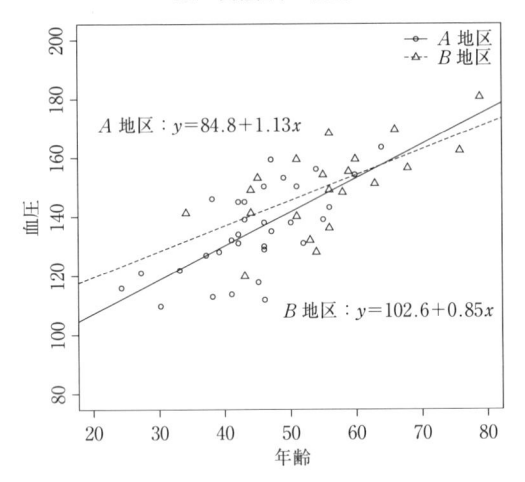

図 83 2 地区における年齢と血圧との関連

さて，話を一般に広げて，図 84 に示すように，Y(血圧)に影響を与える因子が X(年齢)だけとして，二つの群の母集団における(X, Y)との間の母回帰直線が同じ勾配をもつ

$$1群：y=\alpha_1+\beta x \\ 2群：y=\alpha_2+\beta x \qquad (13.1)$$

と仮定すると，2 群の差は X に無関係に $\alpha_2-\alpha_1$ であることがわかる．ところで，Y の平均値の差 $\bar{Y}_2-\bar{Y}_1$ を考えてみると

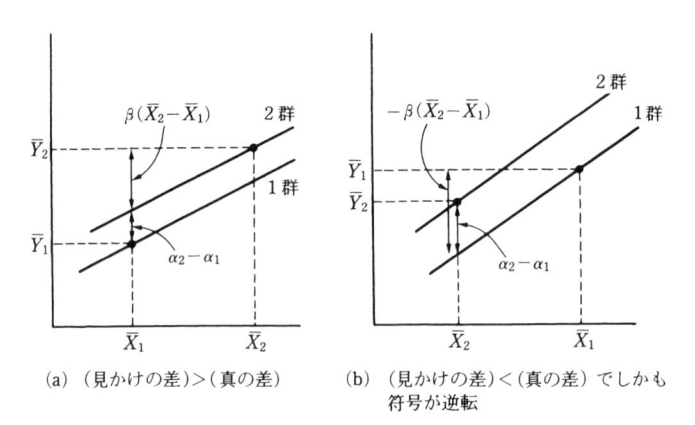

(a) （見かけの差）>（真の差）
(b) （見かけの差）<（真の差）でしかも符号が逆転

図 84 真の差 $\alpha_2-\alpha_1$ が交絡因子 X の差により見かけの差 $\bar{Y}_2-\bar{Y}_1$ がつくり出されてしまう模式図

13.1 共分散分析

$$\bar{Y}_1 = \alpha_1 + \beta \bar{X}_1$$
$$\bar{Y}_2 = \alpha_2 + \beta \bar{X}_2 \tag{13.2}$$

であるから

$$\bar{Y}_2 - \bar{Y}_1 = \underbrace{\alpha_2 - \alpha_1}_{\text{真の差}} + \underbrace{\beta(\bar{X}_2 - \bar{X}_1)}_{\text{偏り (bias)}} \tag{13.3}$$

に分解できる．つまり，X の平均値の差が偏り $\beta(\bar{X}_2 - \bar{X}_1)$ をつくり出していることがわかる．見かけ上差がなくなったり，図84(b)に示すように，真の差と符号が逆転する場合なども起こりうることに注意したい．ただ，$\beta=0$ (すなわち，相関関係のない X)，または X の平均値の差がほとんど 0 に等しい場合は偏りは無視できる．この意味で，事前に無作為割付けを行う臨床比較試験の場合は

$$E(\bar{X}_2 - \bar{X}_1) = 0 \tag{13.4}$$

と期待されるので，偏りの調整は調査研究ほど深刻な問題とはならない．

ただ，図83とは異なり，2群で同じ傾きをもつとは思えない関連を有する場合も起こりうる．この場合には，"**交互作用**" があるといい厄介な問題となるが，変数変換，指標の工夫により交互作用をなくすことも可能である．

このように交絡因子を調整して，本当の y の差，2群の比較の場合であれば $\alpha_2 - \alpha_1$ を推定する方法を **共分散分析** (analysis of covariance) という．その方法論はすでに 6.2.3 項で説明済みである．

例題 13.1 図83のデータは表110にある．2地区の血圧の比較に共分散分析を行え．

解答 A 地区を第1群，B 地区を第2群としよう．まず，群ごと，全体の平方和，積和を計算する．

$$SS_{XY(1)} = 2733.6, \quad SS_{XY(2)} = 2020.0, \quad SS_{XY} = 6914.8$$
$$SS_{X(1)} = 2413.5, \quad SS_{X(2)} = 2375.8, \quad SS_X = 6433.3$$
$$SS_{Y(1)} = 6681.0, \quad SS_{Y(2)} = 4150.0, \quad SS_Y = 13671.9$$

回帰直線が平行か否かの検定 $H_0 : \beta_1 = \beta_2$ は (6.27)，(6.28) 式より

$$\Delta_1 = \left[6681.0 - \frac{(2733.6)^2}{2413.5} \right] + \left[4150.0 - \frac{(2020.0)^2}{2375.8} \right] = 6017.3$$

$$\Delta_2 = 6681.0 + 4150.0 - \frac{(2733.6 + 2020.0)^2}{2413.5 + 2375.8} = 6112.8$$

となるから (6.29) 式より

$$F = \left(\frac{6112.8}{6017.3} - 1 \right) \times (53 - 4) = 0.78 < F_{1,49}(0.05) = 4.04$$

となり，平行性は否定できない．

そこで，y 切片が等しいか否かの検定 $K_0 : \alpha_1 = \alpha_2$ を行う．(6.36) 式より

$$\varDelta_3 = 13671.9 - \frac{(6914.8)^2}{6433.3} = 6239.6$$

となるから(6.37)式より

$$F = \left(\frac{6239.6}{6112.8} - 1\right) \times (53-3) = 1.037 < F_{1,50}(0.05) = 4.03$$

となり，有意水準5%で，帰無仮説 K_0 は否定できない．つまり，年齢を調整した2地区の血圧の差 $\alpha_2 - \alpha_1$ の推定値は(6.33)，(6.34)式より3.67となるが有意な差は認められない．そこで，血圧と年齢の共通の回帰直線を推定してみると，全体で年齢の平均値が48.9，血圧の平均値が141.0であるから，傾き，y 切片は次のように推定される．

$$b_T = 6914.8/6433.3 = 1.07$$
$$a = 141.0 - 1.07 \times 48.9 = 88.68 \qquad \square$$

13.2 層別 2×2 分割表に対する Mantel-Haenszel 法

患者-対照研究において単一の2×2分割表からオッズ比を推定する方法は，7.10.2項で述べた．しかし，年齢，性など交絡因子の影響が無視できない場合，マッチングをとる以外に，表111に示すように k 個の階層にデータを層別し，交絡因子を調整したオッズ比を推定する必要が生じることがある．

たとえば，表112をみてもらいたい．この表は，コーヒーと膵臓がんとの関係を研究した患者-対照研究での女性に関する結果である．表に示されている数字は各階層に入る総数であるが，コーヒーをまったく飲まない人に対するコーヒーを飲む各階層

表 111 2×2 分割表の層別

	第1階層			第2階層				第 k 階層		
	患者	対照	計	患者	対照	計		患者	対照	計
要因あり	a_1	b_1	M_{11}	a_2	b_2	M_{12}		a_k	b_k	M_{1k}
要因なし	c_1	d_1	M_{01}	c_2	d_2	M_{02}	……	c_k	d_k	M_{0k}
計	N_{11}	N_{01}	T_1	N_{12}	N_{02}	T_2		N_{1k}	N_{0k}	T_k

表 112 コーヒーを飲む習慣のパターンと膵臓がんとの患者-対照研究の結果(女性)(MacMahon[1])

群 コーヒーを飲む習慣	患者	対照	年齢調整* オッズ比	95% 信頼区間
飲まない	11	56	1.0	—
1～2 カップ/日	52	152	1.8	0.9～3.6
3～4 カップ/日	53	80	3.4	1.7～7.0
5 カップ以上/日	28	48	3.2	1.4～7.0
計	144	336	2.3**	1.2～4.6**

* 10歳間隔　　** 飲む人全体の飲まない人に対する年齢調整オッズ比とその信頼区間

の人々のオッズ比と，その 95% 信頼区間は 10 歳間隔の年齢調整相対危険度を示していることに注意されたい．つまり，毎日 '1～2 カップ'，'3～4 カップ'，'5 カップ以上' の各群の年齢構成が異なるため(この資料は示されていないが)，表に示す総数に基づくオッズ比では年齢構成の影響が入り込んでしまい，適正な比較のための尺度とはならない．そこで，年齢構成の違いを反映した形での '重み付け平均' のオッズ比が必要となるのである．これを "**調整オッズ比**(adjusted odds ratio)" といい，全体の総数に基づいて計算されたものを "**粗オッズ比**(crude odds ratio)" とよんで区別する．この関係は '調整死亡率' と '粗死亡率' との関係と同じである．

Mantel and Haenszel[2] は，この調整オッズ比を推定する簡単な方法を提案した．それは，各階層でのオッズ比を $\widehat{OR}_i$ とすると

$$\widehat{OR}_{M-H} = \sum_{i=1}^{k} \frac{(b_i c_i / T_i)}{\sum_{j=1}^{k}(b_j c_j / T_j)} \widehat{OR}_i = \frac{\sum_{i=1}^{k}(a_i d_i / T_i)}{\sum_{i=1}^{k}(b_i c_i / T_i)} \tag{13.5}$$

で与えられる．有意性検定

$$H_0 : OR_{M-H} = 1$$
$$H_1 : OR_{M-H} \neq 1 \quad (OR_{M-H} > 1 に関心があるが)$$

については，次の統計量 χ_{M-H} を計算し

$$\chi_{M-H} = \frac{\sum_{i=1}^{k} a_i - \sum_{i=1}^{k}(M_{1i}N_{1i}/T_i)}{\sqrt{\sum_{i=1}^{k} \frac{M_{1i}M_{0i}N_{1i}N_{0i}}{T_i^2(T_i-1)}}} \underset{H_0 の下で}{\sim} N(0,1) \tag{13.6}$$

の正規分布に近似できる性質を利用して

$$|\chi_{M-H}| > Z(\alpha/2) \tag{13.7}$$

であれば，帰無仮説 H_0 が棄却される．

調整オッズ比の $100(1-\alpha)$% 信頼区間は，(7.38)，(7.39)式と同じ，Miettinen[4] の方法を用いる．上限を $\overline{OR}$，下限を $\underline{OR}$ とすれば

$$\overline{OR} = \widehat{OR}_{M-H}^{(1+Z(\alpha/2)/\chi_{M-H})} \tag{13.8}$$
$$\underline{OR} = \widehat{OR}_{M-H}^{(1-Z(\alpha/2)/\chi_{M-H})} \tag{13.9}$$

で与えられる．

これらの方法は，'Mantel-Haenszel のオッズ比'，'Miettinen の信頼区間' とよばれているもので患者-対照研究に限ることなくコホート研究，横断的研究，臨床比較試験においても同様な交絡因子の調整に利用できる．

例題 13.2 表 112 の，コーヒーを '飲まない' 群と '5 カップ以上/日' の群の年齢構成が，表 113 のようであったと仮定しよう．この場合の年齢調整相対危険度と有意性検定，95% 信頼区間を求めよ．

解答 各年齢階層ごとにオッズ比を計算してみると表 113 のようになり，年齢が上

表 113 表 111 の '5 カップ以上/日飲む' 群と '飲まない' 群の年齢構成

	40〜49歳			50〜59歳			60歳以上			全体		
	患者	対照	計	患者	対照	計	患者	対照	計	患者	対照	計
5カップ以上/日	7	19	26	11	14	25	10	15	25	28	48	76
飲まない	2	16	18	5	19	24	4	21	25	11	56	67
計	9	35	44	16	33	49	14	36	50	39	104	143
各年齢階層でのオッズ比	2.95			2.99			3.50			2.97(粗オッズ比) 3.15(年齢調整オッズ比)		

昇するにつれ，オッズ比の大きさが増加している傾向がわかる．年齢調整オッズ比を求めると，(13.5)式より

$$\widehat{OR}_{M-H} = \frac{7 \times 16/44 + 11 \times 19/49 + 10 \times 21/50}{19 \times 2/44 + 14 \times 5/49 + 15 \times 4/50} = 3.15$$

と推定できる．次に(13.6)，(13.7)式と付表 A.1 より

$$\chi_{M-H} = \frac{28 - [26 \times 9/44 + 25 \times 16/49 + 25 \times 14/50]}{\sqrt{\frac{26 \times 18 \times 9 \times 35}{(44)^2 \times 43} + \frac{25 \times 24 \times 16 \times 33}{(49)^2 \times 48} + \frac{25 \times 25 \times 14 \times 36}{(50)^2 \times 49}}}$$
$$= 2.82 > Z(0.01/2) = 2.5758$$

となり 1% の有意水準で調整オッズ比が 1 より有意に大きいことが認められた．

95% 信頼区間は，(13.8)，(13.9)式から

$$\overline{OR} = (3.15)^{(1+1.96/2.82)} = 6.99$$
$$\underline{OR} = (3.15)^{(1-1.96/2.82)} = 1.42$$

より 1.42〜6.99 となる． □

例題 13.3 表 114(a) は小児の歯磨きと齲歯との関連の調査結果である．「歯磨きをよくする」子どもに齲歯が少ないようにみえる(オッズ比=0.49，$p<0.05$)．しかし，「お菓子をよく食べる」か否かで分類してみると，表 114(b) に示すように，お菓子をよく食べる子どもに齲歯が多いことがわかる($p<0.001$)．したがって，歯磨きの効果を観察するには，少なくとも，お菓子をよく食べるかどうかも加えた二重クロス表，表 114(c) を作成する必要がある．調整オッズ比，有意性の検定をせよ．

解答 (13.5)，(13.6)式より

$$調整オッズ比 = \frac{13 \times 14/66 + 25 \times 22/118}{32 \times 7/66 + 8 \times 63/118} = 0.97$$

$$\chi_{M-H} = \frac{13 + 25 - (45 \times 20/66 + 33 \times 88/118)}{\sqrt{\frac{20 \times 46 \times 45 \times 21}{(66)^2 \times 65} + \frac{88 \times 30 \times 33 \times 85}{(118)^2 \times 117}}} = -0.09 < 1.96$$

となり，有意とはならない．観測された歯磨きの差は「お菓子をよく食べる」行動に交絡した見かけの効果であったことが理解できる． □

表 114 歯磨きの習慣と齲歯との関連調査

(a) 歯磨きと齲歯とのクロス表

	齲歯あり	例数	
歯磨きをよくする	38	108	35.2%
よくしない	40	76	52.6%

オッズ比＝0.49
$\chi^2=4.87$
$p<0.05$

(b) お菓子と齲歯とのクロス表

	齲歯あり	例数	
お菓子をよく食べる	45	66	68.2%
食べない	33	118	28.0%

$\chi^2=26.4$
$p<0.001$

(c) お菓子，歯磨き，齲歯の三重クロス表

お菓子	歯磨き	齲歯あり	齲歯なし	例数	あり(%)
お菓子をよく食べる	歯磨きをよくする	13	7	20	65.0%
	よくしない	32	14	46	69.6%
	計	45	21	66	
お菓子を食べない	歯磨きをよくする	25	63	88	28.4%
	よくしない	8	22	30	26.7%
	計	33	85	118	

注　オッズ比の Mantel-Haenszel 推定値 0.97（両側検定：$Z=-0.09$, N.S.）

13.3　層別 $2\times k$ 分割表に対する Mantel-extension 法

12.2 節では，表 107 のような単一の $2\times k$ 分割表から用量-反応関係を検出する傾向性の検定として，Mantel-extension 法（拡張 Mantel 検定）を説明した．ここでは，それが交絡因子によっていくつかの層に層別されている場合に，交絡因子を調整する方法を説明する．

層番号を k として，$k=1,2,\cdots,K$ としよう．計算は，12.2 節と基本的に同じで，i 群に各層共通に得点 X_i を与え，層ごとに (12.13)～(12.15) 式の O, E, V を計算し，それぞれを O_k, E_k, V_k とおく．帰無仮説 H_0 の検定は

$$Z=\frac{(O_1-E_1)+(O_2-E_2)+\cdots+(O_K-E_K)}{\sqrt{V_1+V_2+\cdots+V_K}} \underset{H_0 \text{の下で}}{\sim} N(0,1) \quad (13.10)$$

の正規分布に近似できる性質を利用する．両側検定，すなわち，事前に上昇，下降傾向のいずれかの仮説が立てられない場合は，帰無仮説 H_0 が有意水準 α で棄却できる条件は

$$(Z \text{の絶対値})>Z(\alpha/2) \quad (13.11)$$

であり，片側検定のその基準は

228   13. 交絡因子の調整

$$Z \begin{cases} > Z(\alpha), & H_1 \text{ が上昇傾向の場合} \\ < -Z(\alpha), & H_1 \text{ が下降傾向の場合} \end{cases} \quad (13.12)$$

となる．また，両側検定ではZ値を2乗したχ^2検定

$$Z^2 > \chi_1^2(\alpha) \quad (13.13)$$

と同等である．

i群への得点X_iの与え方で，順位R_iを利用する場合には，各層共通に

$$X_i = \frac{1}{\sum_{k=1}^{K} n} \left\{ \sum_{k=1}^{K} n_1 + \sum_{k=1}^{K} n_2 + \cdots + \sum_{k=1}^{K} n_{a-1} + \frac{1}{2}\left(1 + \sum_{k=1}^{K} n_a\right) \right\} \quad (13.14)$$

とする．

例題13.4 表112に示したデータは，実は表115の三つの年齢階層を合計した数で示したものであったと仮定しよう．Mantel-extension法を用いて，全体としての用量-反応関係の統計学的有意性を検定せよ．

解答 ここでも，順位に基づく得点法を採用してみよう．各年齢階層共通の得点を計算する(13.14)式は，表115の全体の欄について順位を計算することであるから

$$X_0 = \frac{1}{480} \left[\frac{67+1}{2} \right] = 0.071$$

表115 表111の年齢階層別分布

階層	水準 i	1日に飲む コーヒー量	患者 r_i	対照	計 n_i	飲まない群に対するオッズ比	得点 X_i (順位)	$n_i X_i$	$n_i \times X_i^2$	$r_i \times X_i$
40〜49歳	0	飲まない	2	16	18	1.00	0.071	1.278	0.091	0.142
	1	1〜2カップ	9	47	56	1.53	0.353	19.768	6.978	3.177
	2	3〜4カップ	9	24	33	3.00	0.704	23.232	16.355	6.336
	3	5カップ以上	7	19	26	2.95	0.922	23.972	22.102	6.454
		計	27	106	133			68.250	45.526	16.109
50〜59歳	0	飲まない	5	19	24	1.00	0.071	1.704	0.121	0.355
	1	1〜2カップ	21	50	71	1.60	0.353	25.063	8.847	7.413
	2	3〜4カップ	22	25	47	3.34	0.704	33.088	23.294	15.488
	3	5カップ以上	11	14	25	2.99	0.922	23.050	21.252	10.142
		計	59	108	167			82.905	53.514	33.398
60歳以上	0	飲まない	4	21	25	1.00	0.071	1.775	0.126	0.284
	1	1〜2カップ	22	55	77	2.10	0.353	27.181	9.595	7.766
	2	3〜4カップ	22	31	53	3.73	0.704	37.312	26.268	15.488
	3	5カップ以上	10	15	25	3.50	0.922	23.050	21.252	9.220
		計	58	122	180			89.318	57.241	32.758
全体	0	飲まない	11	56	67	1.00*				
	1	1〜2カップ	52	152	204	1.76*				
	2	3〜4カップ	53	80	133	3.41*				
	3	5カップ以上	28	48	76	3.15*				
		計	144	336	480					

* 年齢調整オッズ比(Mantel-Haenszel法)

$$X_1 = \frac{1}{480}\left[67 + \frac{204+1}{2}\right] = 0.353$$

$$X_2 = \frac{1}{480}\left[67 + 204 + \frac{133+1}{2}\right] = 0.704$$

$$X_3 = \frac{1}{480}\left[67 + 204 + 133 + \frac{76+1}{2}\right] = 0.922$$

となり，表115の残りの欄が計算される．

(12.13)〜(12.15)式より各年齢階層ごとに O, E, V を計算すると

1) 40〜49歳代

$$O = 16.109$$

$$E = \frac{27}{133} \times 68.250 = 13.855$$

$$V = \frac{27 \times 106}{133^2 \times 132}[133 \times 45.526 - (68.250)^2] = 1.712$$

2) 50〜59歳代

$$O = 33.398$$

$$E = \frac{59}{167} \times 82.905 = 29.290$$

$$V = \frac{59 \times 108}{167^2 \times 166}[167 \times 53.514 - (82.905)^2] = 2.840$$

3) 60歳以上

$$O = 32.758$$

$$E = \frac{58}{180} \times 89.318 = 28.780$$

$$V = \frac{58 \times 122}{180^2 \times 179}[180 \times 57.241 - (89.318)^2] = 2.838$$

となるから，(13.13)式より

$$\chi^2 = \frac{[\Sigma_k(O_k - E_k)]^2}{\Sigma_k V_k}$$

$$= \frac{[(16.109 - 13.855) + (33.398 - 29.290) + (32.758 - 28.780)]^2}{1.712 + 2.840 + 2.838}$$

$$= 14.47 > \chi_1^2(0.001) = 10.83$$

より有意水準 0.1% で，有意な用量-反応関係が認められた．

13.4 ロジスティック回帰分析

ロジスティック回帰分析(logistic regression analysis)は，疫学的コホート研究にお

いて，追跡開始時点の要因$(X_1, X_2, \cdots, X_p)$からある一定期間(5年，10年など)で疾病の発症する'確率'pを

$$p = \frac{1}{1+\exp(-Z)} \quad (13.15)$$

ここに

$$Z = \beta_0 + \beta_1 X_1 + \cdots + \beta_p X_p$$

で推定し，発生要因(risk factor)を検討するための多変量解析として利用されてきた．また，横断的研究(cross sectional study)においても，pをある現象が起きている'割合，比率の大きさ'として解釈し，要因との関連分析としても利用されている．上式を書き直すと

$$\log\left(\frac{p}{1-p}\right) = \beta_0 + \beta_1 X_1 + \cdots + \beta_p X_p \quad (13.16)$$

となる．このロジスティック回帰モデルが疫学研究では特に重要である．すなわち，オッズ $p/(1-p)$ の対数(ロジット変換という)が変量の線形和となっているのである．

たとえば，喫煙の効果を調べたいとし

$$X_1 = \begin{cases} 1, & \text{喫煙あり} \\ 0, & \text{喫煙なし} \end{cases}$$

として，他の交絡因子を$(X_2, \cdots, X_p)$としよう．このように設定して各係数β_jを推定したとすると

$$\log\left(\frac{p}{1-p}\right)_{X_1=1} = \hat{\beta}_0 + \hat{\beta}_1 + \hat{\beta}_2 X_2 + \cdots + \hat{\beta}_p X_p$$

であり

$$\log\left(\frac{p}{1-p}\right)_{X_1=0} = \hat{\beta}_0 + \hat{\beta}_2 X_2 + \cdots + \hat{\beta}_p X_p$$

となるから

$$\log\left(\frac{p}{1-p}\right)_{X_1=1} - \log\left(\frac{p}{1-p}\right)_{X_1=0} = \hat{\beta}_1$$

つまり，X_1の値に1，0に応じたpの値を，p_1，p_0とすると

$$\log\left(\frac{p_1}{1-p_1} \cdot \frac{1-p_0}{p_0}\right) = \hat{\beta}_1$$

となり，結局

$$\text{他の変数の影響を調整したオッズ比} = \widehat{OR} = \exp(\hat{\beta}_1) \quad (13.17)$$

で与えられる．また，仮説

$$H_0 : OR = 1, \quad H_1 : OR \neq 1$$

は

$$H_0 : \beta_1 = 0, \quad H_1 : \beta_1 \neq 0$$

13.4 ロジスティック回帰分析

と同等であるから,その検定は次の漸近的な正規近似の性質を利用する.

$$Z = \frac{\hat{\beta}_1}{SE(\hat{\beta}_1)} \underset{H_0 \text{の下で}}{\sim} N(0,1) \tag{13.18}$$

または,2乗して,χ^2分布を参照する.その95%信頼区間は近似的に

$$\exp(\hat{\beta}_1 \pm 2SE(\hat{\beta}_1)) \tag{13.19}$$

で計算できる.

実際の応用では,変数$(X_1, X_2, \cdots, X_p)$は計量値ではなくカテゴリー変数であることも多い.たとえば,3カテゴリー要因の場合

$$X_1 \Longrightarrow \alpha_i, \quad i=1,\cdots,I$$
$$X_2 \Longrightarrow \beta_j, \quad j=1,\cdots,J$$
$$X_3 \Longrightarrow \gamma_k, \quad k=1,\cdots,K$$

として

$$\log \frac{p_{ijk}}{1-p_{ijk}} = \mu + \alpha_i + \beta_j + \gamma_k \tag{13.20}$$

と表すことが多い.これは,計数値に対する分散分析と考えればよい.その基礎的な解析方法は,対象標本n例を三つのカテゴリーで$I \times J \times K$個の層に分割し,それぞれの層における割合$p_{ijk} = r_{ijk}/n_{ijk}$を利用する.したがって,あまりにも多くの要因を入れすぎると$r_{ijk}=0$となる層が多くなり(sparse dataという),結果は信頼性が乏しくなるので,全体の分割数とデータ数とのバランスを注意する必要がある.

各要因の有意差検定,たとえば

$$H_0 : \alpha_1 = \alpha_2 = \cdots = \alpha_I$$

に対する検定は,その要因を含めたモデルと含まないモデルの適合度統計量の差がH_0の下で自由度$I-1$のχ^2分布で近似できることを利用する.また,第1変数の第sカテゴリーの第tカテゴリーに対するオッズ比は

$$\frac{p_{sjk}}{1-p_{sjk}} \times \frac{1-p_{tjk}}{p_{tjk}} = \exp(\alpha_s - \alpha_t) \tag{13.21}$$

となり,95%信頼区間は

$$\exp(\hat{\alpha}_s - \hat{\alpha}_t \pm 2SE(\hat{\alpha}_s - \hat{\alpha}_t)) \tag{13.22}$$

で計算できる.各パラメータ$\alpha_i, \beta_j, \gamma_k$の推定は通常一意解を得るため

$$\sum \alpha_i = 0, \quad \sum \beta_j = 0, \quad \sum \gamma_k = 0 \quad (\text{または,} \alpha_1 = 0, \beta_1 = 0, \gamma_1 = 0)$$

という制約条件がつく.これらの計算は,BMDP,SASなどの信頼性の高い統計パッケージを利用したい.ただ,オッズ比の推定値に関しては,Mantel-Haenszel法による結果とほぼ同じである場合が多い.

例題13.5 表116は,東京都が,大気汚染,特に自動車排気ガスが都民の健康に及

表 116 地区別持続性たんの有症率[6]

調査地区	持続性たん 有症者数	調査対象者数	有症率
東大和地区	27	748	3.61
墨田区後背	43	769	5.59
墨田区沿道	34	472	7.20

* Mantel-extension 検定 $Z=2.76$,両側 $p<0.01$

ぼす影響を解明するために,過去の大気汚染物質(NO_x,SPM 平均濃度など)の曝露状況の異なる 3 地区,東大和市,墨田区の国道 6 号と明治通り交差点付近の沿道と後背地区の,30 歳以上の女子を対象にした調査の一部である[6].曝露水準の順序は

東大和＜墨田区後背＜墨田区沿道

であるので,健康影響を検討するための作業仮説は,持続性たん(痰)の有症率(正しくは有症者割合)に関して次のとおりである.解析方針を考えよう.

H_0:東大和＝墨田区後背＝墨田区沿道
H_1:東大和＜墨田区後背＜墨田区沿道

解答 単純に順位に基づく Mantel-extension 検定(Wilcoxon の順位和検定と同じ)では有意水準 1% で H_0 が棄却される.ところで,地区以外に持続性たんの有症率に影響を及ぼすと考えられる因子として,年齢,喫煙状況が考えられた.表 117 は有症率と年齢,喫煙状況との分割表である.年齢は高度に有意な関連,喫煙状況は有意ではないがある程度の関連が観察される.したがって,これらの因子の分布が地区間で異なっていると上記の無調整の検定結果は'見かけ'をみていることになる.それを検討するために,表 118 に地区間の分布状況を示した.これから,東大和地区の年齢が若く,墨田区後背地区では,現在喫煙している者の割合が高い傾向が観察される.

表 117 持続性たんの有症率と年齢,喫煙状況との関連

	年齢階級			喫煙状況		
	30～39	40～49	50～59	なし	過去あり	現在あり
有症率(%)	2.52	5.64	6.97	4.42	5.71	10.04
有症者数	14	42	48	73	4	27
対象者数	555	745	689	1650	70	269
Mantel-extension 検定	$Z=3.42$ 両側 $p<0.001$			$Z=3.65$ 両側 $p<0.001$		

表 118 地区ごとの年齢,喫煙状況の分布

調査地区	年齢階級			喫煙状況			計
	30～39	40～49	50～59	なし	過去あり	現在あり	
東大和地区	262(35%)	282(38%)	204(27%)	630(84%)	28(4%)	90(12%)	748
墨田区後背	179(23%)	289(38%)	301(39%)	617(80%)	28(4%)	124(16%)	769
墨田区沿道	114(24%)	174(37%)	184(39%)	403(85%)	14(3%)	55(12%)	472
χ^2 検定	$\chi^2=40.7$,自由度$=4(p<0.001)$			$\chi^2=8.0$,自由度$=4(p<0.09)$			

13.4 ロジスティック回帰分析

表 119 地区をカテゴリー変数としたロジスティックモデルの結果

要因		推定値	標準誤差	要因の有意性		
				χ^2値	自由度	両側p値
定数		−2.671	0.387	49.70	1	0.0001
地区	東大和地区	−0.309	0.155	5.91	2	0.0522
	墨田区後背	−0.027	0.139			
	墨田区沿道	0.336				
年齢	30〜39	−0.621	0.197	11.02	2	0.0040
	40〜49	0.204	0.149			
	50〜59	0.417				
喫煙状況	なし	−0.863	0.339	17.58	2	0.0005
	過去あり	−0.444	0.491			
	現在あり	1.307				
モデルの適合度				30.47	21	0.0831

注1 SASでは，要因がカテゴリー変数の場合，最後のカテゴリーの推定値は出力されない．それは

$$\alpha_I = -\alpha_1 - \alpha_2 - \cdots - \alpha_{I-1}$$

のように計算する．

注2 「モデルの適合度」の検定では，適合度が良ければ有意とはならない．

そこで，この交絡因子を調整する方法としては，層別によるMantel-extension法も適用できるが，ここでは，次のロジスティック回帰モデルを適用してみよう．

$$\log\left(\frac{p}{1-p}\right) = (\text{定数}) + (\text{地区}) + (\text{年齢}) + (\text{喫煙状況})$$

計算は統計パッケージSAS[5] (CATMOD, 最尤推定値)を利用し，表119に結果を示した．地区の差は

東大和＜墨田区後背＜墨田区沿道

の順にβの値(有症率)が−0.309，−0.027，0.336と大きくなる傾向があるが，有意水準5％で有意ではない．一方，年齢が増加するほど，喫煙状況は'なし'から'あり'へとパラメータの値が増加し，高度に有意となっている．

上記のロジスティック回帰モデルでは，これらの因子のもつ'順序'の情報を取り入れていないので，解析目的が

「この順序で有症率が大きくなるか否か」

を検定するのであれば，この解析は適切とはいえない．

そこで，地区の**傾向性(用量−反応)の検定**を行う一つの方法は，β_iの変動パターンがほぼ直線的であるから，地区変数を質的変数から量的変数に変換し

東大和＝−1，墨田区後背＝0，墨田区沿道＝1

とすれば

$$\beta_1 = \beta \times (-1), \quad \beta_2 = \beta \times 0, \quad \beta_3 = \beta \times 1$$

に対応するから

$$H_0 : \beta = 0$$

表 120 地区を量的変数としたロジスティック回帰分析の結果

要因		推定値	標準誤差	要因の有意性		
				χ^2 値	自由度	両側 p 値
定数		−2.998	0.425	49.87	1	0.0001
地区		0.324	0.134	5.79	1	0.0161
年齢	30〜39	−0.619	0.196	10.99	2	0.0041
	40〜49	0.204	0.149			
	50〜59	0.415				
喫煙状況	なし	−0.855	0.339	17.58	2	0.0005
	過去あり	−0.444	0.491			
	現在あり	1.299				
モデルの適合度				30.55	22	0.1068

注　地区間に有意な(片側 $p=0.016/2=0.008<0.01$)増加傾向が認められた以外は表119の結果とほとんど変わらない．

×：地区変数が質的変数
○：地区変数が量的変数

片側 $p<0.01$　　　　$p<0.01$　　　　$p<0.001$

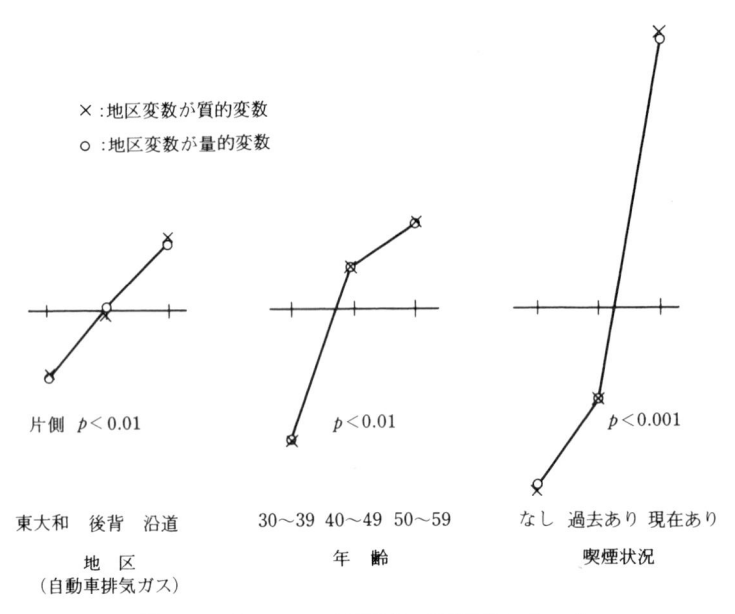

東大和　後背　沿道　　30〜39　40〜49　50〜59　　なし　過去あり　現在あり
　　地区　　　　　　　　　　　年齢　　　　　　　　　　喫煙状況
（自動車排気ガス）

図 85　ロジスティック回帰分析の要因効果のプロット
p 値は地区変数を量的変数とした場合である．+の方向が有症率の増加を示す．

$$H_1 : \beta > 0$$

という片側検定をすればよいであろう．このロジスティック回帰分析の結果は表120, 図85である．前の結果と比べるとパラメータの推定値の変化はほとんどないものの，地区差に関しては，傾きが $\beta=0.324\pm0.134$（片側 $p=0.016/2=0.008$）と推定され，大気汚染への曝露量が増加するとともに，持続性たんの有症率が有意に増加するという見かけの結果と同様の結果が得られる．また，オッズ比は次のように計算で

きる．
1) 墨田区後背/東大和のオッズ比
$$OR=\exp(0.324)=1.38$$
$$95\% \text{ 信頼区間}:\exp(0.324\pm0.134\times2)=1.06\sim1.81$$
2) 墨田区沿道/東大和のオッズ比
$$OR=\exp(2\times0.324)=1.91$$
$$95\% \text{ 信頼区間}:\exp(2\times(0.324\pm0.134\times2))=1.12\sim3.27$$

ついでに喫煙の影響をみるのにオッズ比を計算してみると
a) 過去あり/なし：$OR=\exp(-0.444+0.855)=\exp(0.411)=1.51$
b) 現在あり/なし：$OR=\exp(1.299+0.855)=\exp(2.154)=8.62$

となる．なお，その信頼区間は表120の推定値からは計算できない．パラメータ推定値の差の標準誤差(13.22)式の計算には，次に示すようにパラメータ推定値間の相関係数 r_{ij} が必要だからである．

$$SE(\hat{\alpha}_i-\hat{\alpha}_j)=\sqrt{SE(\hat{\alpha}_i)^2-2r_{ij}SE(\hat{\alpha}_i)SE(\hat{\alpha}_j)+SE(\hat{\alpha}_j)^2}$$

事前にオプションでその指定を行う必要がある[5]．

参 考 文 献

1) MacMahon, B. et al. (1981). Coffee and cancer of the pancreas. *New Engl. J. Med.*, **304**, 630-633.
2) Mantel, N. and Haenszel, W. (1959). Statistical aspects of the analysis of data from retrospective studies of disease. *J. Natl. Cancer Inst.*, **22**, 719-748.
3) Mantel, N. (1963). Chi-square tests with one degree of freedom；extension of the Mantel-Haenszel procedure. *J. Amer. Stat. Assoc.*, **58**, 690-700.
4) Miettinen, O.S. (1976). Estimability and estimation in case-referent studies. *Am. J. Epidemiol.*, **103**, 226-236.
5) SAS Institute Inc. (2013). *SAS Version 9.3 for Windows*.
6) 東京都衛生局(1991)．大気汚染保健対策に係わる健康影響調査，総合解析報告書．平成3年8月．
7) 丹後俊郎，山岡和枝，高木晴良(2013)．新版ロジスティック回帰分析―SASを利用した統計解析の実際―，統計ライブラリー．朝倉書店．

14. 医学的に意味ある差を積極的に評価する検定——Δ 検定

　これまでに解説してきたほとんどすべての検定では，帰無仮説 H_0 は'差がない'，'関連がない'という'ゼロ，null'仮説であった．それに対して，対立仮説 H_1 は帰無仮説の否定としての'差がある'，'関連がある'という'ノンゼロ，nonnull'仮説であった．したがって，検定の結果'統計学的に有意'となっても，'医学的に有意な差，関連'を主張しているわけではない．たとえば，平均値の差の t 検定の仮説群

$$H_0 : \mu_A = \mu_B$$
$$H_1 : \mu_A \neq \mu_B$$

をみればよくわかるであろう．正規分布・等分散 σ^2 の仮定の下で導かれる(5.10)式の Student の t 検定統計量は，母平均の差

$$\delta : \mu_A - \mu_B$$

の推定値

$$\hat{\delta} = \bar{X}_A - \bar{X}_B \tag{14.1}$$

を，そのサンプリング誤差(標準誤差)

$$SE(\hat{\delta}) = \sqrt{\left(\frac{1}{n_A} + \frac{1}{n_B}\right)\left(\frac{(n_A-1)S_A^2 + (n_B-1)S_B^2}{n_A + n_B - 2}\right)} \tag{14.2}$$

で基準化(除)したものであった．したがって，母平均の傾 δ がきわめて小さく'医学的・臨床的には有意でない差'と判断できても，標本数 n_A, n_B を増加させていけば，$SE(\hat{\delta})$ は限りなく小さくなるので，あるところ以上では検定結果はつねに'統計学的に有意'となる問題が生じる．言い換えれば，どんなに小さな差でも，それを検出する標本の大きさが存在するのである．第9章で説明したように，事前に検出したい差 d を設定して，それを検出する適当な標本の大きさを決めてから，調査・研究が始められる場合にはそのような危険性は少ないが，そうでない調査では，よく起こることである．

　他方で，検定結果が'有意でない'場合に，帰無仮説を棄却できない，すなわち帰無仮説を採択するとして，'差はない'と判断してしまう問題がある．帰無仮説が棄却されないことは，'有意差'を示す十分な証拠がないことを示すだけであって，'差がない'ことを積極的に意味するものではない．たとえば，最近の薬剤の無作為化比較

試験においては，治験薬が対照薬に比べ有意に優れている必要はなく，'少なくとも同等'すなわち'劣っていない'であることを検証すればよい場合が少なくない．この非劣性(non-inferiority)の検証において，通常の検定を行い，'有意差なし'をもって'同等'と主張することは，明らかに間違いであり検定の誤用である．標本数を小さく設計すればつねに'同等'となってしまうからである．

このように，標本の大きさを大きくするとつねに'有意'，小さくするとつねに'有意でない'という統計学的検定にまつわる問題が生じる．ここでは，この問題を解決するための一つの方法として，医学的に意味ある最小の差 Δ を導入することで

1) '医学的には無意味な差が統計学的には有意'となる現象を避け，Δ 以上の差があることを積極的に主張する
2) Δ 以内の差であれば'同等であること'を積極的に主張する
3) Δ 以上は劣っていない，つまり非劣性であることを主張する(最近の臨床試験では非劣性試験(non-inferiority trial)が増えている)

検定方法を紹介しよう．本書では Δ 検定(delta-test)とよぶ．2標本の平均値の差，比率の差を取り上げて説明しよう．もちろん，医学的に意味のある最小の差 Δ を事前に明確にする必要があることはいうまでもない(注1参照)．

14.1 二つの母平均の差の検定

14.1.1 医学的に無意味な差を統計学的に有意としない Δ 検定

医学的に有意な差である条件は

$$|\delta| > \Delta \tag{14.3}$$

となることであろう．片側検定，$\delta > \Delta$ に興味があれば，帰無仮説と対立仮説を次のように設定すればよい．

$$H_0 : \mu_A = \mu_B + \Delta \quad (\text{等分散 } \sigma^2 \text{ 仮定})$$
$$H_1 : \mu_A > \mu_B + \Delta$$

つまり，帰無仮説はちょうど Δ の差があると仮定し，対立仮説は Δ より大きい'医学的に有意な差'を主張しているのである．この検定統計量は，自由度 $\nu = n_A + n_B - 2$ として，次の T で与えられ

$$T = \frac{\bar{X}_A - (\bar{X}_B + \Delta)}{SE(\hat{\delta})} > t_\nu(\alpha) \tag{14.4}$$

となれば，有意水準 α で仮説 H_0 が棄却できる．この検定統計量 T は，n_A, n_B を大きくして $SE(\hat{\delta})$ の値がどんなに小さくなっても，分子の'$-\Delta$'の値がきいているので，医学的に無意味な差 $\delta (< \Delta)$ が統計学的に有意となる可能性は小さいのである．さて，この不等式を変形してみると

$$\Delta < \hat{\delta} - SE(\hat{\delta})t_\nu(\alpha)$$

となる．つまり，有意水準 α で，'医学的に有意な差' と判断できる条件が

「$\mu_A - \mu_B$ の $100(1-2\alpha)$% 信頼区間の下限値が Δ より大きい」

と信頼区間で表現できる．有意水準5%の片側検定であれば，90%信頼区間の下限値を計算すればよい．

有意水準 α で両側検定を行う場合は，上記の検定と，(14.4)式で A 群と B 群を入れ替えた検定をそれぞれ有意水準 $\alpha/2$ で繰り返し，いずれかが有意となれば '医学的に有意な差' と判断できよう．これは次のように，信頼区間で言い換えることができる．

「$\mu_A - \mu_B$ の $100(1-\alpha)$% 信頼区間の下限値が Δ より大きい，
あるいは，上限値が $-\Delta$ より小さい」

ところで，有意水準 α ，検出力 $1-\beta$ の片側検定で必要な標本の大きさ $n(=n_A=n_B)$ は，$d=(\mu_A-\mu_B-\Delta)/\sigma$ として，'$d>0$' の場合に限って次式で与えられる．

$$n > 2\left\{\frac{Z(\alpha)+Z(\beta)}{d}\right\}^2 \tag{14.5}$$

$\Delta=0$ の場合（通常の t 検定での必要標本数）に比べて標本数は多くなる．両側検定であれば，上式の α を $\alpha/2$ とすればよい．

例題 14.1 表4のインフルエンザ予防接種回数別インフルエンザ様風邪による平均欠席日数を比較した調査を考えよう．もし，事前に臨床的に意味のある平均欠席日数の差として0.5日以上は必要と設定されていたとしよう．交絡因子は無視するとして，2回接種群と非接種群の平均値の差の検定を行え．

解答 この場合，A 群が非接種群であり B 群が2回接種群であり，片側検定である．(14.4)式の分子が

$$\bar{X}_A - (\bar{X}_B + \Delta) = 0.883 - (0.704 + 0.500)$$
$$= -0.321$$

と負となるので，明らかに有意とはならない．事前に Δ の設定をきちんとせずに '効果' の判定を '統計学的検定' にすり替えてしまうと

$$\hat{\delta} = 0.179$$
$$SE(\hat{\delta}) = \sqrt{\left(\frac{1}{9038}+\frac{1}{5115}\right)\left(\frac{9037 \times 9038 \times 0.019^2 + 5114 \times 5115 \times 0.024^2}{9038+5115-2}\right)}$$
$$= 0.031$$

となり，t 値が $0.179/0.031=5.77$（丸め誤差含む）ときわめて高度に有意（$p<0.00000001$，n_A+n_B がきわめて大きいので正規分布近似ができる）という結果となってしまうのである．なお $SE(\hat{\delta})$ の計算では $S^2=n(標準誤差)^2$ を代入した．　□

14.1.2 同等性,非劣性の Δ 検定

前項で医学的に有意な最小の差を Δ とした.したがって

$$-\Delta < \mu_A - \mu_B < \Delta \tag{14.6}$$

であれば,2群の差は医学的には意味がない,つまり '同等' と考えることができる.有意水準 α で '同等' と主張するためには,片側検定

$$H_0 : \mu_A = \mu_B - \Delta$$
$$H_1 : \mu_A > \mu_B - \Delta$$

と,A 群,B 群を入れ替えた片側検定をそれぞれ,有意水準 α で繰り返して,ともに有意となればよい.上記検定の棄却条件は

$$T = \frac{\bar{X}_A - (\bar{X}_B - \Delta)}{SE(\hat{\delta})} > t_\nu(\alpha) \tag{14.7}$$

となる.同等性がいえる条件を信頼区間で言い換えれば

「$\mu_A - \mu_B$ の $100(1-2\alpha)\%$ 信頼区間が区間 $[-\Delta, \Delta]$ に
すっかり入ってしまう」

場合であることがわかる.

薬剤の無作為化比較試験では治験薬が対照薬に比べて,'Δ 以上は劣らない' 非劣性を示す場合が少なくない.この場合は (14.7) 式の片側検定を有意水準 $\alpha/2$ で行えばよい.'Δ 以上は劣らない' を信頼区間で表現すれば

「$\mu_A - \mu_B$ の $100(1-\alpha)\%$ 信頼区間の下限値が $-\Delta$ より大きい」

となる.本来,非劣性は片側検定の性格をもち,許認可の世界の当初の有意水準は '片側 α (たとえば,0.05)' としていたが,最近では '両側 α' に変更したので,非劣性の検定では,片側 $\alpha/2$ と設定する必要がある[6].しかし,以下に示す例題 14.2(事例)はすべて '片側5%' の時代のものである.

ところで,この片側検定で,検出力 $1-\beta$ とした標本の大きさ $n(=n_A=n_B)$ は,$d=(\mu_A-\mu_B+\Delta)/\sigma$ として,'$d>0$' の場合に限り,(14.5) 式で与えられる.真に,$\mu_A \geq \mu_B$ であれば,$\Delta = 0$ の場合に比べて必要な標本数はかなり少なくてすむことがわかる.

例題 14.2 B型慢性肝炎に対する2種類のインターフェロン α(IFN-α)の無作為化比較試験において,主要評価指標である ALT 値の改善傾向を,投与終了後の値から投与直前値を引いた差で比較した.Δ を決めるに際しては,対照薬のこれまでの成績は平均的に 35 単位改善しているので,その改善効果の 80% を目処として,投与前値からの差 $\Delta = 35 \times 0.2 = 7$ と設定した.試験の結果は次のとおりである.差の分布は,それほど極端に高値に裾が伸びた分布を示していない.なお,本試験は非劣性が片側検定 5% を基準としていた時代に実施されたものである.

非劣性の検定を行え.

	例 数	平均値	標準偏差
治験薬	46	34.5	32.0
対照薬	44	29.7	28.4

解答 治験薬を A 群, 対照薬を B 群として, (14.7)式を計算すると

$$34.5-(29.7-7)=11.8$$

$$SE(\hat{\delta})=\sqrt{\left(\frac{1}{46}+\frac{1}{44}\right)\left(\frac{45\times 32.0^2+43\times 28.4^2}{46+44-2}\right)}=6.462$$

したがって

$$T=\frac{11.8}{6.462}=1.826>t_{88}(0.05)=1.66$$

となるので, 治験薬の改善効果が対照薬のそれに比べて, 7 単位以上は劣らないことが有意水準 5% で主張できることになる. 試しに, 90% 信頼区間を計算してみると, $4.8\pm 6.46\times 1.66$ から, $[-5.92, 15.52]$ となり,「下限値 $-5.92>-\Delta=-7$」であることがわかる. □

14.2 二つの母比率の差の検定

14.2.1 医学的に無意味な差を統計学的に有意としない Δ 検定

基本的には平均値の差の場合と同様である. この場合も医学的に意味ある最小の母比率の差 Δ をまず, 明確にする必要がある. 片側検定であれば, 帰無仮説と対立仮説を次のように設定すればよい.

$$H_0: p_A=p_B+\Delta$$
$$H_1: p_A>p_B+\Delta$$

この場合の検定統計量は, 7.3 節の考え方より

$$\hat{\delta}=\hat{p}_A-\hat{p}_B$$

として, 次の統計量 Z が H_0 の下で漸近的に正規分布に従うので

$$Z=\frac{\hat{p}_A-(\hat{p}_B+\Delta)}{SE(\hat{\delta})}>Z(\alpha) \tag{14.8}$$

となれば, 有意水準 $100\alpha\%$ で仮説 H_0 が棄却できる. ここで

$$SE(\hat{\delta})=\sqrt{\frac{(\hat{p}_B{}^*+\Delta)(1-\hat{p}_B{}^*-\Delta)}{n_A}+\frac{\hat{p}_B{}^*(1-\hat{p}_B{}^*)}{n_B}} \tag{14.9}$$

であり, p_B は n_A と n_B の大きさに大きな差がなければ, 近似的に

$$\hat{p}_B{}^*=\frac{r_A+r_B-n_A\Delta}{n_A+n_B} \tag{14.10}$$

と推定することができる[1]. 正確には最尤推定量を利用する (注 2). また, ここでは標本数が小さい場合に必要な連続修正項は省略しよう.

有意水準 α で検定(14.3)を行う場合は，上記の検定と，A 群と B 群を入れ替えた検定をそれぞれ有意水準 $\alpha/2$ で繰り返し，いずれかが有意となれば'医学的に有意な差'と判断できよう．

ところで，有意水準 α，検出力 $1-\beta$ の片側検定に必要な標本の大きさ $n(=n_A=n_B)$ は次式で与えられる．

$$\left.\begin{array}{l} p=(p_A+p_B)/2 \\ R=Z(\alpha)\sqrt{(2p+\Delta)(2-2p-\Delta)+(2p-\Delta)(2-2p+\Delta)}/2 \\ S=Z(\beta)\sqrt{p_A(1-p_A)+p_B(1-p_B)} \end{array}\right\} \quad (14.11)$$

として，$p_A-p_B-\Delta>0$ の場合に限り

$$n>\left\{\frac{R+S}{p_A-p_B-\Delta}\right\}^2 \quad (14.12)$$

で与えられる．両側検定であれば，α を $\alpha/2$ とすればよい．

14.2.2 同等性，非劣性の Δ 検定

同様に

$$-\Delta<p_A-p_B<\Delta$$

であれば，2群の差は医学的には大きな差はない，つまり'同等'と考えることができる．有意水準 α で'同等'を主張するためには，片側検定

$$H_0: p_A=p_B-\Delta$$
$$H_1: p_A>p_B-\Delta$$

と，A 群，B 群を入れ替えた片側検定をそれぞれ，有意水準 α で繰り返して，ともに有意となればよい．帰無仮説 H_0 の棄却条件は(14.8)式と同様に

$$Z=\frac{\hat{p}_A-(\hat{p}_B-\Delta)}{SE(\hat{\delta})}>Z(\alpha) \quad (14.13)$$

である．ここで

$$SE(\hat{\delta})=\sqrt{\frac{(\hat{p}_B{}^*-\Delta)(1-\hat{p}_B{}^*+\Delta)}{n_A}+\frac{\hat{p}_B{}^*(1-\hat{p}_B{}^*)}{n_B}} \quad (14.14)$$

$$\hat{p}_B{}^*=\frac{r_A+r_B+n_A\Delta}{n_A+n_B} \quad (14.15)$$

である．正確には注2の最尤推定量を利用する．

次に，'Δ 以上は劣らない'非劣性であることを検定するには(14.13)式の片側検定を有意水準 $\alpha/2$ で行えばよい．すなわち，治験薬 A は対照薬 B より Δ 以上劣ることはないことを積極的に主張するものである．

ところで，有意水準 α，検出力 $1-\beta$ の片側検定に必要な標本の大きさ $n(=n_A=n_B)$ は，(14.12)式で Δ を'$-\Delta$'で置き換えればよい．真に $p_A\geq p_B$ であれば $\Delta=0$ の場合に比べて必要な標本の大きさはかなり少なくてすむことがわかる．

例題 14.3 次の成績は，皮膚真菌症(足白癬)に対する TJN-318 クリームと，対照薬ビフォナゾールとの二重盲検無作為化比較試験での有効率である[4]．$\Delta=0.10$ として，非劣性の検定を行え．この非劣性試験も'片側5%'の時代に実施されたものである．

	例 数	有効数	有効率
TJN-318 クリーム	128	101	78.9
ビフォナゾール	127	96	75.6

解答 (14.13)～(14.15)式により

$$\hat{p}_B{}^* = (101+96+128\times 0.1)/(128+127) = 0.823$$

となるから

$$SE(\hat{\delta}) = \sqrt{\frac{(0.823-0.1)(1-0.823+0.1)}{128} + \frac{0.823(1-0.823)}{127}}$$
$$= 0.0521$$

したがって，(14.13)式を片側検定で行うと

$$Z = \frac{0.789-0.756+0.1}{0.0521} = 2.553 > Z(0.01) = 2.326$$

となり，有意水準1%($p<0.01$)で TJN-318 がビフォナゾールより 10% 以上劣ることはない(非劣性である)ことが検証される． □

14.2.3 非劣性検定での交絡因子の調整

母比率の差の検定で，'非劣性'であることを積極的に主張する片側検定

$$H_0 : p_A = p_B - \Delta$$
$$H_1 : p_A > p_B - \Delta$$

において，交絡因子の調整を行うための Mantel-Haenszel 型の非劣性検定[3,5]を紹介しよう．層番号を $k(=1, 2, \cdots, K)$ とすると，ここで考える仮説は，すべての層 k で

$$H_0 : p_{Ak} = p_{Bk} - \Delta$$
$$H_1 : p_{Ak} > p_{Bk} - \Delta$$

である．この場合，次の統計量が H_0 の下で漸近的に正規分布することを利用し

$$Z = \frac{\sum_{k=1}^{K} r_{Ak} - \sum_{k=1}^{K} n_{Ak}(\hat{p}_{Bk}^* - \Delta)}{\sqrt{\sum_{k=1}^{K} \{n_{Ak}(\hat{p}_{Bk}^* - \Delta)(1-\hat{p}_{Bk}^* + \Delta) - V_k\}}} > Z(\alpha/2) \quad (14.16)$$

であれば有意水準 α で'非劣性'がいえる．ここで

$$V_k = \frac{n_{Ak}{}^2 \hat{p}_{Bk}^*(1-\hat{p}_{Bk}^*)(\hat{p}_{Bk}^* - \Delta)(1-\hat{p}_{Bk}^* + \Delta)}{n_{Ak}\hat{p}_{Bk}^*(1-\hat{p}_{Bk}^*) + n_{Bk}(\hat{p}_{Bk}^* - \Delta)(1-\hat{p}_{Bk}^* + \Delta)} \quad (14.17)$$

である．層 k の p_{Bk} は層ごとに最尤推定量を利用する．また，'非劣性'ではなく，'同等性'を検定するためには，A 群と B 群を入れ替えて有意水準 $\alpha/2$ の片側検定を繰り返して行えばよい．なお，層ごとに Δ を Δ_k と可変にしてもよい．また，$k=1$ の場合，

(14.16)式のZ値はp_Bの推定に最尤推定量を用いた(14.13)式のZ値に一致する.

例題 14.4 次の成績は,A治験薬がB対照薬に比べて非劣性であるか否かの検証を目的とした二重盲検無作為化比較試験での有効率の,全体での成績と重症度別の成績である.$\Delta=0.10$として,非劣性の検定を行え.ただし,'片側5%'の時代の試験である.

	全体の有効率	重症度(stage)別有効率	
		Ⅰ,Ⅱ	Ⅲ,Ⅳ
A治験薬	56/84(66.7%)	25/30(83.3%)	31/54(57.4%)
B対照薬	61/87(70.1%)	44/56(78.6%)	17/31(54.8%)

解答 無作為割付けを行ったにもかかわらず,2群間に背景因子の重症度の分布に有意な偏りが観察される((7.13)式:$\chi^2=12.8$, $p<0.001$).重症度別では,A治験薬の有効率がわずかながら一様に大きいが,全体では,逆に,B対照薬の有効率が大きく,重症度が交絡していることがわかる.背景因子の違いを無視して,非劣性の検定を行う((14.13)～(14.15)式を片側検定で行う)と

$$\hat{p}_B^* = (56+61+84\times 0.1)/(84+87) = 0.733$$

$$Z = \frac{0.667-0.701+0.1}{\sqrt{\frac{(0.733-0.1)(1-0.733+0.1)}{84}+\frac{0.733(1-0.733)}{87}}}$$

$$= 0.93 < Z(0.05) = 1.65$$

となり,有意水準5%で非劣性が検証できない.しかし,(14.16)式で重症度を調整すると,p_{B_k}(最尤推定値で推定,注2)がそれぞれ

$$\hat{p}_{B_1}^* = 0.827, \quad \hat{p}_{B_2}^* = 0.626$$

と推定され,それ以外の計算は省略するが,(14.16),(14.17)式より

$$Z = 1.89 > Z(0.05) = 1.65$$

となり,有意水準5%でA治験薬がB対照薬に比べて非劣性であることが検証される.なお,あらかじめ,有効率に大きく影響を与えそうな背景因子が事前にわかっている場合は,層別無作為割付けをすべきであろう. □

14.2.4 信頼区間との対応

比率の差の検定では,平均値の差の場合とは異なり,(5.38)式で定義される$p_A - p_B$の信頼区間との対応関係は正確にはない.たとえば,(14.8)式を変形してみると

$$\Delta < \hat{\delta} - SE(\hat{\delta})Z(\alpha)$$

となるが,ここで(14.9)式で与えられる標本誤差$SE(\hat{\delta})$が,$p_A - p_B$の信頼区間で用いられるδの標本誤差

$$SE_1 = \sqrt{\frac{\hat{p}_A(1-\hat{p}_A)}{n_A}+\frac{\hat{p}_B(1-\hat{p}_B)}{n_B}}, \quad \hat{p}_A = \frac{r_A}{n_A}, \quad \hat{p}_B = \frac{r_B}{n_B}$$

とは一般に一致せず，n_A-n_B，p_A-p_B それぞれが大きくなるほど，その差は大きくなるからである．

しかし，n_A と n_B が大きく異ならず，p_A と p_B もほぼ同程度である場合，たとえば，同等性検定などでは，(14.14)式で与えられる標本誤差 $SE(\hat{\delta})$ と SE_1 がほぼ同じ値を示すので，近似的に平均値の差の場合と同様な信頼区間との対応関係があるといえる．

例題 14.5 例題 14.3 を信頼区間との対応関係で議論せよ．

解答 有意水準片側 α で'非劣性'であることを主張できることと，p_A-p_B の $100(1-2\alpha)\%$ 信頼区間の下限値が $-\Delta$ より大きいこととは近似的に同値となる．そこで，p_A-p_B の 98% 信頼区間を計算すると

$$\hat{\delta}=0.789-0.756=0.033$$

$$SE_1=\sqrt{\frac{0.789\times 0.211}{128}+\frac{0.756\times 0.244}{127}}=0.0525$$

と $SE(\hat{\delta})=0.0521$ にきわめて近い．$Z(0.01)=2.326$ であるから 98% 信頼区間は $0.033\pm 2.326\times 0.0525$，つまり，$[-0.089, 0.155]$ となり

$$-\Delta=-0.1 < 下限値=-0.089$$

となるから，'非劣性'がいえる． □

注1 比較の指標

本章では比較の指標として'差：$\delta=\mu_A-\mu_B$'を利用して解説したが，問題によっては'比[2,3]'を用いることもあろう．

注2 p_B の最尤推定量[2,6]

ここでは，帰無仮説が

$$H_0: p_A=p_B-\Delta$$

である場合の p_B の最尤推定量を示す．この仮説の下での対数尤度関数は

$$\log L(p_A, p_B) = r_A\log(p_B-\Delta)+(n_A-r_A)\log(1-p_B+\Delta)$$
$$+r_B\log p_B+(n_B-r_B)\log(1-p_B)$$

となる．これを最大にする p_B は次の3次方程式の解となる．

$$aX^3+bX^2+cX+d=0$$

ここに

$$a=n_A+n_B$$
$$b=-\{n_B+n_A+r_B+r_A+\Delta(n_A+2n_B)\}$$
$$c=n_B\Delta^2+\Delta(2r_B+n_A+n_B)+r_B+r_A$$
$$d=-r_B\Delta(1+\Delta)$$

である．結局，その解は，次のようになる．

$$p_B=2u\cos(w)-b/3a$$

ここで

$$w=[\pi+\cos^{-1}(v/u^3)]/3$$

14.2 二つの母比率の差の検定

$$v = b^3/27a^3 - bc/6a^2 + d/2a$$
$$u = \text{sign}(v)[b^2/9a^2 - c/3a]^{0.5}$$

もし,帰無仮説が $H_0: p_A = p_B + \Delta$ の場合は上記の解で,Δ のところを $-\Delta$ と置き換えればよい.ここで $\text{sign}(v)$ は v の符号を表す.

参 考 文 献

1) Dunnett, C.W. and Gent, M. (1977). Significance testing to establish equivalence between treatments with special reference to data in the form of 2×2 tables. *Biometrics*, **33**, 593-602.
2) Farrington, C.P. and Manning, G. (1990). Test statistics and sample size formulae for comparative binomial trials with null hypothesis of non-zero risk difference or non-unity relative risk. *Stat. Med.*, **9**, 1447-1454.
3) Tango, T. (1992). Mantel-Haenszel type procedures for testing equivalence in comparative clinical trials. 第60回統計学会大会報告集, pp.76-77.
4) TJN-318クリーム研究班(1992). 皮膚真菌症に対するTJN-318クリームとビフォナゾールクリームとの二重盲検比較試験. 西日皮膚, **54**, pp.977-992.
5) Yanagawa, T., Tango, T. and Hiejima, Y. (1994). Mantel-Haenszel-type tests for testing equivalence or more than equivalence in comparative clinical trials. *Biometrics*, **50**, 859-864.
6) 丹後俊郎(2003). 無作為化比較試験―デザインと統計解析―, 医学統計学シリーズ5. 朝倉書店.

─Coffee Break─

'非劣性' なのに,有意に負けた??

通常の(有意性)検定では,医学的に意味があろうとなかろうと,n が大きくなれば'統計学的に有意'となることはすでに説明したところである.したがって,非劣性検定で,非劣性であることが保証されたのにもかかわらず,有意性検定を行ったら有意に負けてしまったという,一見矛盾する結果も n が大きくなれば珍しくない.これは,決して矛盾ではなく,当然の帰結である.といっても,当惑する読者も多いかもしれない.

話は簡単である.事前に $\Delta(>0)$ を設定して,非劣性検定を行い,Δ 以上劣ることはない(非劣性)という結果が得られたのであるから,有意性検定で検出され負けたからといっても,それは Δ 以内の差であり,医学的には意味のない差が検出されたと解釈すべきである.むしろ,非劣性が問題となる場面で,有意性検定も適用する(参考資料なら良いが)ことの方が,よっぽど論理的な矛盾と言わざるを得ない.

15. 多変量解析

医学調査で得られるデータは，多くの変量(特性，項目)からなるのが普通であり，表121のテーブル形式に整理できる**多変量データ**(multivariate data)とよばれるものである．たとえば図86に示されている分娩記録のカルテは，新生児の脳性麻痺のリスクファクターを検討するためのものであるが，そこには多くの要因(変量，特性)が記録されている．このような場合，1個1個の要因ごとに分析することも重要であるが，全体として，個々の関連性を把握しながら，相対的に寄与の大きい要因とその組合せを探すという見方も重要となる．

このように，変量間の関連性(相関)の強さを考慮しながら，データのもつ特徴を要約する方法を**多変量解析**(multivariate analysis)という．

表 121　多変量データ

対象 No.	変量				
	x_1	x_2	$\cdots$	x_i	$\cdots$ x_p
1	x_{11}	x_{12}	$\cdots$	x_{1i}	$\cdots$ x_{1p}
2	x_{21}	x_{22}	$\cdots$	x_{2i}	$\cdots$ x_{2p}
$\vdots$	$\vdots$	$\vdots$		$\vdots$	$\vdots$
α	$x_{\alpha 1}$	$x_{\alpha 2}$	$\cdots$	$x_{\alpha i}$	$\cdots$ $x_{\alpha p}$
$\vdots$	$\vdots$	$\vdots$		$\vdots$	$\vdots$
n	x_{n1}	x_{n2}	$\cdots$	x_{ni}	$\cdots$ x_{np}
平均	$\bar{x}_1$	$\bar{x}_2$	$\cdots$	$\bar{x}_i$	$\cdots$ $\bar{x}_p$
標準偏差	s_1	s_2	$\cdots$	s_i	$\cdots$ s_p

分散・共分散行列

$$V = \begin{bmatrix} V_{11} & V_{12} & \cdots & V_{1p} \\ V_{21} & V_{22} & \cdots & V_{2p} \\ \vdots & \vdots & \ddots & \vdots \\ V_{p1} & V_{p2} & \cdots & V_{pp} \end{bmatrix}$$

ただし　$\bar{x}_i = \sum_{\alpha=1}^{n} x_{\alpha i}/n, \quad \bar{x} = (\bar{x}_1, \bar{x}_2, \cdots, \bar{x}_p)'$

$V_{ij} = \sum_{\alpha=1}^{n}(x_{\alpha i} - \bar{x}_i)(x_{\alpha j} - \bar{x}_j)/(n-1)$

相関係数　$r_{ij} = V_{ij}/\sqrt{V_{ii}V_{jj}} \quad R = (r_{ij})$

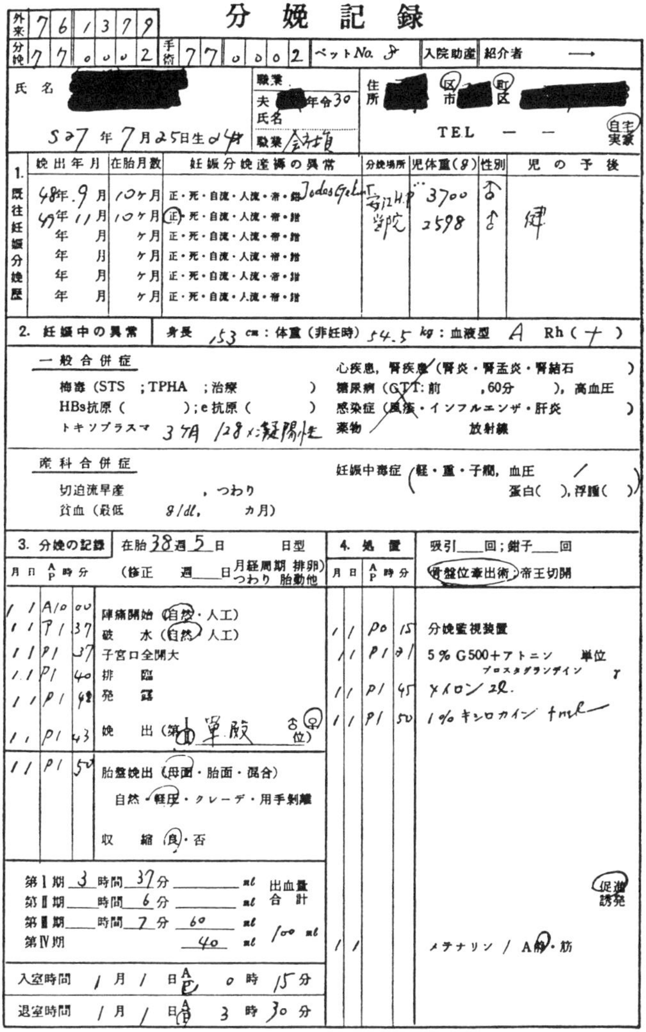

図 86(a)　分娩記録のカルテ(おもて)

15.1 基本的な考え方

　数学的には，表 121 の記号を用いて，n 個すべての対象が共通してもつ p 個の変量 $(x_1, x_2, \cdots, x_p)$ に対して，変量間の関連性の強さを反映した形での重み付けをした

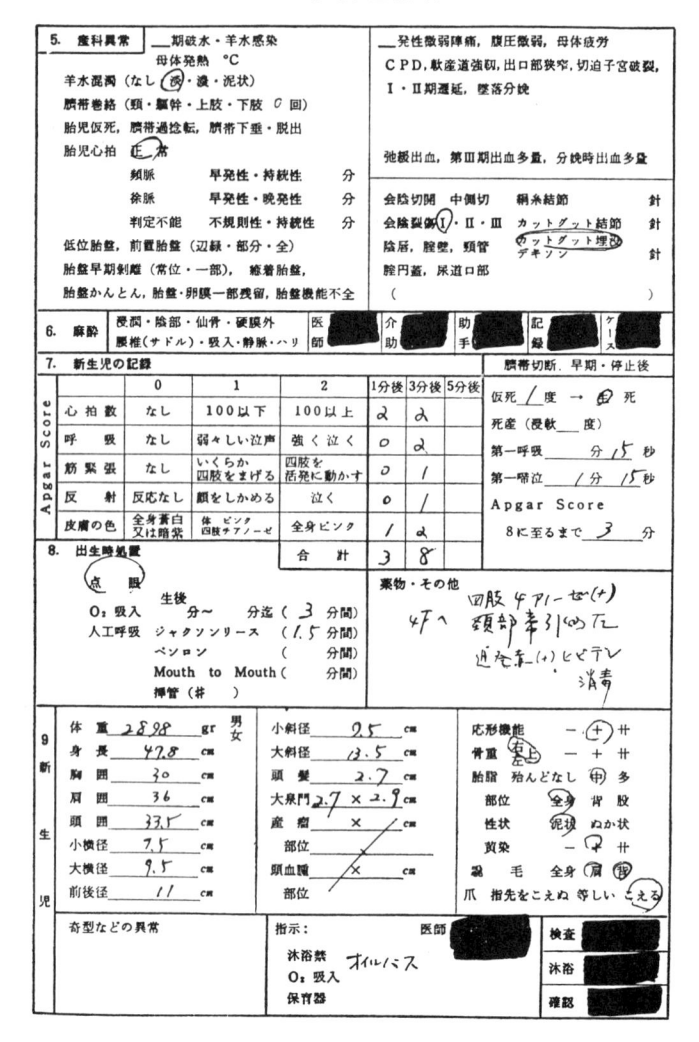

図 86(b)　分娩記録のカルテ(うら)

$$Z = \beta_0 + \beta_1 x_1 + \beta_2 x_2 + \cdots + \beta_p x_p \tag{15.1}$$

という線形の新しい合成変量 Z をつくり，この Z でものをいおうという考え方である（分類のためのクラスター分析などは別であるが）．この Z は 1 個だけでなく，異なる重み付け $\beta_i,\ i=0,1,\cdots,p$ をもついくつかの Z が用いられることがある．次にいくつかの例を示そう．

1) ある地区の呼吸器系症状の有症率 y を大気汚染パラメータである NO_2, NO,

15.1 基本的な考え方

SO_2, SO, O_x などで予測したい場合には，パラメータを $(x_1, x_2, \cdots, x_p)$ とおいて

$$y = \beta_0 + \beta_1 x_1 + \cdots + \beta_p x_p + \varepsilon, \quad \varepsilon \sim N(0, \sigma_E^2)$$
$$= Z + \varepsilon \tag{15.2}$$

という線形モデルを考えてみることが多い．これを**重回帰分析**(multiple regression analysis)とよび，ε は変量の組合せ $(x_1, x_2, \cdots, x_p)$ では説明しつくせない y の変動部分を示す．

2) 患者の初診時のデータ $(x_1, x_2, \cdots, x_p)$ からその病名を診断するというように，対象を k 個 $(k \geq 2)$ のグループ $G_1, G_2, \cdots, G_k$ のどれか一つに判別したい場合には，各グループごとに重み付けを変えて

$$\left.\begin{array}{l} Z_1 = \beta_0^{(1)} + \beta_1^{(1)} x_1 + \beta_2^{(1)} x_2 + \cdots + \beta_p^{(1)} x_p \\ Z_2 = \beta_0^{(2)} + \beta_1^{(2)} x_1 + \beta_2^{(2)} x_2 + \cdots + \beta_p^{(2)} x_p \\ \vdots \\ Z_k = \beta_0^{(k)} + \beta_1^{(k)} x_1 + \beta_2^{(k)} x_2 + \cdots + \beta_p^{(k)} x_p \end{array}\right\} \tag{15.3}$$

で与えられる k 個の合成変量 $Z_1, Z_2, \cdots, Z_k$ を構成し，ある対象のデータ $(x_1, \cdots, x_p)$ を上式に代入し

$$Z_{j*} = \max_j \{Z_1, Z_2, \cdots, Z_k\} \tag{15.4}$$

となる群 G_{j*} に判別することが可能である．これを**判別分析**(discriminant analysis)とよび，各 Z_i, $i = 1, 2, \cdots, k$ を**線形判別関数**(linear discriminant function)とよんでいる．特に $k = 2$，つまり，2群の判別分析においては

$$Z = Z_1 - Z_2$$

とおけば，$Z > 0$ であれば第1群，$Z < 0$ であれば第2群へと判別されるという意味で，この Z を判別関数ということも多い．

3) 脳卒中とか心筋梗塞などの疾病の発症のリスクファクターの検出と疾病予防という観点から，一定の母集団を長期間追跡調査を行い，追跡開始時点のデータ $(x_1, x_2, \cdots, x_p)$ から疾病の発症する確率 P を，次の関数を用いて

$$P = \frac{1}{1 + e^{-\lambda}} \tag{15.5}$$

ここに

$$\lambda = \beta_0 + \beta_1 x_1 + \cdots + \beta_p x_p$$

という形で推定する方法がよく用いられる．これは13.4節で少々詳しく説明した**ロジスティック回帰分析**に基づく**リスクファクター分析**とよばれている．

4) p 個の変数のデータのバラツキ具合を視覚的に把握することは $p \geq 3$ の場合には困難である．そこで，p 次元空間におけるデータのバラツキを，できるだけよく表現していると考えられる平面への**投影**(projection)を行い，この平面上でデータのバラツキを把握することが多い．この平面の二つの軸は，たとえば

$$Z_1 = \beta_1^{(1)} x_1 + \beta_2^{(1)} x_2 + \cdots + \beta_p^{(1)} x_p$$
$$Z_2 = \beta_1^{(2)} x_1 + \beta_2^{(2)} x_2 + \cdots + \beta_p^{(2)} x_p$$

と表現され,それぞれ第1主成分,第2主成分とよばれるものである.これは換言すれば,p 個の変量のもつ情報の損失を最小にした形での,少数の合成変量 $Z_1, Z_2, \cdots$ で要約していることになる.これは**主成分分析**(principal component analysis)とよばれているものである.

この他にも
5) 定性的変量 $(x_1, x_2, \cdots, x_p)$ を用いた予測・回帰分析としての林の数量化Ⅰ類
6) 定性的変量に基づく判別分析としての林の数量化Ⅱ類
7) 潜在的因子を探る因子分析
8) 分類のためのクラスター分析,林の数量化Ⅲ類

などが利用されている.

15.2 適用上の問題点

多変量解析を利用することにより,各変量を一つずつ独立に分析しただけでは得られなかった新しい知見,有効な結果が得られることが少なくなく,医学調査における魅力ある道具となり,最近その利用が徐々に増加している.

しかし,多変量解析の適用上の大きな障害は,1変量に関する統計手法と比べると
1) その理論が医学系研究者には難解である
2) 計算が手計算では不可能であり,コンピュータを利用しなければならない
3) 線形結合により新しく生成された合成変量 Z の医学的解釈がむずかしいときには不可能である

などがあげられる.しかも,数学に強くない限り,医学系研究者が多変量解析の各手法の個々の要素をよく理解することはもちろん,Basic,Fortran,C などでコンピュータプログラムをつくることさえ困難である.したがって
1) コンピュータが利用できる.
2) 多変量解析ライブラリーが利用できる.
3) 相談相手としての統計学研究者が周囲に存在する.

という環境条件が整わなければ多変量解析は利用できないことになる.最近では,汎用の統計プログラムパッケージ SAS[1],SPSS[2],S-PLUS[3],R[4],Stata[5] などが多く開発されて,医学系研究者でも比較的簡単な操作で多変量解析を使えるが,それでもはじめは統計学研究者に相談するのがよいであろう.コンピュータが打ち出してくる膨大な出力の統計学的意味をよく理解しないで多変量解析を適用することは,乱用・誤用につながる危険な道であり慎しむべきである.

15.3 重回帰分析

6.2節で，ある変量 y の x による'回帰直線'として
$$y = \alpha + \beta x + \varepsilon, \quad \varepsilon \sim N(0, \sigma_E^2) \tag{15.6}$$
というモデルを導入し，各係数 α, β の推定・検定について述べた．これは，変量 y を一つの変量 x の線形式で，どのくらい説明できるかを検討するためのもので単回帰分析(simple regression analysis)とよばれるものである．しかし，一般には，目的変数 y が一つの変量 x だけで十分に説明できる場合は少なく，複数の変量 $(x_1, x_2, \cdots, x_p)$ によって説明されることが多い．このような場合，(15.6)式を多変量に拡張して
$$y = \beta_0 + \beta_1 x_1 + \beta_2 x_2 + \cdots + \beta_p x_p + \varepsilon, \quad \varepsilon \sim N(0, \sigma_E^2) \tag{15.7}$$
という線形モデルを考えるのが普通である．このモデルを，一般に重回帰モデル，その分析を重回帰分析とよぶ．この式を対象数 n 例について，ベクトル，行列を用いて表現すると
$$\boldsymbol{y} = \boldsymbol{X\beta} + \boldsymbol{\varepsilon}$$
となる．ここに $\boldsymbol{y} = (y_1, y_2, \cdots, y_n)^t$，$\boldsymbol{\beta} = (\beta_0, \beta_1, \cdots, \beta_p)^t$，$\boldsymbol{\varepsilon}$ は $n \times 1$ の誤差ベクトルで，$\boldsymbol{X}$ は n 例に関する変量 $\boldsymbol{x} = (1, x_1, \cdots, x_p)^t$ の $n \times (p+1)$ 行列である．

係数ベクトル $\boldsymbol{\beta} = (\beta_0, \beta_1, \cdots, \beta_p)^t$ は，通常，y の予測(平均)値を $\hat{y}$ として
$$\sum_{i=1}^{n}(y_i - \hat{y}_i)^2 \to \text{minimum}$$
となるように，最小二乗法の原理で導かれる．この解は
$$\hat{\boldsymbol{\beta}} = (\boldsymbol{X}^t\boldsymbol{X})^{-1}\boldsymbol{X}^t\boldsymbol{y} \tag{15.8}$$
で与えられ，その分散共分散行列は
$$V(\hat{\boldsymbol{\beta}}) = \sigma_E^2 (\boldsymbol{X}^t\boldsymbol{X})^{-1} \tag{15.9}$$
で与えられる．ここに，誤差分散 σ_E^2 は残差平方和の平均
$$\hat{\sigma}_E^2 = \frac{\sum_{i=1}^{n}(y_i - \hat{y}_i)^2}{n - p - 1} \tag{15.10}$$
で推定する．

15.3.1 重相関係数と寄与率

重回帰分析の予測の良さを表す指標としては，y と Z の相関係数を意味する重相関係数 R，またはその2乗の決定係数(coefficient of determination) R^2 が用いられる．R^2 の値は，y の変動部分のなかで Z つまり変量群 $(x_1, x_2, \cdots, x_p)$ によって説明できる割合を示し，この意味から寄与率とよばれることもある．

重相関係数 R の有意性の検定は，n をデータ数として

$$F = \frac{R^2/p}{(1-R^2)/(n-p-1)} \underset{H_0 \text{の下で}}{\sim} F_{p, n-p-1} \text{ 分布} \tag{15.11}$$

の関係を用いることができるが，実際の場面では R の検定はほとんど有意となり，むしろ R^2 の値の大きさを検討した方がよい．

15.3.2 回帰係数の t 値

各変量 x_i, $i=1, 2, \cdots, p$ が y の予測に有意に寄与しているか否かを調べるためにはその係数 β_i の有意性検定を行えばよい．そのための統計量が自由度 $n-p-1$ の t 分布に従うことから t 値 (computed t-value) という言葉がよく使われる．

$$\beta_i \text{ の } t \text{ 値} = \frac{\hat{\beta}_i}{SE(\hat{\beta}_i)} = \frac{\hat{\beta}_i}{\sqrt{\hat{\sigma}_E^2 (X'X)^{-1} \text{ の }(i+1, i+1)\text{成分}}} \tag{15.12}$$

一つの目安として，$n-p>30$ くらいの対象数 n の場合，t 値の絶対値が 1.7〜2.0 以上あれば統計学的に有意な寄与を示す変量であるといえよう．

例題 15.1 がんの早期発見を生化学・血液学的検査などから行えるだろうかという問題に対して，ラットを用いた発がん実験を行い，がんの増殖に伴う生化学・血液学的パラメータの変動を観察した．がん増殖の進行度として，がん重量 (g) を選び，これを，約 30 の生化学・血液学的パラメータで予測する重回帰分析を行い，その結果の一つを表 122 に示す．またがん重量の観測値と予測 (平均) 値の散布図を図 87 に示した．この結果から，重相関係数 (観測値と予測 (平均) 値の相関係数) $R=0.928$，決定係数 $R^2=0.861$ となり，この回帰式は 86.1% という高い寄与率を示した．したがっ

表 122 がん重量の重回帰分析による回帰係数 β_i と t 値，他の情報

	係数 β_i	t 値
定数 (β_0)	105.85	
1. アルブミン	−24.55	−2.63
2. ビリルビン	−5.290	−0.58
3. 尿素窒素	1.325	2.70
4. カルシウム	9.621	2.26
5. グロブリン	−29.49	−4.59
6. 血糖値	−0.223	−1.52
7. AST	−0.0698	−0.64
8. ALT	−0.0221	−0.09
9. ヘマトクリット	−1.849	−1.26
10. 無機燐	3.183	0.66
11. カリウム	5.658	0.83
12. 白血球数	0.0976	1.27
13. 体重	0.0976	0.97

重相関係数　$R=0.928$
決定係数　$R^2=0.861$
推定値 $\hat{y}$ の標準誤差 $\hat{\sigma}_E=23.9$

15.4 判別分析

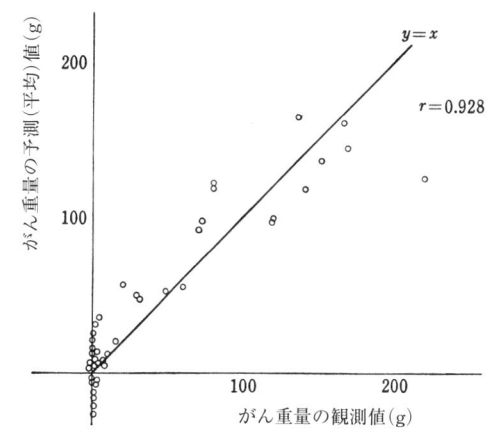

図87 がん重量の重回帰分析によるがん重量の予測（平均）値 $\hat{y}$ と観測値 y との散布図

て動物実験ではあるが，生化学・血液学的パラメータだけでもがんの進行をある程度予測でき，がんのスクリーニングに利用できることを示唆している．

また表122の t 値が，がんの重量の予測に大きい寄与を示していると考えられる $|t|\geq 2$ 以上のパラメータを選んでみると，アルブミン，尿素窒素，カルシウム，グロブリンなどが抽出される． □

15.4 判別分析

現実の診療過程においては，つねに各患者から得た多変量的情報に基づいて，病名の診断，治療薬の選定，外科的手術を行うべきか否かの判断，などについて択一的な意思決定を迫られている．このような場合，臨床医は自分の経験・直観などを利用して，各変量に重み付けをして判断を下しているのが通常である．必然的に主観が入り込み，特に経験の少ない若い医師によるこの種の意思決定は，不正確な重み付けなため，誤判断・誤診の危険性が大となる．

判別分析とは，この重み付けを統計学的見地より推定し，判定を客観的かつ計量的に行うものである．このため，判別分析に基づく診断行為は，よく**計量診断** (quantitative diagnosis)[7,8]とよばれている．

〈重みベクトル β の推定〉

k 個の各群 G_j, $j=1,2,\cdots,k$ において，p 個の変量の組合せ $\boldsymbol{x}=(x_1, x_2, \cdots, x_p)^t$ が平均ベクトル $\mu_j=(\mu_1^{(j)}, \mu_2^{(j)}, \cdots, \mu_p^{(j)})^t$，分散共分散行列 Σ_j，ここで

15. 多変量解析

$$\Sigma_j = \begin{bmatrix} \sigma_1{}^2 & \rho_{12}\sigma_1\sigma_2 & \cdots & \rho_{1p}\sigma_1\sigma_p \\ \rho_{21}\sigma_2\sigma_1 & \sigma_2{}^2 & \cdots & \rho_{2p}\sigma_2\sigma_p \\ \vdots & & \ddots & \\ \rho_{p1}\sigma_p\sigma_1 & \rho_{p2}\sigma_p\sigma_2 & \cdots & \sigma_p{}^2 \end{bmatrix}$$

ρ_{st}：変量 x_s, x_t の母相関係数 $(=\rho_{ts})$

σ_s：変量 x_s の母標準偏差

を有する **p 変量正規分布**に従うと仮定しよう（推定値は表120参照）．すなわち，ある値 $\boldsymbol{x} = (x_1, x_2, \cdots, x_p)^t$ が G_j 群に属する確率密度は

$$f_j(\boldsymbol{x}) = (2\pi)^{-\frac{p}{2}} |\Sigma_j|^{-\frac{1}{2}} \exp\left(-\frac{1}{2}(\boldsymbol{x}-\mu_j)^t \Sigma_j^{-1}(\boldsymbol{x}-\mu_j)\right) \quad (15.13)$$

で与えられる．したがって，この確率密度が最大となる G_{j*} 群，つまり

$$f_{j*}(\boldsymbol{x}) = \max\{f_1(\boldsymbol{x}), f_2(\boldsymbol{x}), \cdots, f_k(\boldsymbol{x})\} \quad (15.14)$$

を満たす G_{j*} 群に判別すると考えても不自由ではない（図88参照）．ここで，各群内のデータのバラツキの大きさがそれほど異ならない，つまり等分散性

$$\Sigma_1 = \Sigma_2 = \cdots = \Sigma_k = \Sigma$$

がだいたい成立すると考えられる場合（この検定法は省略）には，(15.13)式は $\exp(\cdot)$ の( )内の項すなわち，平均 μ_j からの **Mahalanobis 距離**

$$\Delta_j{}^2 = (\boldsymbol{x}-\mu_j)^t \Sigma^{-1} (\boldsymbol{x}-\mu_j) \quad (15.15)$$

が最小となる群へ判別することに他ならない．各群に共通な項を除外したものを $Z_j(\boldsymbol{x})$ とおけば

$$Z_j(\boldsymbol{x}) = (\mu_j{}^t \Sigma^{-1})\boldsymbol{x} - \frac{1}{2}\mu_j{}^t \Sigma^{-1} \mu_j \quad (15.16)$$

となり，したがって求める係数ベクトル $\beta^{(j)} = (\beta_0{}^{(j)}, \beta_1{}^{(j)}, \beta_2{}^{(j)}, \cdots, \beta_p{}^{(j)})^t$ は

$$\beta_0{}^{(j)} = -\frac{1}{2}\mu_j{}^t \Sigma^{-1} \mu_j \quad (15.17)$$

$\beta_i{}^{(j)} = \mu_j{}^t \Sigma^{-1}$ の i 番目の成分, $\quad i=1, 2, \cdots, p \quad (15.18)$

となる．また $\boldsymbol{x}$ が G_j 群に属する相対的確率は各群の事前確率を $q_i(q_1+\cdots+q_p=1)$ とすると

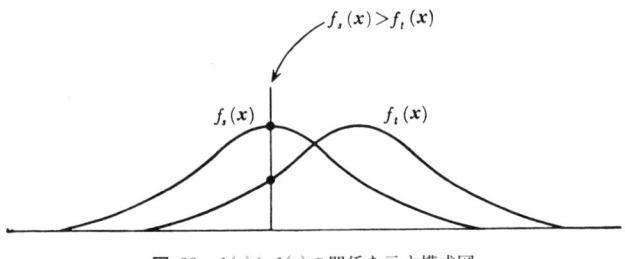

図88 $f_s(\boldsymbol{x}) > f_t(\boldsymbol{x})$ の関係を示す模式図

15.4 判別分析

$$p_j(\boldsymbol{x}) = \frac{q_j f_j(\boldsymbol{x})}{q_1 f_1(\boldsymbol{x}) + \cdots + q_p f_p(\boldsymbol{x})} = \frac{1}{\sum_{s=1}^{k} \exp(Z_j(\boldsymbol{x}) - Z_s(\boldsymbol{x})) \frac{q_s}{q_j}} \quad (15.19)$$

で計算できる．

なお，統計学的に判別に寄与していると考えられる変数だけを選択する，いわゆる stepwise 判別分析についての説明は省略するが，多くのコンピュータプログラムにはその自動選択の機能がついているので試みられたい．

例題 15.2 坂元[7]らは，分娩の難易度を事前に予測することを目的として，分娩開始前に得られるデータより帝王切開術を行うべきか経腟的に分娩させるかという診断モデルの作成を試みた．用いた症例は，主として CPD 的な因子のために帝王切開術を受けた 57 例と無事に経腟的に生まれた 110 例である．骨盤 X 線写真より得られる諸計測値や骨盤外計測値など 18 変数を用いて 2 群の判別分析を行い，その結果最終的に次の 7 変数からなる判別関数 Z を得た．

$$Z = 14.478 - 1.383 X_1 - 0.286 X_2 - 0.172 X_3 \\ + 0.919 X_4 + 0.172 X_5 + 0.057 X_6 - 0.062 X_7$$

ここに，X_1：骨盤入口部前後径，X_2：濶部前後径，X_3：狭部前後径，X_4：児頭横径，X_5：子宮底長，X_6：妊婦年齢，X_7：妊婦身長．

$Z>0$ であれば帝切群，$Z<0$ であれば経腟群と判別されるもので，両群ともこの例では約 80% の症例が正しく判別された．さらに，2 群の判別だけでなく帝切群への相対的確率を，各群の事前確率 q_1, q_2 を考慮し (15.19) 式より

$$\frac{1}{1 + q_2/q_1 \cdot e^{-z}} \times 100 \quad (\%)$$

と計算し，$q_2/q_1 = 2$ としたときこの値を dystocia index，$q_2/q_1 = 7$ としたとき CPD index とよんで，日常の分娩管理に応用している． □

例題 15.3 Tsukada and Tango[8]は特発性血小板減少性紫斑病(ITP)の患者に対して，摘脾手術による治療を行う価値のある患者か，摘脾しても無効な患者かを計量的に判定するために，術前のデータから，摘脾術が有効か無効かを判定できる判別関数を適用した．対象は，摘脾後 1 年以上経過した患者で，その後無治療で有効例 34 例と，それ以外の無効例 16 例の計 50 例である．説明変数は，血液学的検査項目と血小板キネティクス摘脾前のデータである．最終的に求められた判別関数は

$$Z = 0.355 + 0.040 (\text{年齢}) - 0.711 (\text{血小板平均寿命}) \\ - 0.0523 (\text{脾/肝・血小板集積比})$$

であり，$Z>0$ であれば無効と判定される．50 例の標本での予測の結果は有効例 34 例中 22 例が有効(感度 64.7%)と判定され，無効例 16 例中 13 例が無効と判定された(特異度 81.2%)．また，判別式が有効と判定した 25 例中実際に有効であったものは 22

例であった(予測度88%).

15.5 ロジスティック回帰分析

ロジスティック回帰分析については，すでに13.4節で交絡因子の調整という観点から説明した．形式的には，2群の判別分析での(15.19)式と同等である．ここでは，(15.1)式の意味での合成変量Zを探るアプローチの適用例を紹介しよう．

例題15.4 小林ら[6]は，農村，都市の中学生を対象として，愁訴出現に関与する食生活因子の検討を行った．その検討のなかで，愁訴の多い群と愁訴の少ない群の比較にロジスティック回帰分析(愁訴の多い群の割合をpとした)

$$\log\left(\frac{p}{1-p}\right) = (定数) + (地域) + (性別) + \sum(食生活因子)$$

を適用した結果の一部を表123に示す．統計パッケージSASを利用した結果である．この解釈には，各因子のカテゴリーの推定値(和が0)を図89のように図示するとよい．これから，起床時刻が遅く，朝の食欲がなく，外食をよくし，味つけが普通でないと感じている学童に愁訴が多いことが理解できる．またその傾向は農村部で女子に高くなることがわかる．

表 123 例題15.4のロジスティック回帰分析の結果

要因		推定値	要因のχ^2値	自由度
定　数		1.829	49.85***	1
地　域	農村部	0.386	13.74***	1
	都市部	−0.386		
性　別	男子	−0.467	25.51***	1
	女子	0.467		
起床時刻	6時前	−0.080	13.33**	2
	6〜7時	−0.319		
	7時以降	0.399		
朝の食欲	ある	−0.786	31.90***	2
	ないこともある	0.192		
	ない	0.594		
外　食	よくする	0.837	10.03**	2
	たま，ときどき	−0.205		
	ほとんどない	−0.632		
味つけ	濃い	0.251	11.64**	2
	普通	−0.508		
	うすい	0.257		

** $p<0.01$　　*** $p<0.001$

15.5 ロジスティック回帰分析

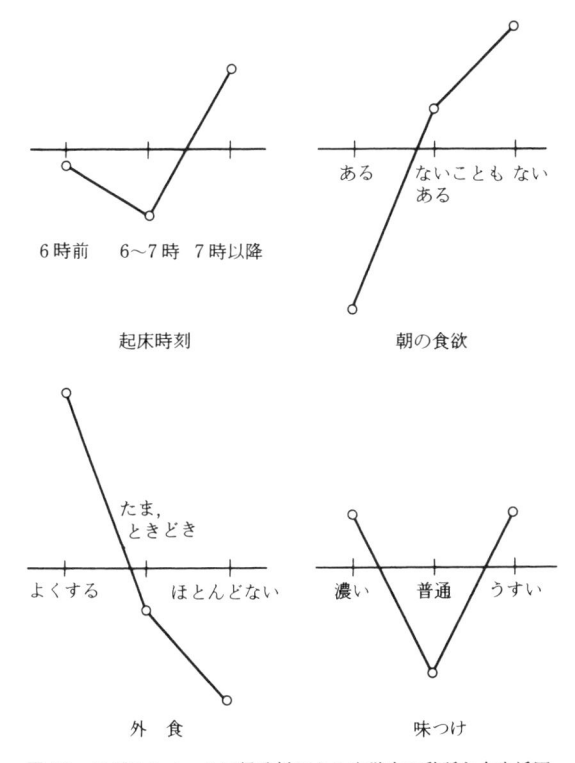

図 89 ロジスティック回帰分析による中学生の愁訴と食生活因子との関連
＋の方向が愁訴出現傾向の強いことを示す．

参 考 文 献

1) SAS Institute Inc. (2013). *SAS Version 9.3 for Windows*.
2) IBM (2013). *IBM SPSS Statistics 21*.
3) Tibco Software Inc. (2012). *Tibco Spotfire S+(s-plus) 8.1J for Windows*.
4) R. http://www.r-project.org/ から無料でダウンロードできるフリーソフト．
5) StataCorp. (2013). *Stata 13*.
6) 小林幸子，他(1990)．中学生の愁訴出現に関与する食生活因子について．小児保健研究，**49**, 573-579.
7) 坂元正一，箕浦茂樹(1979)．多変量解析による分娩難易度の予測とその応用．医学のあゆみ，**110**, 756-762.
8) Tsukada, T. and Tango, T. (1991). Prediction of response to splenectomy in chronic thrombocytopenic purpura. *Thromb. Haemost.*, **65**, 1038.

数 値 表

〔付表 A〜D〕統計数値表編集委員会(1972). 統計数値表, 日本規格協会.
〔付表 F, G〕統計数値表編集委員会(1977). 簡易統計数値表, 日本規格協会.
〔付表 J〕Dixon, W. J. and Massey, Jr. F. J(1969). *Introduction to Statistical Analysis*, McGraw-Hill.

付表 A.1 正規分布 $N(0, 1)$ の上側 100α パーセント点
$Z(\alpha) : \alpha \to Z(\alpha)$

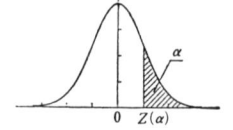

α	.000	.001	.002	.003	.004	.005	.006	.007	.008	.009
.00	∞	3.09023	2.87816	2.74778	2.65207	2.57583	2.51214	2.45726	2.40892	2.36562
.01	2.32635	2.29037	2.25713	2.22621	2.19729	2.17009	2.14441	2.12007	2.09693	2.07485
.02	2.05375	2.03352	2.01409	1.99539	1.97737	1.95996	1.94313	1.92684	1.91104	1.89570
.03	1.88079	1.86630	1.85218	1.83842	1.82501	1.81191	1.79912	1.78661	1.77438	1.76241
.04	1.75069	1.73920	1.72793	1.71689	1.70604	1.69540	1.68494	1.67466	1.66456	1.65463
.05	1.64485	1.63523	1.62576	1.61644	1.60725	1.59819	1.58927	1.58047	1.57179	1.56322
.06	1.55477	1.54643	1.53820	1.53007	1.52204	1.51410	1.50626	1.49851	1.49085	1.48328
.07	1.47579	1.46838	1.46106	1.45381	1.44663	1.43953	1.43250	1.42554	1.41865	1.41183
.08	1.40507	1.39838	1.39174	1.38517	1.37866	1.37220	1.36581	1.35946	1.35317	1.34694
.09	1.34076	1.33462	1.32854	1.32251	1.31652	1.31058	1.30469	1.29884	1.29303	1.28727
.10	1.28155	1.27587	1.27024	1.26464	1.25908	1.25357	1.24808	1.24264	1.23723	1.23186
.11	1.22653	1.22123	1.21596	1.21073	1.20553	1.20036	1.19522	1.19012	1.18504	1.18000
.12	1.17499	1.17000	1.16505	1.16012	1.15522	1.15035	1.14551	1.14069	1.13590	1.13113
.13	1.12639	1.12168	1.11699	1.11232	1.10768	1.10306	1.09847	1.09390	1.08935	1.08482
.14	1.08032	1.07584	1.07138	1.06694	1.06252	1.05812	1.05374	1.04939	1.04505	1.04073
.15	1.03643	1.03215	1.02789	1.02365	1.01943	1.01522	1.01103	1.00686	1.00271	.99858
.16	.99446	.99036	.98627	.98220	.97815	.97411	.97009	.96609	.96210	.95812
.17	.95417	.95022	.94629	.94238	.93848	.93459	.93072	.92686	.92301	.91918
.18	.91537	.91156	.90777	.90399	.90023	.89647	.89273	.88901	.88529	.88159
.19	.87790	.87422	.87055	.86689	.86325	.85962	.85600	.85239	.84879	.84520
.20	.84162	.83805	.83450	.83095	.82742	.82389	.82038	.81687	.81338	.80990
.21	.80642	.80296	.79950	.79606	.79262	.78919	.78577	.78237	.77897	.77557
.22	.77219	.76882	.76546	.76210	.75875	.75542	.75208	.74876	.74545	.74214
.23	.73885	.73556	.73228	.72900	.72574	.72248	.71923	.71599	.71275	.70952
.24	.70630	.70309	.69988	.69668	.69349	.69031	.68713	.68396	.68080	.67764
.25	.67449	.67135	.66821	.66508	.66196	.65884	.65573	.65262	.64952	.64643
.26	.64335	.64027	.63719	.63412	.63106	.62801	.62496	.62191	.61887	.61584
.27	.61281	.60979	.60678	.60376	.60076	.59776	.59477	.59178	.58879	.58581
.28	.58284	.57987	.57691	.57395	.57100	.56805	.56511	.56217	.55924	.55631
.29	.55338	.55047	.54755	.54464	.54174	.53884	.53594	.53305	.53016	.52728
.30	.52440	.52153	.51866	.51579	.51293	.51007	.50722	.50437	.50153	.49869
.31	.49585	.49302	.49019	.48736	.48454	.48173	.47891	.47610	.47330	.47050
.32	.46770	.46490	.46211	.45933	.45654	.45376	.45099	.44821	.44544	.44268
.33	.43991	.43715	.43440	.43164	.42889	.42615	.42340	.42066	.41793	.41519
.34	.41246	.40974	.40701	.40429	.40157	.39886	.39614	.39343	.39073	.38802
.35	.38532	.38262	.37993	.37723	.37454	.37186	.36917	.36649	.36381	.36113
.36	.35846	.35579	.35312	.35045	.34779	.34513	.34247	.33981	.33716	.33450
.37	.33185	.32921	.32656	.32392	.32128	.31864	.31600	.31337	.31074	.30811
.38	.30548	.30286	.30023	.29761	.29499	.29237	.28976	.28715	.28454	.28193
.39	.27932	.27671	.27411	.27151	.26891	.26631	.26371	.26112	.25853	.25594
.40	.25335	.25076	.24817	.24559	.24301	.24043	.23785	.23527	.23269	.23012
.41	.22754	.22497	.22240	.21983	.21727	.21470	.21214	.20957	.20701	.20445
.42	.20189	.19934	.19678	.19422	.19167	.18912	.18657	.18402	.18147	.17892
.43	.17637	.17383	.17128	.16874	.16620	.16366	.16112	.15858	.15604	.15351
.44	.15097	.14843	.14590	.14337	.14084	.13830	.13577	.13324	.13072	.12819
.45	.12566	.12314	.12061	.11809	.11556	.11304	.11052	.10799	.10547	.10295
.46	.10043	.09791	.09540	.09288	.09036	.08784	.08533	.08281	.08030	.07778
.47	.07527	.07276	.07024	.06773	.06522	.06271	.06020	.05768	.05517	.05266
.48	.05015	.04764	.04513	.04263	.04012	.03761	.03510	.03259	.03008	.02758
.49	.02507	.02256	.02005	.01755	.01504	.01253	.01003	.00752	.00501	.00251

数 値 表

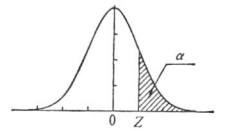

付表 A.2 正規分布 $N(0,1)$ の上側確率：$Z \to \alpha$

Z	.00	.01	.02	.03	.04	.05	.06	.07	.08	.09
.0	.50000	.49601	.49202	.48803	.48405	.48006	.47608	.47210	.46812	.46414
.1	.46017	.45620	.45224	.44828	.44433	.44038	.43644	.43251	.42858	.42465
.2	.42074	.41683	.41294	.40905	.40517	.40129	.39743	.39358	.38974	.38591
.3	.38209	.37823	.37448	.37070	.36693	.36317	.35942	.35569	.35197	.34827
.4	.34458	.34090	.33724	.33360	.32997	.32636	.32276	.31918	.31561	.31207
.5	.30854	.30503	.30153	.29806	.29460	.29116	.28774	.28434	.28096	.27760
.6	.27425	.27093	.26763	.26435	.26109	.25785	.25463	.25143	.24825	.24510
.7	.24196	.23885	.23576	.23270	.22965	.22663	.22363	.22065	.21770	.21476
.8	.21186	.20897	.20611	.20327	.20045	.19766	.19489	.19215	.18943	.18673
.9	.18406	.18141	.17879	.17619	.17361	.17106	.16853	.16602	.16354	.16109
1.0	.15866	.15625	.15386	.15151	.14917	.14686	.14457	.14231	.14007	.13786
1.1	.13567	.13350	.13136	.12924	.12714	.12507	.12302	.12100	.11900	.11702
1.2	.11507	.11314	.11123	.10935	.10749	.10565	.10383	.10204	.10027	.098525
1.3	.096800	.095098	.093418	.091759	.090123	.088508	.086915	.085343	.083793	.082264
1.4	.080757	.079270	.077804	.076359	.074934	.073529	.072145	.070781	.069437	.068112
1.5	.066807	.065522	.064255	.063008	.061780	.060571	.059380	.058208	.057053	.055917
1.6	.054799	.053699	.052616	.051551	.050503	.049471	.048457	.047460	.046479	.045514
1.7	.044565	.043633	.042716	.041815	.040930	.040059	.039204	.038364	.037538	.036727
1.8	.035930	.035148	.034380	.033625	.032884	.032157	.031443	.030742	.030054	.029379
1.9	.028717	.028067	.027429	.026803	.026190	.025588	.024998	.024419	.023852	.023295
2.0	.022750	.022216	.021692	.021178	.020675	.020182	.019699	.019226	.018763	.018309
2.1	.017864	.017429	.017003	.016586	.016177	.015778	.015386	.015003	.014629	.014262
2.2	.013903	.013553	.013209	.012874	.012545	.012224	.011911	.011604	.011304	.011011
2.3	.010724	.010444	.010170	$.0^299031$	$.0^296419$	$.0^293867$	$.0^291375$	$.0^288940$	$.0^286563$	$.0^284242$
2.4	$.0^281975$	$.0^279763$	$.0^277603$	$.0^275494$	$.0^273436$	$.0^271428$	$.0^269469$	$.0^267557$	$.0^265691$	$.0^263872$
2.5	$.0^262097$	$.0^260366$	$.0^258677$	$.0^257031$	$.0^255426$	$.0^253861$	$.0^252336$	$.0^250849$	$.0^249400$	$.0^247988$
2.6	$.0^246612$	$.0^245271$	$.0^243965$	$.0^242692$	$.0^241453$	$.0^240246$	$.0^239070$	$.0^237926$	$.0^236811$	$.0^235726$
2.7	$.0^234670$	$.0^233642$	$.0^232641$	$.0^231667$	$.0^230720$	$.0^229798$	$.0^228901$	$.0^228028$	$.0^227179$	$.0^226354$
2.8	$.0^225551$	$.0^224771$	$.0^224012$	$.0^223274$	$.0^222557$	$.0^221860$	$.0^221182$	$.0^220524$	$.0^219884$	$.0^219262$
2.9	$.0^218658$	$.0^218071$	$.0^217502$	$.0^216948$	$.0^216411$	$.0^215889$	$.0^215382$	$.0^214890$	$.0^214412$	$.0^213949$
3.0	$.0^213499$	$.0^213062$	$.0^212639$	$.0^212228$	$.0^211829$	$.0^211442$	$.0^211067$	$.0^210703$	$.0^210350$	$.0^210008$
3.1	$.0^396760$	$.0^393544$	$.0^390426$	$.0^387403$	$.0^384474$	$.0^381635$	$.0^378885$	$.0^376219$	$.0^373638$	$.0^371136$
3.2	$.0^368714$	$.0^366367$	$.0^364095$	$.0^361895$	$.0^359765$	$.0^357703$	$.0^355706$	$.0^353774$	$.0^351904$	$.0^350094$
3.3	$.0^348342$	$.0^346648$	$.0^345009$	$.0^343423$	$.0^341889$	$.0^340406$	$.0^338971$	$.0^337584$	$.0^336243$	$.0^334946$
3.4	$.0^333693$	$.0^332481$	$.0^331311$	$.0^330179$	$.0^329086$	$.0^328029$	$.0^327009$	$.0^326023$	$.0^325071$	$.0^324151$
3.5	$.0^323263$	$.0^322405$	$.0^321577$	$.0^320778$	$.0^320006$	$.0^319262$	$.0^318543$	$.0^317849$	$.0^317180$	$.0^316534$
3.6	$.0^315911$	$.0^315310$	$.0^314730$	$.0^314171$	$.0^313632$	$.0^313112$	$.0^312611$	$.0^312128$	$.0^311662$	$.0^311213$
3.7	$.0^310780$	$.0^310363$	$.0^499611$	$.0^495740$	$.0^492010$	$.0^488417$	$.0^484957$	$.0^481624$	$.0^478414$	$.0^475324$
3.8	$.0^472348$	$.0^469483$	$.0^466726$	$.0^464072$	$.0^461517$	$.0^459059$	$.0^456694$	$.0^454418$	$.0^452228$	$.0^450122$
3.9	$.0^448096$	$.0^446148$	$.0^444274$	$.0^442473$	$.0^440741$	$.0^439076$	$.0^437475$	$.0^435936$	$.0^434458$	$.0^433037$
4.0	$.0^431671$	$.0^430359$	$.0^429099$	$.0^427888$	$.0^426726$	$.0^425609$	$.0^424536$	$.0^423507$	$.0^422518$	$.0^421569$
4.1	$.0^420658$	$.0^419783$	$.0^418944$	$.0^418138$	$.0^417365$	$.0^416624$	$.0^415912$	$.0^415230$	$.0^414575$	$.0^413948$
4.2	$.0^413346$	$.0^412769$	$.0^412215$	$.0^411685$	$.0^411176$	$.0^410689$	$.0^410221$	$.0^597736$	$.0^593447$	$.0^589337$
4.3	$.0^585399$	$.0^581627$	$.0^578015$	$.0^574555$	$.0^571241$	$.0^568069$	$.0^565031$	$.0^562123$	$.0^559340$	$.0^556675$
4.4	$.0^554125$	$.0^551685$	$.0^549350$	$.0^547117$	$.0^544979$	$.0^542935$	$.0^540980$	$.0^539110$	$.0^537322$	$.0^535612$
4.5	$.0^533977$	$.0^532414$	$.0^530920$	$.0^529492$	$.0^528127$	$.0^526823$	$.0^525577$	$.0^524386$	$.0^523249$	$.0^522162$
4.6	$.0^521125$	$.0^520133$	$.0^519187$	$.0^518283$	$.0^517420$	$.0^516597$	$.0^515810$	$.0^515060$	$.0^514344$	$.0^513660$
4.7	$.0^513008$	$.0^512386$	$.0^511792$	$.0^511226$	$.0^510686$	$.0^510171$	$.0^696796$	$.0^692113$	$.0^687648$	$.0^683391$
4.8	$.0^679333$	$.0^675465$	$.0^671779$	$.0^668267$	$.0^664920$	$.0^661731$	$.0^658693$	$.0^655799$	$.0^653043$	$.0^650418$
4.9	$.0^647918$	$.0^645538$	$.0^643272$	$.0^641115$	$.0^639061$	$.0^637107$	$.0^635247$	$.0^633476$	$.0^631792$	$.0^630190$

付表 B χ^2 分布の上側 100α パーセント点 $\chi^2_\nu(\alpha)$
$\alpha \to \chi^2_\nu(\alpha)$

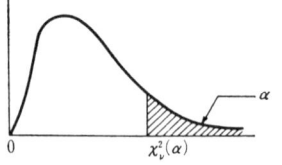

α \ ν	0.995	0.975	0.050	0.025	0.010	0.005	0.001
1	0.00	0.00	3.84	5.02	6.63	7.88	10.83
2	0.01	0.05	5.99	7.38	9.21	10.60	13.82
3	0.07	0.22	7.81	9.35	11.34	12.84	16.27
4	0.21	0.48	9.49	11.14	13.28	14.86	18.47
5	0.41	0.83	11.07	12.83	15.09	16.75	20.52
6	0.68	1.24	12.59	14.45	16.81	18.55	22.46
7	0.99	1.69	14.07	16.01	18.48	20.28	24.32
8	1.34	2.18	15.51	17.53	20.09	21.95	26.12
9	1.73	2.70	16.92	19.02	21.67	23.59	27.88
10	2.16	3.25	18.31	20.48	23.21	25.19	29.59
11	2.60	3.82	19.68	21.92	24.72	26.76	31.26
12	3.07	4.40	21.03	23.34	26.22	28.30	32.91
13	3.57	5.01	22.36	24.74	27.69	29.82	34.53
14	4.07	5.63	23.68	26.12	29.14	31.32	36.12
15	4.60	6.26	25.00	27.49	30.58	32.80	37.70
16	5.14	6.91	26.30	28.85	32.00	34.27	39.25
17	5.70	7.56	27.59	30.19	33.41	35.72	40.79
18	6.26	8.23	28.87	31.53	34.81	37.16	42.31
19	6.84	8.91	30.14	32.85	36.19	38.58	43.82
20	7.43	9.59	31.41	34.17	37.57	40.00	45.31
21	8.03	10.28	32.67	35.48	38.93	41.40	46.80
22	8.64	10.98	33.92	36.78	40.29	42.80	48.27
23	9.26	11.69	35.17	38.08	41.64	44.18	49.73
24	9.89	12.40	36.42	39.36	42.98	45.56	51.18
25	10.52	13.12	37.65	40.65	44.31	46.93	52.62
26	11.16	13.84	38.89	41.92	45.64	48.29	54.05
27	11.81	14.57	40.11	43.19	46.96	49.64	55.48
28	12.46	15.31	41.34	44.46	48.28	50.99	56.89
29	13.12	16.05	42.56	45.72	49.59	52.34	58.30
30	13.79	16.79	43.77	46.98	50.89	53.67	59.70
40	20.71	24.43	55.76	59.34	63.69	66.77	73.40
50	27.99	32.36	67.50	71.42	76.15	79.49	86.66
60	35.53	40.48	79.08	83.30	88.38	91.95	99.61
70	43.28	48.76	90.53	95.02	100.43	104.21	112.32
80	51.17	57.15	101.88	106.63	112.33	116.32	124.84
90	59.20	65.65	113.15	118.14	124.12	128.30	137.21
100	67.33	74.22	124.34	129.56	135.81	140.17	149.45
110	75.55	82.87	135.48	140.92	147.41	151.95	161.58
120	83.85	91.57	146.57	152.21	158.95	163.65	173.62
130	92.22	100.33	157.61	163.45	170.42	175.28	185.57
140	100.65	109.14	168.61	174.65	181.84	186.85	197.45
150	109.14	117.98	179.58	185.80	193.21	198.36	209.26
160	117.68	126.87	190.52	196.92	204.53	209.82	221.02
170	126.26	135.79	201.42	208.00	215.81	221.24	232.72
180	134.88	144.74	212.30	219.04	227.06	232.62	244.37
190	143.55	153.72	223.16	230.06	238.27	243.96	255.98
200	152.24	162.73	233.99	241.06	249.45	255.26	267.54

付表 C　t 分布の上側 100α パーセント点 $t_\nu(\alpha)$
　　　　$\alpha \to t_\nu(\alpha)$

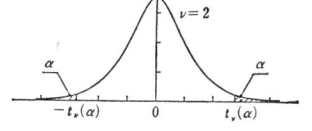

ν \ α (2α)	.250 (.500)	.200 (.400)	.150 (.300)	.100 (.200)	.050 (.100)	.025 (.050)	.010 (.020)	.005 (.010)	.0005 (.0010)
1	1.000	1.376	1.963	3.078	6.314	12.706	31.821	63.657	636.619
2	.816	1.061	1.386	1.886	2.920	4.303	6.965	9.925	31.599
3	.765	.978	1.250	1.638	2.353	3.182	4.541	5.841	12.924
4	.741	.941	1.190	1.533	2.132	2.776	3.747	4.604	8.610
5	.727	.920	1.156	1.476	2.015	2.571	3.365	4.032	6.869
6	.718	.906	1.134	1.440	1.943	2.447	3.143	3.707	5.959
7	.711	.896	1.119	1.415	1.895	2.365	2.998	3.499	5.408
8	.706	.889	1.108	1.397	1.860	2.306	2.896	3.355	5.041
9	.703	.883	1.100	1.383	1.833	2.262	2.821	3.250	4.781
10	.700	.879	1.093	1.372	1.812	2.228	2.764	3.169	4.587
11	.697	.876	1.088	1.363	1.796	2.201	2.718	3.106	4.437
12	.695	.873	1.083	1.356	1.782	2.179	2.681	3.055	4.318
13	.694	.870	1.079	1.350	1.771	2.160	2.650	3.012	4.221
14	.692	.868	1.076	1.345	1.761	2.145	2.624	2.977	4.140
15	.691	.866	1.074	1.341	1.753	2.131	2.602	2.947	4.073
16	.690	.865	1.071	1.337	1.746	2.120	2.583	2.921	4.015
17	.689	.863	1.069	1.333	1.740	2.110	2.567	2.898	3.965
18	.688	.862	1.067	1.330	1.734	2.101	2.552	2.878	3.922
19	.688	.861	1.066	1.328	1.729	2.093	2.539	2.861	3.883
20	.687	.860	1.064	1.325	1.725	2.086	2.528	2.845	3.850
21	.686	.859	1.063	1.323	1.721	2.080	2.518	2.831	3.819
22	.686	.858	1.061	1.321	1.717	2.074	2.508	2.819	3.792
23	.685	.858	1.060	1.319	1.714	2.069	2.500	2.807	3.768
24	.685	.857	1.059	1.318	1.711	2.064	2.492	2.797	3.745
25	.684	.856	1.058	1.316	1.708	2.060	2.485	2.787	3.725
26	.684	.856	1.058	1.315	1.706	2.056	2.479	2.779	3.707
27	.684	.855	1.057	1.314	1.703	2.052	2.473	2.771	3.690
28	.683	.855	1.056	1.313	1.701	2.048	2.467	2.763	3.674
29	.683	.854	1.055	1.311	1.699	2.045	2.462	2.756	3.659
30	.683	.854	1.055	1.310	1.697	2.042	2.457	2.750	3.646
31	.682	.853	1.054	1.309	1.696	2.040	2.453	2.744	3.633
32	.682	.853	1.054	1.309	1.694	2.037	2.449	2.738	3.622
33	.682	.853	1.053	1.308	1.692	2.035	2.445	2.733	3.611
34	.682	.852	1.052	1.307	1.691	2.032	2.441	2.728	3.601
35	.682	.852	1.052	1.306	1.690	2.030	2.438	2.724	3.591
36	.681	.852	1.052	1.306	1.688	2.028	2.434	2.719	3.582
37	.681	.851	1.051	1.305	1.687	2.026	2.431	2.715	3.574
38	.681	.851	1.051	1.304	1.686	2.024	2.429	2.712	3.566
39	.681	.851	1.050	1.304	1.685	2.023	2.426	2.708	3.558
40	.681	.851	1.050	1.303	1.684	2.021	2.423	2.704	3.551
41	.681	.850	1.050	1.303	1.683	2.020	2.421	2.701	3.544
42	.680	.850	1.049	1.302	1.682	2.018	2.418	2.698	3.538
43	.680	.850	1.049	1.302	1.681	2.017	2.416	2.695	3.532
44	.680	.850	1.049	1.301	1.680	2.015	2.414	2.692	3.526
45	.680	.850	1.049	1.301	1.679	2.014	2.412	2.690	3.520
46	.680	.850	1.048	1.300	1.679	2.013	2.410	2.687	3.515
47	.680	.849	1.048	1.300	1.678	2.012	2.408	2.685	3.510
48	.680	.849	1.048	1.299	1.677	2.011	2.407	2.682	3.505
49	.680	.849	1.048	1.299	1.677	2.010	2.405	2.680	3.500
50	.679	.849	1.047	1.299	1.676	2.009	2.403	2.678	3.496
60	.679	.848	1.045	1.296	1.671	2.000	2.390	2.660	3.460
80	.678	.846	1.043	1.292	1.664	1.990	2.374	2.639	3.416
120	.677	.845	1.041	1.289	1.658	1.980	2.358	2.617	3.373
240	.676	.843	1.039	1.285	1.651	1.970	2.342	2.596	3.332
∞	.674	.842	1.036	1.282	1.645	1.960	2.326	2.576	3.291

付表 D.1　F 分布の上側10パーセント点 $F_{\nu_1, \nu_2}(0.10)$

$\alpha = 0.10$

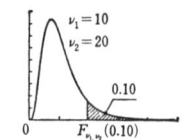

ν_2 \ ν_1	1	2	3	4	5	6	7	8	9
1	39.863	49.500	53.593	55.833	57.240	58.204	58.906	59.439	59.858
2	8.526	9.000	9.162	9.243	9.293	9.326	9.349	9.367	9.381
3	5.538	5.462	5.391	5.343	5.309	5.285	5.266	5.252	5.240
4	4.545	4.325	4.191	4.107	4.051	4.010	3.979	3.955	3.936
5	4.060	3.780	3.619	3.520	3.453	3.405	3.368	3.339	3.316
6	3.776	3.463	3.289	3.181	3.108	3.055	3.014	2.983	2.958
7	3.589	3.257	3.074	2.961	2.883	2.827	2.785	2.752	2.725
8	3.458	3.113	2.924	2.806	2.726	2.668	2.624	2.589	2.561
9	3.360	3.006	2.813	2.693	2.611	2.551	2.505	2.469	2.440
10	3.285	2.924	2.728	2.605	2.522	2.461	2.414	2.377	2.347
11	3.225	2.860	2.660	2.536	2.451	2.389	2.342	2.304	2.274
12	3.177	2.807	2.606	2.480	2.394	2.331	2.283	2.245	2.214
13	3.136	2.763	2.560	2.434	2.347	2.283	2.234	2.195	2.164
14	3.102	2.726	2.522	2.395	2.307	2.243	2.193	2.154	2.122
15	3.073	2.695	2.490	2.361	2.273	2.208	2.158	2.119	2.086
16	3.048	2.668	2.462	2.333	2.244	2.178	2.128	2.088	2.055
17	3.026	2.645	2.437	2.308	2.218	2.152	2.102	2.061	2.028
18	3.007	2.624	2.416	2.286	2.196	2.130	2.079	2.038	2.005
19	2.990	2.606	2.397	2.266	2.176	2.109	2.058	2.017	1.984
20	2.975	2.589	2.380	2.249	2.158	2.091	2.040	1.999	1.965
21	2.961	2.575	2.365	2.233	2.142	2.075	2.023	1.982	1.948
22	2.949	2.561	2.351	2.219	2.128	2.060	2.008	1.967	1.933
23	2.937	2.549	2.339	2.207	2.115	2.047	1.995	1.953	1.919
24	2.927	2.538	2.327	2.195	2.103	2.035	1.983	1.941	1.906
25	2.918	2.528	2.317	2.184	2.092	2.024	1.971	1.929	1.895
26	2.909	2.519	2.307	2.174	2.082	2.014	1.961	1.919	1.884
27	2.901	2.511	2.299	2.165	2.073	2.005	1.952	1.909	1.874
28	2.894	2.503	2.291	2.157	2.064	1.996	1.943	1.900	1.865
29	2.887	2.495	2.283	2.149	2.057	1.988	1.935	1.892	1.857
30	2.881	2.489	2.276	2.142	2.049	1.980	1.927	1.884	1.849
31	2.875	2.482	2.270	2.136	2.042	1.973	1.920	1.877	1.842
32	2.869	2.477	2.263	2.129	2.036	1.967	1.913	1.870	1.835
33	2.864	2.471	2.258	2.123	2.030	1.961	1.907	1.864	1.828
34	2.859	2.466	2.252	2.118	2.024	1.955	1.901	1.858	1.822
35	2.855	2.461	2.247	2.113	2.019	1.950	1.896	1.852	1.817
36	2.850	2.456	2.243	2.108	2.014	1.945	1.891	1.847	1.811
37	2.846	2.452	2.238	2.103	2.009	1.940	1.886	1.842	1.806
38	2.842	2.448	2.234	2.099	2.005	1.935	1.881	1.838	1.802
39	2.839	2.444	2.230	2.095	2.001	1.931	1.877	1.833	1.797
40	2.835	2.440	2.226	2.091	1.997	1.927	1.873	1.829	1.793
41	2.832	2.437	2.222	2.087	1.993	1.923	1.869	1.825	1.789
42	2.829	2.434	2.219	2.084	1.989	1.919	1.865	1.821	1.785
43	2.826	2.430	2.216	2.080	1.986	1.916	1.861	1.817	1.781
44	2.823	2.427	2.213	2.077	1.983	1.913	1.858	1.814	1.778
45	2.820	2.425	2.210	2.074	1.980	1.909	1.855	1.811	1.774
46	2.818	2.422	2.207	2.071	1.977	1.906	1.852	1.808	1.771
47	2.815	2.419	2.204	2.068	1.974	1.903	1.849	1.805	1.768
48	2.813	2.417	2.202	2.066	1.971	1.901	1.846	1.802	1.765
49	2.811	2.414	2.199	2.063	1.968	1.898	1.843	1.799	1.763
50	2.809	2.412	2.197	2.061	1.966	1.895	1.840	1.796	1.760
60	2.791	2.393	2.177	2.041	1.946	1.875	1.819	1.775	1.738
80	2.769	2.370	2.154	2.016	1.921	1.849	1.793	1.748	1.711
120	2.748	2.347	2.130	1.992	1.896	1.824	1.767	1.722	1.684
240	2.727	2.325	2.107	1.968	1.871	1.799	1.742	1.696	1.658
∞	2.706	2.303	2.084	1.945	1.847	1.774	1.717	1.670	1.632

$\alpha=0.1$

10	12	15	20	24	30	40	60	120	∞	ν_1 / ν_2
60.195	60.705	61.220	61.740	62.002	62.265	62.529	62.794	63.061	63.328	1
9.392	9.408	9.425	9.441	9.450	9.458	9.466	9.475	9.483	9.491	2
5.230	5.216	5.200	5.184	5.176	5.168	5.160	5.151	5.143	5.134	3
3.920	3.896	3.870	3.844	3.831	3.817	3.804	3.790	3.775	3.761	4
3.297	3.268	3.238	3.207	3.191	3.174	3.157	3.140	3.123	3.105	5
2.937	2.905	2.871	2.836	2.818	2.800	2.781	2.762	2.742	2.722	6
2.703	2.668	2.632	2.595	2.575	2.555	2.535	2.514	2.493	2.471	7
2.538	2.502	2.464	2.425	2.404	2.383	2.361	2.339	2.316	2.293	8
2.416	2.379	2.340	2.298	2.277	2.255	2.232	2.208	2.184	2.159	9
2.323	2.284	2.244	2.201	2.178	2.155	2.132	2.107	2.082	2.055	10
2.248	2.209	2.167	2.123	2.100	2.076	2.052	2.026	2.000	1.972	11
2.188	2.147	2.105	2.060	2.036	2.011	1.986	1.960	1.932	1.904	12
2.138	2.097	2.053	2.007	1.983	1.958	1.931	1.904	1.876	1.846	13
2.095	2.054	2.010	1.962	1.938	1.912	1.885	1.857	1.828	1.797	14
2.059	2.017	1.972	1.924	1.899	1.873	1.845	1.817	1.787	1.755	15
2.028	1.985	1.940	1.891	1.866	1.839	1.811	1.782	1.751	1.718	16
2.001	1.958	1.912	1.862	1.836	1.809	1.781	1.751	1.719	1.686	17
1.977	1.933	1.887	1.837	1.810	1.783	1.754	1.723	1.691	1.657	18
1.956	1.912	1.865	1.814	1.787	1.759	1.730	1.699	1.666	1.631	19
1.937	1.892	1.845	1.794	1.767	1.738	1.708	1.677	1.643	1.607	20
1.920	1.875	1.827	1.776	1.748	1.719	1.689	1.657	1.623	1.586	21
1.904	1.859	1.811	1.759	1.731	1.702	1.671	1.639	1.604	1.567	22
1.890	1.845	1.796	1.744	1.716	1.686	1.655	1.622	1.587	1.549	23
1.877	1.832	1.783	1.730	1.702	1.672	1.641	1.607	1.571	1.533	24
1.866	1.820	1.771	1.718	1.689	1.659	1.627	1.593	1.557	1.518	25
1.855	1.809	1.760	1.706	1.677	1.647	1.615	1.581	1.544	1.504	26
1.845	1.799	1.749	1.695	1.666	1.636	1.603	1.569	1.531	1.491	27
1.836	1.790	1.740	1.685	1.656	1.625	1.592	1.558	1.520	1.478	28
1.827	1.781	1.731	1.676	1.647	1.616	1.583	1.547	1.509	1.467	29
1.819	1.773	1.722	1.667	1.638	1.606	1.573	1.538	1.499	1.456	30
1.812	1.765	1.714	1.659	1.630	1.598	1.565	1.529	1.489	1.446	31
1.805	1.758	1.707	1.652	1.622	1.590	1.556	1.520	1.481	1.437	32
1.799	1.751	1.700	1.645	1.615	1.583	1.549	1.512	1.472	1.428	33
1.793	1.745	1.694	1.638	1.608	1.576	1.541	1.505	1.464	1.419	34
1.787	1.739	1.688	1.632	1.601	1.569	1.535	1.497	1.457	1.411	35
1.781	1.734	1.682	1.626	1.595	1.563	1.528	1.491	1.450	1.404	36
1.776	1.729	1.677	1.620	1.590	1.557	1.522	1.484	1.443	1.397	37
1.772	1.724	1.672	1.615	1.584	1.551	1.516	1.478	1.437	1.390	38
1.767	1.719	1.667	1.610	1.579	1.546	1.511	1.473	1.431	1.383	39
1.763	1.715	1.662	1.605	1.574	1.541	1.506	1.467	1.425	1.377	40
1.759	1.710	1.658	1.601	1.569	1.536	1.501	1.462	1.419	1.371	41
1.755	1.706	1.654	1.596	1.565	1.532	1.496	1.457	1.414	1.365	42
1.751	1.703	1.650	1.592	1.561	1.527	1.491	1.452	1.409	1.360	43
1.747	1.699	1.646	1.588	1.557	1.523	1.487	1.448	1.404	1.354	44
1.744	1.695	1.643	1.585	1.553	1.519	1.483	1.443	1.399	1.349	45
1.741	1.692	1.639	1.581	1.549	1.515	1.479	1.439	1.395	1.344	46
1.738	1.689	1.636	1.578	1.546	1.512	1.475	1.435	1.391	1.340	47
1.735	1.686	1.633	1.574	1.542	1.508	1.472	1.431	1.387	1.335	48
1.732	1.683	1.630	1.571	1.539	1.505	1.468	1.428	1.383	1.331	49
1.729	1.680	1.627	1.568	1.536	1.502	1.465	1.424	1.379	1.327	50
1.707	1.657	1.603	1.543	1.511	1.476	1.437	1.395	1.348	1.291	60
1.680	1.629	1.574	1.513	1.479	1.443	1.403	1.358	1.307	1.245	80
1.652	1.601	1.545	1.482	1.447	1.409	1.368	1.320	1.265	1.193	120
1.625	1.573	1.516	1.451	1.415	1.376	1.332	1.281	1.219	1.130	240
1.599	1.546	1.487	1.421	1.383	1.342	1.295	1.240	1.169	1.000	∞

付表 D.2　F 分布の上側 5 パーセント点 $F_{\nu_1, \nu_2}(0.05)$

$\alpha = 0.05$

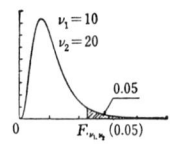

ν_1 ν_2	1	2	3	4	5	6	7	8	9
1	161.448	199.500	215.707	224.583	230.162	233.986	236.768	238.883	240.543
2	18.513	19.000	19.164	19.247	19.296	19.330	19.353	19.371	19.385
3	10.128	9.552	9.277	9.117	9.013	8.941	8.887	8.845	8.812
4	7.709	6.944	6.591	6.388	6.256	6.163	6.094	6.041	5.999
5	6.608	5.786	5.409	5.192	5.050	4.950	4.876	4.818	4.772
6	5.987	5.143	4.757	4.534	4.387	4.284	4.207	4.147	4.099
7	5.591	4.737	4.347	4.120	3.972	3.866	3.787	3.726	3.677
8	5.318	4.459	4.066	3.838	3.687	3.581	3.500	3.438	3.388
9	5.117	4.256	3.863	3.633	3.482	3.374	3.293	3.230	3.179
10	4.965	4.103	3.708	3.478	3.326	3.217	3.135	3.072	3.020
11	4.844	3.982	3.587	3.357	3.204	3.095	3.012	2.948	2.896
12	4.747	3.885	3.490	3.259	3.106	2.996	2.913	2.849	2.796
13	4.667	3.806	3.411	3.179	3.025	2.915	2.832	2.767	2.714
14	4.600	3.739	3.344	3.112	2.958	2.848	2.764	2.699	2.646
15	4.543	3.682	3.287	3.056	2.901	2.790	2.707	2.641	2.588
16	4.494	3.634	3.239	3.007	2.852	2.741	2.657	2.591	2.538
17	4.451	3.592	3.197	2.965	2.810	2.699	2.614	2.548	2.494
18	4.414	3.555	3.160	2.928	2.773	2.661	2.577	2.510	2.456
19	4.381	3.522	3.127	2.895	2.740	2.628	2.544	2.477	2.423
20	4.351	3.493	3.098	2.866	2.711	2.599	2.514	2.447	2.393
21	4.325	3.467	3.072	2.840	2.685	2.573	2.488	2.420	2.366
22	4.301	3.443	3.049	2.817	2.661	2.549	2.464	2.397	2.342
23	4.279	3.422	3.028	2.796	2.640	2.528	2.442	2.375	2.320
24	4.260	3.403	3.009	2.776	2.621	2.508	2.423	2.355	2.300
25	4.242	3.385	2.991	2.759	2.603	2.490	2.405	2.337	2.282
26	4.225	3.369	2.975	2.743	2.587	2.474	2.388	2.321	2.265
27	4.210	3.354	2.960	2.728	2.572	2.459	2.373	2.305	2.250
28	4.196	3.340	2.947	2.714	2.558	2.445	2.359	2.291	2.236
29	4.183	3.328	2.934	2.701	2.545	2.432	2.346	2.278	2.223
30	4.171	3.316	2.922	2.690	2.534	2.421	2.334	2.266	2.211
31	4.160	3.305	2.911	2.679	2.523	2.409	2.323	2.255	2.199
32	4.149	3.295	2.901	2.668	2.512	2.399	2.313	2.244	2.189
33	4.139	3.285	2.892	2.659	2.503	2.389	2.303	2.235	2.179
34	4.130	3.276	2.883	2.650	2.494	2.380	2.294	2.225	2.170
35	4.121	3.267	2.874	2.641	2.485	2.372	2.285	2.217	2.161
36	4.113	3.259	2.866	2.634	2.477	2.364	2.277	2.209	2.153
37	4.105	3.252	2.859	2.626	2.470	2.356	2.270	2.201	2.145
38	4.098	3.245	2.852	2.619	2.463	2.349	2.262	2.194	2.138
39	4.091	3.238	2.845	2.612	2.456	2.342	2.255	2.187	2.131
40	4.085	3.232	2.839	2.606	2.449	2.336	2.249	2.180	2.124
41	4.079	3.226	2.833	2.600	2.443	2.330	2.243	2.174	2.118
42	4.073	3.220	2.827	2.594	2.438	2.324	2.237	2.168	2.112
43	4.067	3.214	2.822	2.589	2.432	2.318	2.232	2.163	2.106
44	4.062	3.209	2.816	2.584	2.427	2.313	2.226	2.157	2.101
45	4.057	3.204	2.812	2.579	2.422	2.308	2.221	2.152	2.096
46	4.052	3.200	2.807	2.574	2.417	2.304	2.216	2.147	2.091
47	4.047	3.195	2.802	2.570	2.413	2.299	2.212	2.143	2.086
48	4.043	3.191	2.798	2.565	2.409	2.295	2.207	2.138	2.082
49	4.038	3.187	2.794	2.561	2.404	2.290	2.203	2.134	2.077
50	4.034	3.183	2.790	2.557	2.400	2.286	2.199	2.130	2.073
60	4.001	3.150	2.758	2.525	2.368	2.254	2.167	2.097	2.040
80	3.960	3.111	2.719	2.486	2.329	2.214	2.126	2.056	1.999
120	3.920	3.072	2.680	2.447	2.290	2.175	2.087	2.016	1.959
240	3.880	3.033	2.642	2.409	2.252	2.136	2.048	1.977	1.919
∞	3.841	2.996	2.605	2.372	2.214	2.099	2.010	1.938	1.880

数 値 表

$\alpha = 0.05$

10	12	15	20	24	30	40	60	120	∞	ν_1 / ν_2
241.882	243.906	245.950	248.013	249.052	250.095	251.143	252.196	253.253	254.314	1
19.396	19.413	19.429	19.446	19.454	19.462	19.471	19.479	19.487	19.496	2
8.786	8.745	8.703	8.660	8.639	8.617	8.594	8.572	8.549	8.526	3
5.964	5.912	5.858	5.803	5.774	5.746	5.717	5.688	5.658	5.628	4
4.735	4.678	4.619	4.558	4.527	4.496	4.464	4.431	4.398	4.365	5
4.060	4.000	3.938	3.874	3.841	3.808	3.774	3.740	3.705	3.669	6
3.637	3.575	3.511	3.445	3.410	3.376	3.340	3.304	3.267	3.230	7
3.347	3.284	3.218	3.150	3.115	3.079	3.043	3.005	2.967	2.928	8
3.137	3.073	3.006	2.936	2.900	2.864	2.826	2.787	2.748	2.707	9
2.978	2.913	2.845	2.774	2.737	2.700	2.661	2.621	2.580	2.538	10
2.854	2.788	2.719	2.646	2.609	2.570	2.531	2.490	2.448	2.404	11
2.753	2.687	2.617	2.544	2.505	2.466	2.426	2.384	2.341	2.296	12
2.671	2.604	2.533	2.459	2.420	2.380	2.339	2.297	2.252	2.206	13
2.602	2.534	2.463	2.388	2.349	2.308	2.266	2.223	2.178	2.131	14
2.544	2.475	2.403	2.328	2.288	2.247	2.204	2.160	2.114	2.066	15
2.494	2.425	2.352	2.276	2.235	2.194	2.151	2.106	2.059	2.010	16
2.450	2.381	2.308	2.230	2.190	2.148	2.104	2.058	2.011	1.960	17
2.412	2.342	2.269	2.191	2.150	2.107	2.063	2.017	1.968	1.917	18
2.378	2.308	2.234	2.155	2.114	2.071	2.026	1.980	1.930	1.878	19
2.348	2.278	2.203	2.124	2.082	2.039	1.994	1.946	1.896	1.843	20
2.321	2.250	2.176	2.096	2.054	2.010	1.965	1.916	1.866	1.812	21
2.297	2.226	2.151	2.071	2.028	1.984	1.938	1.889	1.838	1.783	22
2.275	2.204	2.128	2.048	2.005	1.961	1.914	1.865	1.813	1.757	23
2.255	2.183	2.108	2.027	1.984	1.939	1.892	1.842	1.790	1.733	24
2.236	2.165	2.089	2.007	1.964	1.919	1.872	1.822	1.768	1.711	25
2.220	2.148	2.072	1.990	1.946	1.901	1.853	1.803	1.749	1.691	26
2.204	2.132	2.056	1.974	1.930	1.884	1.836	1.785	1.731	1.672	27
2.190	2.118	2.041	1.959	1.915	1.869	1.820	1.769	1.714	1.654	28
2.177	2.104	2.027	1.945	1.901	1.854	1.806	1.754	1.698	1.638	29
2.165	2.092	2.015	1.932	1.887	1.841	1.792	1.740	1.683	1.622	30
2.153	2.080	2.003	1.920	1.875	1.828	1.779	1.726	1.670	1.608	31
2.142	2.070	1.992	1.908	1.864	1.817	1.767	1.714	1.657	1.594	32
2.133	2.060	1.982	1.898	1.853	1.806	1.756	1.702	1.645	1.581	33
2.123	2.050	1.972	1.888	1.843	1.795	1.745	1.691	1.633	1.569	34
2.114	2.041	1.963	1.878	1.833	1.786	1.735	1.681	1.623	1.558	35
2.106	2.033	1.954	1.870	1.824	1.776	1.726	1.671	1.612	1.547	36
2.098	2.025	1.946	1.861	1.816	1.768	1.717	1.662	1.603	1.537	37
2.091	2.017	1.939	1.853	1.808	1.760	1.708	1.653	1.594	1.527	38
2.084	2.010	1.931	1.846	1.800	1.752	1.700	1.645	1.585	1.518	39
2.077	2.003	1.924	1.839	1.793	1.744	1.693	1.637	1.577	1.509	40
2.071	1.997	1.918	1.832	1.786	1.737	1.686	1.630	1.569	1.500	41
2.065	1.991	1.912	1.826	1.780	1.731	1.679	1.623	1.561	1.492	42
2.059	1.985	1.906	1.820	1.773	1.724	1.672	1.616	1.554	1.485	43
2.054	1.980	1.900	1.814	1.767	1.718	1.666	1.609	1.547	1.477	44
2.049	1.974	1.895	1.808	1.762	1.713	1.660	1.603	1.541	1.470	45
2.044	1.969	1.890	1.803	1.756	1.707	1.654	1.597	1.534	1.463	46
2.039	1.965	1.885	1.798	1.751	1.702	1.649	1.591	1.528	1.457	47
2.035	1.960	1.880	1.793	1.746	1.697	1.644	1.586	1.522	1:450	48
2.030	1.956	1.876	1.789	1.742	1.692	1.639	1.581	1.517	1.444	49
2.026	1.952	1.871	1.784	1.737	1.687	1.634	1.576	1.511	1.438	50
1.993	1.917	1.836	1.748	1.700	1.649	1.594	1.534	1.467	1.389	60
1.951	1.875	1.793	1.703	1.654	1.602	1.545	1.482	1.411	1.325	80
1.910	1.834	1.750	1.659	1.608	1.554	1.495	1.429	1.352	1.254	120
1.870	1.793	1.708	1.614	1.563	1.507	1.445	1.375	1.290	1.170	240
1.831	1.752	1.666	1.571	1.517	1.459	1.394	1.318	1.221	1.000	∞

付表 D.3 F分布の上側2.5パーセント点 $F_{\nu_1, \nu_2}(0.025)$

$\alpha = 0.025$

ν_2 \ ν_1	1	2	3	4	5	6	7	8	9
1	647.789	799.500	864.163	899.583	921.848	937.111	948.217	956.656	963.285
2	38.506	39.000	39.165	39.248	39.298	39.331	39.355	39.373	39.387
3	17.443	16.044	15.439	15.101	14.885	14.735	14.624	14.540	14.473
4	12.218	10.649	9.979	9.605	9.364	9.197	9.074	8.980	8.905
5	10.007	8.434	7.764	7.388	7.146	6.978	6.853	6.757	6.681
6	8.813	7.260	6.599	6.227	5.988	5.820	5.695	5.600	5.523
7	8.073	6.542	5.890	5.523	5.285	5.119	4.995	4.899	4.823
8	7.571	6.059	5.416	5.053	4.817	4.652	4.529	4.433	4.357
9	7.209	5.715	5.078	4.718	4.484	4.320	4.197	4.102	4.026
10	6.937	5.456	4.826	4.468	4.236	4.072	3.950	3.855	3.779
11	6.724	5.256	4.630	4.275	4.044	3.881	3.759	3.664	3.588
12	6.554	5.096	4.474	4.121	3.891	3.728	3.607	3.512	3.436
13	6.414	4.965	4.347	3.996	3.767	3.604	3.483	3.388	3.312
14	6.298	4.857	4.242	3.892	3.663	3.501	3.380	3.285	3.209
15	6.200	4.765	4.153	3.804	3.576	3.415	3.293	3.199	3.123
16	6.115	4.687	4.077	3.729	3.502	3.341	3.219	3.125	3.049
17	6.042	4.619	4.011	3.665	3.438	3.277	3.156	3.061	2.985
18	5.978	4.560	3.954	3.608	3.382	3.221	3.100	3.005	2.929
19	5.922	4.508	3.903	3.559	3.333	3.172	3.051	2.956	2.880
20	5.871	4.461	3.859	3.515	3.289	3.128	3.007	2.913	2.837
21	5.827	4.420	3.819	3.475	3.250	3.090	2.969	2.874	2.798
22	5.786	4.383	3.783	3.440	3.215	3.055	2.934	2.839	2.763
23	5.750	4.349	3.750	3.408	3.183	3.023	2.902	2.808	2.731
24	5.717	4.319	3.721	3.379	3.155	2.995	2.874	2.779	2.703
25	5.686	4.291	3.694	3.353	3.129	2.969	2.848	2.753	2.677
26	5.659	4.265	3.670	3.329	3.105	2.945	2.824	2.729	2.653
27	5.633	4.242	3.647	3.307	3.083	2.923	2.802	2.707	2.631
28	5.610	4.221	3.626	3.286	3.063	2.903	2.782	2.687	2.611
29	5.588	4.201	3.607	3.267	3.044	2.884	2.763	2.669	2.592
30	5.568	4.182	3.589	3.250	3.026	2.867	2.746	2.651	2.575
31	5.549	4.165	3.573	3.234	3.010	2.851	2.730	2.635	2.558
32	5.531	4.149	3.557	3.218	2.995	2.836	2.715	2.620	2.543
33	5.515	4.134	3.543	3.204	2.981	2.822	2.701	2.606	2.529
34	5.499	4.120	3.529	3.191	2.968	2.808	2.688	2.593	2.516
35	5.485	4.106	3.517	3.179	2.956	2.796	2.676	2.581	2.504
36	5.471	4.094	3.505	3.167	2.944	2.785	2.664	2.569	2.492
37	5.458	4.082	3.493	3.156	2.933	2.774	2.653	2.558	2.481
38	5.446	4.071	3.483	3.145	2.923	2.763	2.643	2.548	2.471
39	5.435	4.061	3.473	3.135	2.913	2.754	2.633	2.538	2.461
40	5.424	4.051	3.463	3.126	2.904	2.744	2.624	2.529	2.452
41	5.414	4.042	3.454	3.117	2.895	2.736	2.615	2.520	2.443
42	5.404	4.033	3.446	3.109	2.887	2.727	2.607	2.512	2.435
43	5.395	4.024	3.438	3.101	2.879	2.719	2.599	2.504	2.427
44	5.386	4.016	3.430	3.093	2.871	2.712	2.591	2.496	2.419
45	5.377	4.009	3.422	3.086	2.864	2.705	2.584	2.489	2.412
46	5.369	4.001	3.415	3.079	2.857	2.698	2.577	2.482	2.405
47	5.361	3.994	3.409	3.073	2.851	2.691	2.571	2.476	2.399
48	5.354	3.987	3.402	3.066	2.844	2.685	2.565	2.470	2.393
49	5.347	3.981	3.396	3.060	2.838	2.679	2.559	2.464	2.387
50	5.340	3.975	3.390	3.054	2.833	2.674	2.553	2.458	2.381
60	5.286	3.925	3.343	3.008	2.786	2.627	2.507	2.412	2.334
80	5.218	3.864	3.284	2.950	2.730	2.571	2.450	2.355	2.277
120	5.152	3.805	3.227	2.894	2.674	2.515	2.395	2.299	2.222
240	5.088	3.746	3.171	2.839	2.620	2.461	2.341	2.245	2.167
∞	5.024	3.689	3.116	2.786	2.567	2.408	2.288	2.192	2.114

数 値 表

$\alpha=0.025$

10	12	15	20	24	30	40	60	120	∞	ν_1 / ν_2
968.627	976.708	984.867	993.103	997.249	1001.414	1005.598	1009.800	1014.020	1018.258	1
39.398	39.415	39.431	39.448	39.456	39.465	39.473	39.481	39.490	39.498	2
14.419	14.337	14.253	14.167	14.124	14.081	14.037	13.992	13.947	13.902	3
8.844	8.751	8.657	8.560	8.511	8.461	8.411	8.360	8.309	8.257	4
6.619	6.525	6.428	6.329	6.278	6.227	6.175	6.123	6.069	6.015	5
5.461	5.366	5.269	5.168	5.117	5.065	5.012	4.959	4.904	4.849	6
4.761	4.666	4.568	4.467	4.415	4.362	4.309	4.254	4.199	4.142	7
4.295	4.200	4.101	3.999	3.947	3.894	3.840	3.784	3.728	3.670	8
3.964	3.868	3.769	3.667	3.614	3.560	3.505	3.449	3.392	3.333	9
3.717	3.621	3.522	3.419	3.365	3.311	3.255	3.198	3.140	3.080	10
3.526	3.430	3.330	3.226	3.173	3.118	3.061	3.004	2.944	2.883	11
3.374	3.277	3.177	3.073	3.019	2.963	2.906	2.848	2.787	2.725	12
3.250	3.153	3.053	2.948	2.893	2.837	2.780	2.720	2.659	2.595	13
3.147	3.050	2.949	2.844	2.789	2.732	2.674	2.614	2.552	2.487	14
3.060	2.963	2.862	2.756	2.701	2.644	2.585	2.524	2.461	2.395	15
2.986	2.889	2.788	2.681	2.625	2.568	2.509	2.447	2.383	2.316	16
2.922	2.825	2.723	2.616	2.560	2.502	2.442	2.380	2.315	2.247	17
2.866	2.769	2.667	2.559	2.503	2.445	2.384	2.321	2.256	2.187	18
2.817	2.720	2.617	2.509	2.452	2.394	2.333	2.270	2.203	2.133	19
2.774	2.676	2.573	2.464	2.408	2.349	2.287	2.223	2.156	2.085	20
2.735	2.637	2.534	2.425	2.368	2.308	2.246	2.182	2.114	2.042	21
2.700	2.602	2.498	2.389	2.331	2.272	2.210	2.145	2.076	2.003	22
2.668	2.570	2.466	2.357	2.299	2.239	2.176	2.111	2.041	1.968	23
2.640	2.541	2.437	2.327	2.269	2.209	2.146	2.080	2.010	1.935	24
2.613	2.515	2.411	2.300	2.242	2.182	2.118	2.052	1.981	1.906	25
2.590	2.491	2.387	2.276	2.217	2.157	2.093	2.026	1.954	1.878	26
2.568	2.469	2.364	2.253	2.195	2.133	2.069	2.002	1.930	1.853	27
2.547	2.448	2.344	2.232	2.174	2.112	2.048	1.980	1.907	1.829	28
2.529	2.430	2.325	2.213	2.154	2.092	2.028	1.959	1.886	1.807	29
2.511	2.412	2.307	2.195	2.136	2.074	2.009	1.940	1.866	1.787	30
2.495	2.396	2.291	2.178	2.119	2.057	1.991	1.922	1.848	1.768	31
2.480	2.381	2.275	2.163	2.103	2.041	1.975	1.905	1.831	1.750	32
2.466	2.366	2.261	2.148	2.088	2.026	1.960	1.890	1.815	1.733	33
2.453	2.353	2.248	2.135	2.075	2.012	1.946	1.875	1.799	1.717	34
2.440	2.341	2.235	2.122	2.062	1.999	1.932	1.861	1.785	1.702	35
2.429	2.329	2.223	2.110	2.049	1.986	1.919	1.848	1.772	1.687	36
2.418	2.318	2.212	2.098	2.038	1.974	1.907	1.836	1.759	1.674	37
2.407	2.307	2.201	2.088	2.027	1.963	1.896	1.824	1.747	1.661	38
2.397	2.298	2.191	2.077	2.017	1.953	1.885	1.813	1.735	1.649	39
2.388	2.288	2.182	2.068	2.007	1.943	1.875	1.803	1.724	1.637	40
2.379	2.279	2.173	2.059	1.998	1.933	1.866	1.793	1.714	1.626	41
2.371	2.271	2.164	2.050	1.989	1.924	1.856	1.783	1.704	1.615	42
2.363	2.263	2.156	2.042	1.980	1.916	1.848	1.774	1.694	1.605	43
2.355	2.255	2.149	2.034	1.972	1.908	1.839	1.766	1.685	1.596	44
2.348	2.248	2.141	2.026	1.965	1.900	1.831	1.757	1.677	1.586	45
2.341	2.241	2.134	2.019	1.957	1.893	1.824	1.750	1.668	1.578	46
2.335	2.234	2.127	2.012	1.951	1.885	1.816	1.742	1.661	1.569	47
2.329	2.228	2.121	2.006	1.944	1.879	1.809	1.735	1.653	1.561	48
2.323	2.222	2.115	1.999	1.937	1.872	1.803	1.728	1.646	1.553	49
2.317	2.216	2.109	1.993	1.931	1.866	1.796	1.721	1.639	1.545	50
2.270	2.169	2.061	1.944	1.882	1.815	1.744	1.667	1.581	1.482	60
2.213	2.111	2.003	1.884	1.820	1.752	1.679	1.599	1.508	1.400	80
2.157	2.055	1.945	1.825	1.760	1.690	1.614	1.530	1.433	1.310	120
2.102	1.999	1.888	1.766	1.700	1.628	1.549	1.460	1.354	1.206	240
2.048	1.945	1.833	1.708	1.640	1.566	1.484	1.388	1.268	1.000	∞

付表 D.4 F 分布の上側1パーセント点 $F_{\nu_1, \nu_2}(0.01)$

$a = 0.01$

ν_2 \ ν_1	1	2	3	4	5	6	7	8	9
1	4052.181	4999.500	5403.352	5624.583	5763.650	5858.986	5928.356	5981.070	6022.473
2	98.503	99.000	99.166	99.249	99.299	99.333	99.356	99.374	99.388
3	34.116	30.817	29.457	28.710	28.237	27.911	27.672	27.489	27.345
4	21.198	18.000	16.694	15.977	15.522	15.207	14.976	14.799	14.659
5	16.258	13.274	12.060	11.392	10.967	10.672	10.456	10.289	10.158
6	13.745	10.925	9.780	9.148	8.746	8.466	8.260	8.102	7.976
7	12.246	9.547	8.451	7.847	7.460	7.191	6.993	6.840	6.719
8	11.259	8.649	7.591	7.006	6.632	6.371	6.178	6.029	5.911
9	10.561	8.022	6.992	6.422	6.057	5.802	5.613	5.467	5.351
10	10.044	7.559	6.552	5.994	5.636	5.386	5.200	5.057	4.942
11	9.646	7.206	6.217	5.668	5.316	5.069	4.886	4.744	4.632
12	9.330	6.927	5.953	5.412	5.064	4.821	4.640	4.499	4.388
13	9.074	6.701	5.739	5.205	4.862	4.620	4.441	4.302	4.191
14	8.862	6.515	5.564	5.035	4.695	4.456	4.278	4.140	4.030
15	8.683	6.359	5.417	4.893	4.556	4.318	4.142	4.004	3.895
16	8.531	6.226	5.292	4.773	4.437	4.202	4.026	3.890	3.780
17	8.400	6.112	5.185	4.669	4.336	4.102	3.927	3.791	3.682
18	8.285	6.013	5.092	4.579	4.248	4.015	3.841	3.705	3.597
19	8.185	5.926	5.010	4.500	4.171	3.939	3.765	3.631	3.523
20	8.096	5.849	4.938	4.431	4.103	3.871	3.699	3.564	3.457
21	8.017	5.780	4.874	4.369	4.042	3.812	3.640	3.506	3.398
22	7.945	5.719	4.817	4.313	3.988	3.758	3.587	3.453	3.346
23	7.881	5.664	4.765	4.264	3.939	3.710	3.539	3.406	3.299
24	7.823	5.614	4.718	4.218	3.895	3.667	3.496	3.363	3.256
25	7.770	5.568	4.675	4.177	3.855	3.627	3.457	3.324	3.217
26	7.721	5.526	4.637	4.140	3.818	3.591	3.421	3.288	3.182
27	7.677	5.488	4.601	4.106	3.785	3.558	3.388	3.256	3.149
28	7.636	5.453	4.568	4.074	3.754	3.528	3.358	3.226	3.120
29	7.598	5.420	4.538	4.045	3.725	3.499	3.330	3.198	3.092
30	7.562	5.390	4.510	4.018	3.699	3.473	3.304	3.173	3.067
31	7.530	5.362	4.484	3.993	3.675	3.449	3.281	3.149	3.043
32	7.499	5.336	4.459	3.969	3.652	3.427	3.258	3.127	3.021
33	7.471	5.312	4.437	3.948	3.630	3.406	3.238	3.106	3.000
34	7.444	5.289	4.416	3.927	3.611	3.386	3.218	3.087	2.981
35	7.419	5.268	4.396	3.908	3.592	3.368	3.200	3.069	2.963
36	7.396	5.248	4.377	3.890	3.574	3.351	3.183	3.052	2.946
37	7.373	5.229	4.360	3.873	3.558	3.334	3.167	3.036	2.930
38	7.353	5.211	4.343	3.858	3.542	3.319	3.152	3.021	2.915
39	7.333	5.194	4.327	3.843	3.528	3.305	3.137	3.006	2.901
40	7.314	5.179	4.313	3.828	3.514	3.291	3.124	2.993	2.888
41	7.296	5.163	4.299	3.815	3.501	3.278	3.111	2.980	2.875
42	7.280	5.149	4.285	3.802	3.488	3.266	3.099	2.968	2.863
43	7.264	5.136	4.273	3.790	3.476	3.254	3.087	2.957	2.851
44	7.248	5.123	4.261	3.778	3.465	3.243	3.076	2.946	2.840
45	7.234	5.110	4.249	3.767	3.454	3.232	3.066	2.935	2.830
46	7.220	5.099	4.238	3.757	3.444	3.222	3.056	2.925	2.820
47	7.207	5.087	4.228	3.747	3.434	3.213	3.046	2.916	2.811
48	7.194	5.077	4.218	3.737	3.425	3.204	3.037	2.907	2.802
49	7.182	5.066	4.208	3.728	3.416	3.195	3.028	2.898	2.793
50	7.171	5.057	4.199	3.720	3.408	3.186	3.020	2.890	2.785
60	7.077	4.977	4.126	3.649	3.339	3.119	2.953	2.823	2.718
80	6.963	4.881	4.036	3.563	3.255	3.036	2.871	2.742	2.637
120	6.851	4.787	3.949	3.480	3.174	2.956	2.792	2.663	2.559
240	6.742	4.695	3.864	3.398	3.094	2.878	2.714	2.586	2.482
∞	6.635	4.605	3.782	3.319	3.017	2.802	2.639	2.511	2.407

数 値 表

$\alpha = 0.01$

10	12	15	20	24	30	40	60	120	∞	ν_1 \ ν_2
6055.847	6106.321	6157.285	6208.730	6234.631	6260.649	6286.782	6313.030	6339.391	6365.864	1
99.399	99.416	99.433	99.449	99.458	99.466	99.474	99.482	99.491	99.499	2
27.229	27.052	26.872	26.690	26.598	26.505	26.411	26.316	26.221	26.125	3
14.546	14.374	14.198	14.020	13.929	13.838	13.745	13.652	13.558	13.463	4
10.051	9.888	9.722	9.553	9.466	9.379	9.291	9.202	9.112	9.020	5
7.874	7.718	7.559	7.396	7.313	7.229	7.143	7.057	6.969	6.880	6
6.620	6.469	6.314	6.155	6.074	5.992	5.908	5.824	5.737	5.650	7
5.814	5.667	5.515	5.359	5.279	5.198	5.116	5.032	4.946	4.859	8
5.257	5.111	4.962	4.808	4.729	4.649	4.567	4.483	4.398	4.311	9
4.849	4.706	4.558	4.405	4.327	4.247	4.165	4.082	3.996	3.909	10
4.539	4.397	4.251	4.099	4.021	3.941	3.860	3.776	3.690	3.602	11
4.296	4.155	4.010	3.858	3.780	3.701	3.619	3.535	3.449	3.361	12
4.100	3.960	3.815	3.665	3.587	3.507	3.425	3.341	3.255	3.165	13
3.939	3.800	3.656	3.505	3.427	3.348	3.266	3.181	3.094	3.004	14
3.805	3.666	3.522	3.372	3.294	3.214	3.132	3.047	2.959	2.868	15
3.691	3.553	3.409	3.259	3.181	3.101	3.018	2.933	2.845	2.753	16
3.593	3.455	3.312	3.162	3.084	3.003	2.920	2.835	2.746	2.653	17
3.508	3.371	3.227	3.077	2.999	2.919	2.835	2.749	2.660	2.566	18
3.434	3.297	3.153	3.003	2.925	2.844	2.761	2.674	2.584	2.489	19
3.368	3.231	3.088	2.938	2.859	2.778	2.695	2.608	2.517	2.421	20
3.310	3.173	3.030	2.880	2.801	2.720	2.636	2.548	2.457	2.360	21
3.258	3.121	2.978	2.827	2.749	2.667	2.583	2.495	2.403	2.305	22
3.211	3.074	2.931	2.781	2.702	2.620	2.535	2.447	2.354	2.256	23
3.168	3.032	2.889	2.738	2.659	2.577	2.492	2.403	2.310	2.211	24
3.129	2.993	2.850	2.699	2.620	2.538	2.453	2.364	2.270	2.169	25
3.094	2.958	2.815	2.664	2.585	2.503	2.417	2.327	2.233	2.131	26
3.062	2.926	2.783	2.632	2.552	2.470	2.384	2.294	2.198	2.097	27
3.032	2.896	2.753	2.602	2.522	2.440	2.354	2.263	2.167	2.064	28
3.005	2.868	2.726	2.574	2.495	2.412	2.325	2.234	2.138	2.034	29
2.979	2.843	2.700	2.549	2.469	2.386	2.299	2.208	2.111	2.006	30
2.955	2.820	2.677	2.525	2.445	2.362	2.275	2.183	2.086	1.980	31
2.934	2.798	2.655	2.503	2.423	2.340	2.252	2.160	2.062	1.956	32
2.913	2.777	2.634	2.482	2.402	2.319	2.231	2.139	2.040	1.933	33
2.894	2.758	2.615	2.463	2.383	2.299	2.211	2.118	2.019	1.911	34
2.876	2.740	2.597	2.445	2.364	2.281	2.193	2.099	2.000	1.891	35
2.859	2.723	2.580	2.428	2.347	2.263	2.175	2.082	1.981	1.872	36
2.843	2.707	2.564	2.412	2.331	2.247	2.159	2.065	1.964	1.854	37
2.828	2.692	2.549	2.397	2.316	2.232	2.143	2.049	1.947	1.837	38
2.814	2.678	2.535	2.382	2.302	2.217	2.128	2.034	1.932	1.820	39
2.801	2.665	2.522	2.369	2.288	2.203	2.114	2.019	1.917	1.805	40
2.788	2.652	2.509	2.356	2.275	2.190	2.101	2.006	1.903	1.790	41
2.776	2.640	2.497	2.344	2.263	2.178	2.088	1.993	1.890	1.776	42
2.764	2.629	2.485	2.332	2.251	2.166	2.076	1.981	1.877	1.762	43
2.754	2.618	2.475	2.321	2.240	2.155	2.065	1.969	1.865	1.750	44
2.743	2.608	2.464	2.311	2.230	2.144	2.054	1.958	1.853	1.737	45
2.733	2.598	2.454	2.301	2.220	2.134	2.044	1.947	1.842	1.726	46
2.724	2.588	2.445	2.291	2.210	2.124	2.034	1.937	1.832	1.714	47
2.715	2.579	2.436	2.282	2.201	2.115	2.024	1.927	1.822	1.704	48
2.706	2.571	2.427	2.274	2.192	2.106	2.015	1.918	1.812	1.693	49
2.698	2.562	2.419	2.265	2.183	2.098	2.007	1.909	1.803	1.683	50
2.632	2.496	2.352	2.198	2.115	2.028	1.936	1.836	1.726	1.601	60
2.551	2.415	2.271	2.115	2.032	1.944	1.849	1.746	1.630	1.494	80
2.472	2.336	2.192	2.035	1.950	1.860	1.763	1.656	1.533	1.381	120
2.395	2.260	2.114	1.956	1.870	1.778	1.677	1.565	1.432	1.250	240
2.321	2.185	2.039	1.878	1.791	1.696	1.592	1.473	1.325	1.000	∞

付表 D.5　F 分布の上側 0.1 パーセント点 $F_{\nu_1,\nu_2}(0.001)$

$\alpha = 0.001$

ν_2 \ ν_1	1	2	3	4	5	6	7	8	9	10	20	30	40	60
2	998.5	999.0	999.2	999.2	999.3	999.3	999.4	999.4	999.4	999.4	999.4	999.5	999.5	999.5
3	167.0	148.5	141.1	137.1	134.6	132.8	131.6	130.6	129.9	129.2	126.4	125.4	125.0	124.5
4	74.14	61.25	56.18	53.44	51.71	50.53	49.66	49.00	48.47	48.05	46.10	45.43	45.09	44.75
5	47.18	37.12	33.20	31.09	29.75	28.83	28.16	27.65	27.24	26.92	25.39	24.87	24.60	24.33
6	35.51	27.00	23.70	21.92	20.80	20.03	19.46	19.03	18.69	18.41	17.12	16.67	16.44	16.21
7	29.25	21.69	18.77	17.20	16.21	15.52	15.02	14.63	14.33	14.08	12.93	12.53	12.33	12.12
8	25.41	18.49	15.83	14.39	13.48	12.86	12.40	12.05	11.77	11.54	10.48	10.11	9.92	9.73
9	22.86	16.39	13.90	12.56	11.71	11.13	10.70	10.37	10.11	9.89	8.90	8.55	8.37	8.19
10	21.04	14.91	12.55	11.28	10.48	9.93	9.52	9.20	8.96	8.75	7.80	7.47	7.30	7.12
12	18.64	12.97	10.80	9.63	8.89	8.38	8.00	7.71	7.48	7.29	6.40	6.09	5.93	5.76
14	17.14	11.78	9.73	8.62	7.92	7.44	7.08	6.80	6.58	6.40	5.56	5.25	5.10	4.94
16	16.12	10.97	9.01	7.94	7.27	6.80	6.46	6.19	5.98	5.81	4.99	4.70	4.54	4.39
18	15.38	10.39	8.49	7.46	6.81	6.35	6.02	5.76	5.56	5.39	4.59	4.30	4.15	4.00
20	14.82	9.95	8.10	7.10	6.46	6.02	5.69	5.44	5.24	5.08	4.29	4.00	3.86	3.70
22	14.38	9.61	7.80	6.81	6.19	5.76	5.44	5.19	4.99	4.83	4.06	3.78	3.63	3.48
24	14.03	9.34	7.55	6.59	5.98	5.55	5.23	4.99	4.80	4.64	3.87	3.59	3.45	3.29
26	13.74	9.12	7.36	6.41	5.80	5.38	5.07	4.83	4.64	4.48	3.72	3.44	3.30	3.15
28	13.50	8.93	7.19	6.25	5.66	5.24	4.93	4.69	4.50	4.35	3.60	3.32	3.18	3.02
30	13.29	8.77	7.05	6.12	5.53	5.12	4.82	4.58	4.39	4.24	3.49	3.22	3.07	2.92
40	12.61	8.25	6.59	5.70	5.13	4.73	4.44	4.21	4.02	3.87	3.14	2.87	2.73	2.57
50	12.22	7.96	6.34	5.46	4.90	4.51	4.22	4.00	3.82	3.67	2.95	2.68	2.53	2.38
60	11.97	7.77	6.17	5.31	4.76	4.37	4.09	3.86	3.69	3.54	2.83	2.55	2.41	2.25
80	11.67	7.54	5.97	5.12	4.58	4.20	3.92	3.70	3.53	3.39	2.68	2.41	2.26	2.10
120	11.38	7.32	5.78	4.95	4.42	4.04	3.77	3.55	3.38	3.24	2.53	2.26	2.11	1.95
240	11.10	7.11	5.60	4.78	4.26	3.89	3.62	3.41	3.24	3.09	2.40	2.12	1.97	1.80

付表 E Grubbs-Smirnov棄却検定の限界値 $T_n(\alpha)$

有意水準 α データ数 n	0.10	0.05	0.01
3	1.148	1.153	1.155
4	1.425	1.462	1.493
5	1.602	1.671	1.749
6	1.729	1.822	1.944
7	1.828	1.938	2.097
8	1.909	2.032	2.221
9	1.977	2.110	2.323
10	2.036	2.176	2.410
11	2.088	2.234	2.484
12	2.134	2.285	2.549
13	2.176	2.331	2.607
14	2.213	2.372	2.658
15	2.248	2.409	2.705
16	2.279	2.443	2.747
17	2.309	2.475	2.785
18	2.336	2.504	2.821
19	2.361	2.531	2.853
20	2.385	2.557	2.884
25	2.485	2.663	3.009
30	2.563	2.745	3.103
35	2.627	2.811	3.178
40	2.680	2.867	3.239
45	2.727	2.914	3.292
50	2.767	2.956	3.337
60	2.84	3.03	3.41
80	2.94	3.13	3.52
100	3.02	3.21	3.60
200	3.24	3.43	3.82
300	3.36	3.55	3.94
400	3.45	3.63	4.02
500	3.51	3.69	4.07
600	3.56	3.74	4.12
800	3.64	3.81	4.21
1000	3.70	3.87	4.25

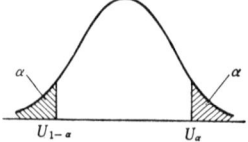

付表 F Wilcoxon 順位和検定の $(U_{1-\alpha}; U_\alpha)$ の値

n_A	n_B	α 0.05	0.025	0.005	n_A	n_B	α 0.05	0.025	0.005	n_A	n_B	α 0.05	0.025	0.005
2	4	—	—	—		16	34;76	30;80	24;86		15	99;161	94;166	84;176
	5	3;13	—	—		17	35;80	32;83	25;90		16	103;167	97;173	86;184
	6	3;15	—	—		18	37;83	33;87	26;94		17	106;174	100;180	89;191
	7	3;17	—	—		19	38;87	34;91	27;98		18	110;180	103;187	92;198
	8	4;18	3;19	—		20	40;90	35;95	28;102		19	113;187	107;193	94;206
	9	4;20	3;21	—	6	6	28;50	26;52	23;55		20	117;193	110;200	97;213
	10	4;22	3;23	—		7	29;55	27;57	24;60					
	11	4;24	3;25	—		8	31;59	29;61	25;65	11	11	100;153	96;157	87;166
	12	5;25	4;26	—		9	33;63	31;65	26;70		12	104;160	99;165	90;174
	13	5;27	4;28	—		10	35;67	32;70	27;75		13	108;167	103;172	93;182
											14	112;174	106;180	96;190
	14	6;28	4;30	—		11	37;71	34;74	28;80		15	116;181	110;187	99;198
	15	6;30	4;32	—		12	38;76	35;79	30;84					
	16	6;32	4;34	—		13	40;80	37;83	31;89		16	120;188	113;195	102;206
	17	6;34	5;35	—		14	42;84	38;88	32;94		17	123;196	117;202	105;214
	18	7;35	5;37	—		15	44;88	40;92	33;99		18	127;203	121;209	108;222
											19	131;210	124;217	111;230
	19	7;37	5;39	3;41		16	46;92	42;96	34;104		20	135;217	128;224	114;238
	20	7;39	5;41	3;43		17	47;97	43;101	36;108					
						18	49;101	45;105	37;113	12	12	120;180	115;185	105;195
3	3	6;15	—	—		19	51;105	46;110	38;118		13	125;187	119;193	109;203
	4	6;18	—	—		20	53;109	48;114	39;123		14	129;195	123;201	112;212
	5	7;20	6;21	—							15	133;203	127;209	115;221
	6	8;22	7;23	—	7	7	39;66	36;69	32;73		16	138;210	131;217	119;229
	7	8;25	7;26	—		8	41;71	38;74	34;78					
						9	43;76	40;79	35;84		17	142;218	135;225	122;238
	8	9;27	8;28	—		10	45;81	42;84	37;89		18	146;226	139;233	125;247
	9	10;29	8;31	6;33		11	47;86	44;89	38;95		19	150;234	143;241	129;255
	10	10;32	9;33	6;36							20	155;241	147;249	132;264
	11	11;34	9;36	6;39		12	49;91	46;94	40;100					
	12	11;37	10;38	7;41		13	52;95	48;99	41;106	13	13	142;209	136;215	125;226
						14	54;100	50;104	43;111		14	147;217	141;223	129;235
	13	12;39	10;41	7;44		15	56;105	52;109	44;117		15	152;225	145;232	133;244
	14	13;41	11;43	7;47		16	58;110	54;114	46;122		16	156;234	150;240	136;254
	15	13;44	11;46	8;49							17	161;242	154;249	140;263
	16	14;46	12;48	8;52		17	61;114	56;119	47;128					
	17	15;48	12;51	8;55		18	63;119	58;124	49;133		18	166;250	158;258	144;272
						19	65;124	60;129	50;139		19	171;258	163;266	147;282
	18	15;51	13;53	8;58		20	67;129	62;134	52;144		20	175;267	167;275	151;291
	19	16;53	13;56	9;60										
	20	17;55	14;58	9;63	8	8	51;85	49;87	43;93	14	14	166;240	160;246	147;259
						9	54;90	51;93	45;99		15	171;249	164;256	151;269
4	4	11;25	10;26	—		10	56;96	53;99	47;105		16	176;258	169;265	155;279
	5	12;28	11;29	—		11	59;101	55;105	49;111		17	182;266	172;276	159;289
	6	13;31	12;32	10;34		12	62;106	58;110	51;117		18	187;275	179;283	163;299
	7	14;34	13;35	10;38										
	8	15;37	14;38	11;41		13	64;112	60;116	53;123		19	192;284	183;293	168;308
						14	67;117	62;122	54;130		20	197;293	188;302	172;318
	9	16;40	14;42	11;45		15	69;123	65;127	56;136					
	10	17;43	15;45	12;48		16	72;128	67;133	58;142	15	15	192;273	184;281	171;294
	11	18;46	16;48	12;52		17	75;133	70;138	60;148		16	197;283	190;290	175;305
	12	19;49	17;51	13;55							17	203;292	195;300	180;315
	13	20;52	18;54	13;59		18	77;139	72;144	62;154		18	208;302	200;310	184;326
						19	80;144	74;150	64;160		19	214;311	205;320	189;336
	14	21;55	19;57	14;62		20	83;149	77;155	66;166					
	15	22;58	20;60	15;65							20	220;320	210;330	193;347
	16	24;60	21;63	15;69	9	9	66;105	62;109	56;115					
	17	25;63	21;67	16;72		10	69;111	65;115	58;122	16	16	219;309	211;317	196;332
	18	26;66	22;70	16;76		11	72;117	68;121	61;128		17	225;319	217;327	201;343
						12	75;123	71;127	63;135		18	231;329	222;338	206;354
	19	27;69	23;73	17;79		13	78;129	73;134	65;142		19	237;339	228;348	210;366
	20	28;72	24;76	18;82							20	243;349	234;358	215;377
						14	81;135	76;140	67;149					
5	5	19;36	17;38	15;40		15	84;141	79;146	69;156	17	17	249;346	240;355	223;372
	6	20;40	18;42	16;44		16	87;147	82;152	72;162		18	255;357	246;366	228;384
	7	21;44	20;45	16;49		17	90;153	84;159	74;169		19	262;367	252;377	234;395
	8	23;47	21;49	17;53		18	93;159	87;165	76;176		20	268;378	258;388	239;407
	9	24;51	22;53	18;57										
						19	96;165	90;171	78;183	18	18	280;386	270;396	252;414
	10	26;54	23;57	19;61		20	99;171	93;177	81;189		19	287;397	277;407	258;426
	11	27;58	24;61	20;65							20	294;408	283;419	263;439
	12	28;62	26;64	21;69	10	10	82;128	78;132	71;139					
	13	30;65	27;68	22;73		11	86;134	81;139	73;147	19	19	313;428	303;438	283;458
	14	31;69	28;72	22;78		12	89;141	84;146	75;154		20	320;440	309;451	289;471
						13	92;148	88;152	79;161					
	15	33;72	29;76	23;82		14	96;154	91;159	81;169	20	20	348;472	337;483	315;505

これ以外の n_A と n_B の組合せに対しては (5.24) 式を用いる.

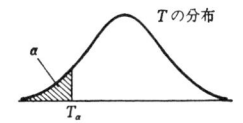

付表 G Wilcoxon の符号付順位和検定の T_a の値

n \ α	.005	.01	.025	.05
1	—	—	—	—
2	—	—	—	—
3	—	—	—	—
4	—	—	—	0(.0312)
5	—	—	—	—
6	—	—	0(.0156)	2(.0469)
7	—	0(.0078)	2(.0234)	3(.0391)
8	0(.0039)	1(.0078)	3(.0195)	5(.0391)
9	1(.0039)	3(.0098)	5(.0195)	8(.0488)
10	3(.0049)	5(.0098)	8(.0244)	10(.0420)
11	5(.0049)	7(.0093)	10(.0210)	13(.0415)
12	7(.0046)	9(.0081)	13(.0212)	17(.0461)
13	9(.0040)	12(.0085)	17(.0239)	21(.0471)
14	12(.0043)	15(.0083)	21(.0247)	25(.0453)
15	15(.0042)	19(.0090)	25(.0240)	30(.0473)
16	19(.0046)	23(.0091)	29(.0222)	35(.0467)
17	23(.0047)	27(.0087)	34(.0224)	41(.0492)
18	27(.0045)	32(.0091)	40(.0241)	47(.0494)
19	32(.0046)	37(.0090)	46(.0247)	53(.0478)
20	37(.0047)	43(.0096)	52(.0242)	60(.0487)
21	42(.0045)	49(.0097)	58(.0230)	67(.0479)
22	48(.0046)	55(.0095)	65(.0231)	75(.0492)
23	54(.0046)	62(.0098)	73(.0242)	83(.0490)
24	61(.0048)	69(.0097)	81(.0245)	91(.0475)
25	68(.0048)	76(.0094)	89(.0241)	100(.0479)
26	75(.0047)	84(.0095)	98(.0247)	110(.0497)
27	83(.0048)	92(.0093)	107(.0246)	119(.0477)
28	91(.0048)	101(.0096)	116(.0239)	130(.0496)
29	100(.0049)	110(.0095)	126(.0240)	140(.0482)
30	109(.0050)	120(.0098)	137(.0249)	151(.0481)
31	118(.0049)	130(.0099)	147(.0239)	163(.0491)
32	128(.0050)	140(.0097)	159(.0249)	175(.0492)
33	138(.0049)	151(.0099)	170(.0242)	187(.0485)
34	148(.0048)	162(.0098)	182(.0242)	200(.0488)
35	159(.0048)	173(.0096)	195(.0247)	213(.0484)
36	171(.0050)	185(.0096)	208(.0248)	227(.0489)
37	182(.0048)	198(.0099)	221(.0245)	241(.0487)
38	194(.0048)	211(.0099)	235(.0247)	256(.0493)
39	207(.0049)	224(.0099)	249(.0246)	271(.0493)
40	220(.0049)	238(.0100)	264(.0249)	286(.0486)
41	233(.0048)	252(.0100)	279(.0248)	302(.0488)
42	247(.0049)	266(.0098)	294(.0245)	319(.0496)
43	261(.0048)	281(.0098)	310(.0245)	336(.0498)
44	276(.0048)	296(.0097)	327(.0250)	353(.0495)
45	291(.0049)	312(.0098)	343(.0244)	371(.0498)
46	307(.0050)	328(.0098)	361(.0249)	389(.0497)
47	322(.0048)	345(.0099)	378(.0245)	407(.0490)
48	339(.0050)	362(.0099)	396(.0244)	426(.0490)
49	355(.0049)	379(.0098)	415(.0247)	446(.0495)
50	373(.0050)	397(.0098)	434(.0247)	466(.0495)

かっこ内は表の値に対する正確な危険率である.
n は差が 0 を除いたデータのペア数である.

付表 H　Tukey の多重比較の方法の限界値 $q_{a,v}(\alpha)$

(i) $\alpha=0.05$(両側検定)

v \ a	2	3	4	5	6	7	8	9	10
5	2.570	3.254	3.690	4.011	4.266	4.476	4.654	4.810	4.946
6	2.447	3.068	3.462	3.751	3.980	4.168	4.329	4.468	4.591
7	2.365	2.945	3.310	3.578	3.789	3.964	4.112	4.241	4.354
8	2.306	2.857	3.202	3.455	3.654	3.818	3.958	4.078	4.185
9	2.262	2.792	3.122	3.363	3.553	3.708	3.841	3.956	4.058
10	2.228	2.741	3.060	3.291	3.473	3.623	3.751	3.862	3.959
11	2.201	2.701	3.009	3.234	3.410	3.555	3.678	3.785	3.880
12	2.179	2.668	2.969	3.188	3.359	3.500	3.620	3.723	3.815
13	2.160	2.641	2.935	3.149	3.316	3.454	3.570	3.671	3.760
14	2.145	2.618	2.907	3.116	3.280	3.415	3.528	3.628	3.715
15	2.131	2.598	2.882	3.088	3.249	3.381	3.493	3.590	3.676
16	2.120	2.580	2.861	3.064	3.222	3.352	3.463	3.557	3.642
17	2.110	2.565	2.843	3.043	3.199	3.327	3.435	3.529	3.612
18	2.101	2.552	2.826	3.024	3.178	3.304	3.411	3.504	3.586
19	2.093	2.541	2.812	3.007	3.160	3.285	3.390	3.482	3.562
20	2.086	2.530	2.799	2.992	3.143	3.267	3.371	3.462	3.541
24	2.064	2.498	2.758	2.946	3.092	3.211	3.312	3.399	3.475
30	2.042	2.465	2.719	2.901	3.042	3.157	3.254	3.338	3.411
40	2.021	2.434	2.681	2.856	2.992	3.103	3.197	3.277	3.348
60	2.000	2.403	2.642	2.812	2.944	3.050	3.140	3.217	3.285
120	1.980	2.373	2.606	2.770	2.896	2.999	3.085	3.159	3.224
∞	1.960	2.343	2.569	2.728	2.850	2.949	3.031	3.102	3.164

(ii) $\alpha=0.01$(両側検定)

v \ a	2	3	4	5	6	7	8	9	10
5	4.032	4.933	5.518	5.955	6.302	6.591	6.837	7.051	7.240
6	3.707	4.477	4.973	5.343	5.638	5.882	6.090	6.271	6.433
7	3.499	4.185	4.627	4.953	5.213	5.430	5.614	5.774	5.917
8	3.356	3.985	4.387	4.685	4.921	5.117	5.285	5.431	5.560
9	3.250	3.838	4.212	4.489	4.708	4.890	5.044	5.180	5.300
10	3.169	3.726	4.079	4.339	4.545	4.716	4.861	4.989	5.100
11	3.061	3.639	3.975	4.221	4.417	4.579	4.718	4.838	4.944
12	3.055	3.568	3.891	4.127	4.314	4.470	4.601	4.716	4.818
13	3.012	3.510	3.821	4.050	4.229	4.378	4.506	4.616	4.714
14	2.977	3.461	3.763	3.984	4.158	4.303	4.425	4.532	4.627
15	2.947	3.420	3.714	3.929	4.098	4.238	4.357	4.461	4.553
16	2.921	3.384	3.671	3.881	4.046	4.183	4.299	4.400	4.489
17	2.898	3.353	3.635	3.840	4.002	4.134	4.248	4.347	4.434
18	2.879	3.326	3.602	3.804	3.962	4.093	4.203	4.300	4.385
19	2.861	3.302	3.574	3.772	3.927	4.055	4.164	4.258	4.342
20	2.845	3.280	3.548	3.743	3.896	4.022	4.129	4.221	4.304
24	2.797	3.215	3.470	3.654	3.800	3.919	4.020	4.108	4.185
30	2.750	3.150	3.393	3.569	3.707	3.819	3.915	3.997	4.070
40	2.705	3.088	3.321	3.487	3.616	3.723	3.813	3.891	3.959
60	2.660	3.028	3.249	3.407	3.529	3.630	3.714	3.787	3.852
120	2.618	2.970	3.180	3.330	3.445	3.539	3.619	3.687	3.747
∞	2.576	2.913	3.113	3.255	3.364	3.452	3.526	3.591	3.647

付表 I Dunnett の多重比較の方法の限界値 $d_{a,v}(\alpha)$

(i) $\alpha=0.05$（両側検定）

v \ a	2	3	4	5	6	7	8	9	10
5	2.57	3.03	3.29	3.48	3.62	3.73	3.82	3.90	3.97
6	2.45	2.86	3.10	3.26	3.39	3.49	3.57	3.64	3.71
7	2.36	2.75	2.97	3.12	3.24	3.33	3.41	3.47	3.53
8	2.31	2.67	2.88	3.02	3.13	3.22	3.29	3.35	3.41
9	2.26	2.61	2.81	2.95	3.05	3.14	3.20	3.26	3.32
10	2.23	2.57	2.76	2.89	2.99	3.07	3.14	3.19	3.24
11	2.20	2.53	2.72	2.84	2.94	3.02	3.08	3.14	3.19
12	2.18	2.50	2.68	2.81	2.90	2.98	3.04	3.09	3.14
13	2.16	2.48	2.65	2.78	2.87	2.94	3.00	3.06	3.10
14	2.14	2.46	2.63	2.75	2.84	2.91	2.97	3.02	3.07
15	2.13	2.44	2.61	2.73	2.82	2.89	2.95	3.00	3.04
16	2.12	2.42	2.59	2.71	2.80	2.87	2.92	2.97	3.02
17	2.11	2.41	2.58	2.69	2.78	2.85	2.90	2.95	3.00
18	2.10	2.40	2.56	2.68	2.76	2.83	2.89	2.94	2.98
19	2.09	2.39	2.55	2.66	2.75	2.81	2.87	2.92	2.96
20	2.09	2.38	2.54	2.65	2.73	2.80	2.86	2.90	2.95
24	2.06	2.35	2.51	2.61	2.70	2.76	2.81	2.86	2.90
30	2.04	2.32	2.47	2.58	2.66	2.72	2.77	2.82	2.86
40	2.02	2.29	2.44	2.54	2.62	2.68	2.73	2.77	2.81
60	2.00	2.27	2.41	2.51	2.58	2.64	2.69	2.73	2.77
120	1.98	2.24	2.38	2.47	2.55	2.60	2.65	2.69	2.73
∞	1.96	2.21	2.35	2.44	2.51	2.57	2.61	2.65	2.69

(ii) $\alpha=0.01$（両側検定）

v \ a	2	3	4	5	6	7	8	9	10
5	4.03	4.63	4.98	5.22	5.41	5.56	5.69	5.80	5.89
6	3.71	4.21	4.51	4.71	4.87	5.00	5.10	5.20	5.28
7	3.50	3.95	4.21	4.39	4.53	4.64	4.74	4.82	4.89
8	3.36	3.77	4.00	4.17	4.29	4.40	4.48	4.56	4.62
9	3.25	3.63	3.85	4.01	4.12	4.22	4.30	4.37	4.43
10	3.17	3.53	3.74	3.88	3.99	4.08	4.16	4.22	4.28
11	3.11	3.45	3.65	3.79	3.89	3.98	4.05	4.11	4.16
12	3.05	3.39	3.58	3.71	3.81	3.89	3.96	4.02	4.07
13	3.01	3.33	3.52	3.65	3.74	3.82	3.89	3.94	3.99
14	2.98	3.29	3.47	3.59	3.69	3.76	3.83	3.88	3.93
15	2.95	3.25	3.43	3.55	3.64	3.71	3.78	3.83	3.88
16	2.92	3.22	3.39	3.51	3.60	3.67	3.73	3.78	3.83
17	2.90	3.19	3.36	3.47	3.56	3.63	3.69	3.74	3.79
18	2.88	3.17	3.33	3.44	3.53	3.60	3.66	3.71	3.75
19	2.86	3.15	3.31	3.42	3.50	3.57	3.63	3.68	3.72
20	2.85	3.13	3.29	3.40	3.48	3.55	3.60	3.65	3.69
24	2.80	3.07	3.22	3.32	3.40	3.47	3.52	3.57	3.61
30	2.75	3.01	3.15	3.25	3.33	3.39	3.44	3.49	3.52
40	2.70	2.95	3.09	3.19	3.26	3.32	3.37	3.41	3.44
60	2.66	2.90	3.03	3.12	3.19	3.25	3.29	3.33	3.37
120	2.62	2.85	2.97	3.06	3.12	3.18	3.22	3.26	3.29
∞	2.58	2.79	2.92	3.00	3.06	3.11	3.15	3.19	3.22

付表 J 乱数表

10	09	73	25	33	76	52	01	35	86	34	67	35	48	76	80	95	90	91	17	39	29	27	49	45
37	54	20	48	05	64	89	47	42	96	24	80	52	40	37	20	63	61	04	02	00	82	29	16	65
08	42	26	89	53	19	64	50	93	03	23	20	90	25	60	15	95	33	47	64	35	08	03	36	06
99	01	90	25	29	09	37	67	07	15	38	31	13	11	65	88	67	67	43	97	04	43	62	76	59
12	80	79	99	70	80	15	73	61	47	64	03	23	66	53	98	95	11	68	77	12	17	17	68	33
66	06	57	47	17	34	07	27	68	50	36	69	73	61	70	65	81	33	98	85	11	19	92	91	70
31	06	01	08	05	45	57	18	24	06	35	30	34	26	14	86	79	90	74	39	23	40	30	97	32
85	26	97	76	02	02	05	16	56	92	68	66	57	48	18	73	05	38	52	47	18	62	38	85	79
63	57	33	21	35	05	32	54	70	48	90	55	35	75	48	28	46	82	87	09	83	49	12	56	24
73	79	64	57	53	03	52	96	47	78	35	80	83	42	82	60	93	52	03	44	35	27	38	84	35
98	52	01	77	67	14	90	56	86	07	22	10	94	05	58	60	97	09	34	33	50	50	07	39	98
11	80	50	54	31	39	80	82	77	32	50	72	56	82	48	29	40	52	42	01	52	77	56	78	51
83	45	29	96	34	06	28	89	80	83	13	74	67	00	78	18	47	54	06	10	68	71	17	78	17
88	68	54	02	00	86	50	75	84	01	36	76	66	79	51	90	36	47	64	93	29	60	91	10	62
99	59	46	73	48	87	51	76	49	69	91	82	60	89	28	93	78	56	13	68	23	47	83	41	13
65	48	11	76	74	17	46	85	09	50	58	04	77	69	74	73	03	95	71	86	40	21	81	65	44
80	12	43	56	35	17	72	70	80	15	45	31	82	23	74	21	11	57	82	53	14	38	55	37	63
74	35	09	98	17	77	40	27	72	14	43	23	60	02	10	45	52	16	42	37	96	28	60	26	55
69	91	62	68	03	66	25	22	91	48	36	93	68	72	03	76	62	11	39	90	94	40	05	64	18
09	89	32	05	05	14	22	56	85	14	46	42	75	67	88	96	29	77	88	22	54	38	21	45	98
91	49	91	45	23	68	47	92	76	86	46	16	28	35	54	94	75	08	99	23	37	08	92	00	48
80	33	69	45	98	26	94	03	68	58	70	29	73	41	35	53	14	03	33	40	42	05	08	23	41
44	10	48	19	49	85	15	74	79	54	32	97	92	65	75	57	60	04	08	81	22	22	20	64	13
12	55	07	37	42	11	10	00	20	40	12	86	07	46	97	96	64	48	94	39	28	70	72	58	15
63	60	64	93	29	16	50	53	44	84	40	21	95	25	63	43	65	17	70	82	07	20	73	17	90
61	19	69	04	46	26	45	74	77	74	51	92	43	37	29	65	39	45	95	93	42	58	26	05	27
15	47	44	52	66	95	27	07	99	53	59	36	78	38	48	82	39	61	01	18	33	21	15	94	66
94	55	72	85	73	67	89	75	43	87	54	62	24	44	31	91	19	04	25	92	92	92	74	59	73
42	48	11	62	13	97	34	40	87	21	16	86	84	87	67	03	07	11	20	59	25	70	14	66	70
23	52	37	83	17	73	20	88	98	37	68	93	59	14	16	26	25	22	96	63	05	52	28	25	62
04	49	35	24	94	75	24	63	38	24	45	86	25	10	25	61	96	27	93	35	65	33	71	24	72
00	54	99	76	54	64	05	18	81	59	96	11	96	38	96	54	69	28	23	91	23	28	72	95	29
35	96	31	53	07	26	89	80	93	54	33	35	13	54	62	77	97	45	00	24	90	10	33	93	33
59	80	80	83	91	45	42	72	68	42	83	60	94	97	00	13	02	12	48	92	78	56	52	01	06
46	05	88	52	36	01	39	09	22	86	77	28	14	40	77	93	91	08	36	47	70	61	74	29	41
32	17	90	05	97	87	37	92	52	41	05	56	70	70	07	86	74	31	71	57	85	39	41	18	38
69	23	46	14	06	20	11	74	52	04	15	95	66	00	00	18	74	39	24	23	97	11	89	63	38
19	56	54	14	30	01	75	87	53	79	40	41	92	15	85	66	67	43	68	06	84	96	28	52	07
45	15	51	49	38	19	47	60	72	46	43	66	79	45	43	59	04	79	00	33	20	82	66	95	41
94	86	43	19	94	36	16	81	08	51	34	88	88	15	53	01	54	03	54	56	05	01	45	11	76
98	08	62	48	26	45	24	02	84	04	44	99	90	88	96	39	09	47	34	07	35	44	13	18	80
33	18	51	62	32	41	94	15	09	49	89	43	54	85	81	88	69	54	19	94	37	54	87	30	43
80	95	10	04	06	96	38	27	07	74	20	15	12	33	87	25	01	62	52	98	94	62	46	11	71
79	75	24	91	40	71	96	12	82	96	69	86	10	25	91	74	85	22	05	39	00	38	75	95	79
18	63	33	25	37	98	14	50	65	71	31	01	02	46	74	05	45	56	14	27	77	93	89	19	36
74	02	94	39	02	77	55	73	22	70	97	79	01	71	19	52	52	75	80	21	80	81	45	17	48
54	17	84	56	11	80	99	33	71	43	05	33	51	29	69	56	12	71	92	55	36	04	09	03	24
11	66	44	98	83	52	07	98	48	27	59	38	17	15	39	09	97	33	34	40	88	46	12	33	56
48	32	47	79	28	31	24	96	47	10	02	29	53	68	70	32	30	75	75	46	15	02	00	99	94
69	07	49	41	38	87	63	79	19	76	35	58	40	44	01	10	51	82	16	15	01	84	87	69	38

09	18	82	00	97	32	82	53	95	27	04	22	08	63	04	83	38	98	73	74	64	27	85	80	44
90	04	58	54	97	51	98	15	06	54	94	93	88	19	97	91	87	07	61	50	68	47	66	46	59
73	18	95	02	07	47	67	72	62	69	62	29	06	44	64	27	12	46	70	18	41	36	18	27	60
75	76	87	64	90	20	97	18	17	49	90	42	91	22	72	95	37	50	58	71	93	82	34	31	78
54	01	64	40	56	66	28	13	10	03	00	68	22	73	98	20	71	45	32	95	07	70	61	78	13
08	35	86	99	10	78	54	24	27	85	13	66	15	88	73	04	61	89	75	53	31	22	30	84	20
28	30	60	32	64	81	33	31	05	91	40	51	00	78	93	32	60	46	04	75	94	11	90	18	40
53	84	08	62	33	81	59	41	36	28	51	21	59	02	90	28	46	66	87	95	77	76	22	07	91
91	75	75	37	41	61	61	36	22	69	50	26	39	02	12	55	78	17	65	14	83	48	34	70	55
80	41	59	26	94	00	39	75	83	91	12	60	71	76	46	48	94	97	23	06	94	54	13	74	08
77	51	30	38	20	86	83	42	99	01	68	41	48	27	74	51	90	81	39	80	72	89	35	55	07
19	50	23	71	74	69	97	92	02	88	55	21	02	97	73	74	28	77	52	51	65	34	46	74	15
21	81	85	93	13	93	27	88	17	57	05	68	67	31	56	07	08	28	50	46	31	85	33	84	52
51	47	46	64	99	68	10	72	36	21	94	04	99	13	45	42	83	60	91	91	08	00	74	54	49
99	55	96	83	31	62	53	52	41	70	69	77	71	28	30	74	81	97	81	42	43	86	07	28	34
33	71	34	80	07	93	58	47	28	69	51	92	66	47	21	58	30	32	08	22	93	17	49	39	72
85	27	48	68	93	11	30	32	92	70	28	83	43	41	37	73	51	59	04	00	71	14	84	36	43
84	13	38	96	40	44	03	55	21	66	73	85	27	00	91	61	22	26	05	61	62	32	71	84	23
56	73	21	62	34	17	39	59	61	31	10	12	39	16	22	85	49	65	75	60	81	60	41	88	80
65	13	85	68	06	87	64	88	52	61	34	31	36	58	61	45	87	52	10	69	85	64	44	72	77
38	00	10	21	76	81	71	91	17	11	71	60	29	29	37	74	21	96	40	49	65	58	44	96	98
37	40	29	63	97	01	30	47	75	86	56	27	11	00	86	47	32	46	20	05	40	03	03	74	38
97	12	54	03	48	87	08	33	14	17	21	81	53	92	50	75	23	76	20	47	15	50	12	95	78
21	82	64	11	34	47	14	33	40	72	64	63	88	59	02	49	13	90	64	41	03	85	65	45	52
73	13	54	27	42	95	71	90	90	35	85	79	47	42	96	08	78	98	81	56	64	69	11	92	02
07	63	87	79	29	03	06	11	80	72	96	20	74	41	56	23	82	19	95	38	04	71	36	69	94
60	52	88	34	41	07	95	41	98	14	59	17	52	06	95	05	53	35	21	39	61	21	20	64	55
83	59	63	56	55	06	95	89	29	83	05	12	80	97	19	77	43	35	37	83	92	30	15	04	98
10	85	06	27	46	99	59	91	05	07	13	49	90	63	19	53	07	57	18	39	06	41	01	93	62
39	82	09	89	52	43	62	26	31	47	64	42	18	08	14	43	80	00	93	51	31	02	47	31	67
59	58	00	64	78	75	56	97	88	00	88	83	55	44	86	23	76	80	61	56	04	11	10	84	08
38	50	80	73	41	23	79	34	87	63	90	82	29	70	22	17	71	90	42	07	95	95	44	99	53
30	69	27	06	68	94	68	81	61	27	56	19	68	00	91	82	06	76	34	00	05	46	26	92	00
65	44	39	56	59	18	28	82	74	37	49	63	22	40	41	08	33	76	56	76	96	29	99	08	36
27	26	75	02	64	13	19	27	22	94	07	47	74	46	06	17	98	54	89	11	97	34	13	03	58
91	30	70	69	91	19	07	22	42	10	36	69	95	37	28	28	82	53	57	93	28	97	66	62	52
68	43	49	46	88	84	47	31	36	22	62	12	69	84	08	12	84	38	25	90	09	81	59	31	46
48	90	81	58	77	54	74	52	45	91	35	70	00	47	54	83	82	45	26	92	54	13	05	51	60
06	91	34	51	97	42	67	27	86	01	11	88	30	95	28	63	01	19	89	01	14	97	44	03	44
10	45	51	60	19	14	21	03	37	12	91	34	23	78	21	88	32	58	08	51	43	66	77	08	83
12	88	39	73	43	65	02	76	11	84	04	28	50	13	92	17	97	41	50	77	90	71	22	67	69
21	77	83	09	76	38	80	73	69	61	31	64	94	20	96	63	28	10	20	23	08	81	64	74	49
19	52	35	95	15	65	12	25	96	59	86	28	36	82	58	69	57	21	37	98	16	43	59	15	29
67	24	55	26	70	65	35	31	65	63	79	24	68	66	86	76	46	33	42	22	26	65	59	08	02
60	58	44	73	77	07	50	03	79	92	45	13	42	65	29	26	76	08	36	37	41	32	64	43	44
53	85	34	13	77	36	06	69	48	50	58	83	87	38	59	49	36	47	33	31	96	24	04	36	42
24	63	73	87	36	74	38	48	93	42	52	62	30	79	92	12	36	91	86	01	03	74	28	38	73
83	08	01	24	51	38	99	22	28	15	07	75	95	17	77	97	37	72	75	85	51	97	23	78	67
16	44	42	43	34	36	15	19	90	73	27	49	37	09	39	85	13	03	25	52	54	84	65	47	59
60	79	01	81	57	57	17	86	57	62	11	16	17	85	76	45	81	95	29	79	65	13	00	48	60

索　引

ア　行

あてはまりの良さ(goodness-of-fit)　88

Yates の連続修正項(Yates's correction)　106
医学的に意味ある差(medically significant difference)　236
医学的に意味ある最小の差 Δ　237, 240
医学的に無意味な差を統計学的に有意としない Δ 検定　237
一元配置分散分析(one way layout analysis of variance)　142, 211
1 次自己回帰モデル(first-order autoregressive model)　164
一般自己回帰モデル(general autoregressive model)　164
一般線形モデル(general linear model)　153
因果(causal effect)　123
因子(factor)　139
因子水準(level)　139
インフルエンザ予防接種　5, 238

Wilcoxon の順位和検定(Wilcoxon rank-sum test)　65, 68, 135, 205
Wilcoxon の順位和統計量　213
Wilcoxon の符号付順位和検定(Wilcoxon signed-rank test)　65, 75
Welch の t 検定(Welch's t-test)　64, 67
後ろ向き研究(retrospective study)　4
打ち切られたデータ(censored data)　184

SE(standard error)　41
SMR の 95% 信頼区間　119
SD(standard deviation)　16
F 分布(F-distribution)　52, 110

横断的研究(cross-sectional study)　5, 122, 134
オッズ(odds)　126
オッズ比(odds ratio)　4, 126, 215
オープンコホート研究(open cohort study)　122

カ　行

回帰からの偏差(deviation from revolution)　212
回帰係数(regression coefficient)　252
回帰直線(regression line)　25
回帰の効果(due to regression)　212
回帰分析(regression analysis)　211
　——の分散分析表　212
階級　10, 31
階級数　10
階級値　11
χ^2 検定(chi-square test)　105
　——の基本的な考え方　111
χ^2 分布(chi-square distribution)　51
介入研究(intervention study)　5
拡張 Mantel 検定(Mantel-extension test)　215, 227
仮説検定(hypothesis testing)　122
片側検定(one-tailed test)　45
片側 mid-p 値(one-tailed mid-p value)　115, 116
Kaplan-Meier 推定値(Kaplan-Meier estimation)　195
Kaplan-Meier の推定法　186
Kaplan-Meier の product-limit 推定法　184, 188
寛解期間(remission time)　184
頑健性(robustness)　147
観察研究(observational study)　2
患者-対照研究(case-control study)　4, 122, 125, 215, 224
完全無作為化法(completely randomized design)　140
完備乱塊法(completely randomized block design)　140, 150
幾何平均(geometric mean)　36
棄却(rejection)　47

棄却域(critical region) 47
季節変動(seasonal variation) 114
期待値(expected value) 29
帰無仮説(null hypothesis) 45
共分散(covariance) 23
共分散分析(analysis of covariance) 92, 168, 220, 223
寄与危険度(attributable risk, AR) 4, 123
曲線的な関連性 85
寄与率(coefficient of determination) 87

区間推定(interval estimation) 42
Kruskal-Wallisの順位検定(Kruskal-Wallis rank test) 149, 205
Grubbs-Smirnov棄却検定 56
繰り返し(replication) 141
Greenhouse and Geisserの方法 163
クロス集計(cross tabulation) 12
クローズドコホート研究(closed cohort study) 122, 125

傾向性の検定(test for trend) 211, 233
経時的繰り返し測定デザイン(repeated measurements design) 160
計数的データ(qualitative data) 28
計量診断(quantitative diagnosis) 253
計量的データ(quantitative data) 28
系列相関(serial correlation) 163
結合順位(joint ranking) 205
欠席日数 5, 238
——の分布 40
決定係数(coefficient of determination) 88, 251
健康作業者効果(healthy worker effect) 119
検出力(power) 49, 172
検定統計量(test statistic) 47

交互作用(interaction) 154, 223
交絡因子(confounding factor) 5, 130, 221
——の調整 220
——を調整したオッズ比 224
Cochran-Armitage検定 216
誤差分散(error variance) 251
個人の正常範囲(subject-specific normal range) 79
個人の(基準)範囲(subject-specific reference range) 79

Coxの比例ハザードモデル(Cox proportional hazard model) 194
コホート研究(cohort study) 3, 122

サ 行

最小二乗法(least square method) 25, 251
採択(accept) 47
最頻値(mode) 20
最尤推定値(maximum likelihood estimate, MLE) 43
最尤法(maximum likelihood method) 43
残差(residual) 87
残差平方和(residual sum of squares) 251
算術平均(arithmetic mean) 36
散布図(scatter diagram) 9, 11
サンプリング誤差(sampling error) 41, 46, 236
実験計画法(design of experiments) 1, 139
実験誤差(experimental error) 139
死亡率(mortality rate) 101, 115
——の差 121
——の比の95%信頼区間 121
重回帰分析(multiple regressin analysis) 249, 251
修正項(correction factor, CF) 143
重相関係数(multiple correlation coefficient) 251
縦断的研究(longitudinal study) 5
十分統計量(sufficient statistic) 13
主成分分析(principal component analysis) 250
順序カテゴリーデータに基づく多重比較 209
順序統計量(order statistic) 18, 32
小標本(small sample) 50
処理×時点の交互作用(interaction) 162
処理の効果(treatment effect) 161
Jonckheereの順位和検定 213
人時間(person-time) 100
人年(person-years) 100
信頼区間(confidence interval) 42, 98, 115
——の意味 42
信頼限界(confidence limit) 42
信頼度(confidence level) 42

推定誤差(estimated error) 42
推定精度(precision of estimation) 173
Studentのt検定統計量(Student's t-test

statistic) 236
sparse data 231
Spearmanの順位相関係数(Spearman rank correlation coefficient) 81, 84

正規確率紙(normal probability paper) 31, 147
正規性・等分散の確認 147
正規分布(normal distribution) 29, 86
制限付き最尤法(restricted maximum likelihood, REML) 163
正常値 72
正常範囲(normal range) 31, 98
生存時間(survival time) 184
——のパーセント点 189
生存率(survival rate) 185
生存率曲線(survival curve) 184
精度 172
積和(sum of cross products) 22
絶対精度 173
separate variance t-test 201〜203
線形対比(linear contrast) 162
線形判別関数(linear discriminant function) 249
線形モデル(linear model) 86, 141
全数調査(complete enumeration) 27

総括的な差(omnibus difference) 161
相関(correlation) 80
相関係数(correlation coefficient) 21, 80
相対危険度(ralative risk, RR) 4, 123, 124
相対精度(relative precision) 173
相対度数(absolute precision) 11
相対リスク(relative risk) 124
層別 $2 \times k$ 分割表 227
層別 2×2 分割表 224
粗オッズ比(crude odds ratio) 225
粗死亡率(crude mortality rate) 101

タ 行

第1四分位点(1st quartile) 19
第1種の過誤(type I error) 48
対応のある t 検定(paired-t-test) 65, 74
対応のある場合のオッズ比 130
対応のある場合の二つの母比率の差の検定と信頼区間 108
第3四分位点(3rd quartile) 19

対数正規確率紙(log-normal probability paper) 34
対数正規分布(log-normal distribution) 33
第2種の過誤(type II error) 48
大標本(large sample) 50
対立仮説(alternative hypothesis) 45
多重比較(multiple comparison) 200
多変量解析(multivariate analysis) 246
多変量データ(multivariate data) 246
単回帰分析(simple regression analysis) 251
Dunnettの多重比較法 202

中央値(median) 18, 20
Tukeyの多重比較法 202
超幾何分布(hypergeometric distribution) 107
調整オッズ比(adjusted odds ratio) 225, 240
——の信頼区間 225
調整された効果の大きさ(adjusted effect size) 168
調整死亡率(adjusted mortality rate) 101
追跡研究(follow-up study) 3
追跡不能(lost to follow-up) 101

t 検定(Student's t-test) 64, 66
定性的データ(qualitative data) 28
t 分布(t-distribution) 47, 52, 54
定量的データ(quantitative data) 28
適合度の χ^2 検定 111
データ(data) 28
——の正規性(normality of data) 29
Δ 検定(delta-test) 237
点推定(point estimation) 41
統計学的推測(statistical inference) 27
等相関モデル(exchangeble model, compound symmetry model) 163
同等性の Δ 検定(Δ-test for equivalence) 239, 241
等分散の F 検定(F-test for homogeneity of variance) 64, 66
独立性の χ^2 検定(chi-square test for independence) 111
独立性の検定 105, 112
度数(frequency) 11
度数分布表 10

飛び離れたデータ(outlier) 56

ナ 行

2×2分割表(2×2 contingency table) 105, 126
2群の生存時間の差の検定 184, 191
二元配置分散分析(two-way layout analysis of variance) 153
二項分布(binomial distribution) 36, 101, 110
二重盲検法(double blind test) 1
2標本の差の検定(test for difference in means) 64
2変量正規分布(bivariate normal distribution) 80

年齢調整死亡率(age-adjusted mortality rate) 101

ハ 行

Huynh and Feldt の方法 163
曝露オッズ(exposure odds) 127
箱図(box-plot) 20
箱ヒゲ図(box-whisker plot) 13, 20
ハザード率(hazard rate) 194
パーセンタイル(percentile) 17
パーセント点(percentage point) 17, 19, 50
発症オッズ 126
Bartlett の検定 148
範囲(range) 17
判別分析(discriminant analysis) 249, 253

Pearson 積率相関係数 21
ヒストグラム(histogram) 9
p 値(p-value) 48
一つの母比率の検定 182
一つの母平均の検定 178
評価指標(endpoint) 2
標準化死亡比(standardized mortality ratio, SMR) 118
標準誤差(standard error, SE) 15, 42
標準正規分布(standard normal distribution) 31, 50
標準偏差(standard deviation, SD) 13, 22
標準母集団(standard population) 118
標本(sample) 13, 27, 28
――の大きさ(sample size) 28, 172
標本回帰直線(sample regression line) 86
標本調査(sample survey) 27, 100
標本統計量(sample statistic) 13
標本比率(sample proportion) 102
病歴研究(case-history study) 2
比例ハザードモデル(proportional hazard model) 184, 194
非劣性(non-inferiority) 237, 239, 241
――の検定(test for non-inferiority) 239, 242
――の Δ 検定 239
非劣性検定での交絡因子の調整 242
非劣性試験(non-inferiority trial) 237
頻度(frequency) 100

Fisher の LSD 法(Fisher's least significant difference procedure) 201
Fisher の正確な検定(Fisher exact test) 106
二つの母相関係数の差の検定 83
二つの母比率の差の検定 179
――と信頼区間 103
二つの母平均の差の検定 174
負の二項分布(negative binomial distribution) 40
Friedman の順位検定(Friedman rank test) 154
pooled variance t-test 201〜203
ブロック(block) 140
分割表(contingency table, cross table) 9, 12
分散(variance) 13, 29
分散共分散行列 251
分散共分散構造 161
分散分析(analysis of variance) 139, 150
分布型(distribution-type) 28
――によらない方法(distribution-free, non-parametric) 29

平均(mean) 13
平均生存時間 188
平均値の差の検定 64
平均値の差の信頼区間 78
平方和(sum of squares, SS) 22, 143
ベースラインデータ 168
Peto & Peto の log-rank 検定 184, 191
変動係数(coefficient of variation, CV) 16

Poisson trend 検定 218

Poisson 分布(Poisson distribution)　38, 114
母回帰係数の検定と信頼区間　88, 91
母回帰直線(population regression line)　86
母集団(population)　27
母数(population parameter)　41
母相関係数(population correlation coefficient)
　——の検定　81
　——の信頼区間　82
母標準偏差(population standard deviation)　30
母比率(population proportion)　101
　——に関する推測　101
　——の多重比較　207
母分散(population variance)　30
母平均(population mean)　29
　——の検定　63
　——の差の検定　64
　——の差の信頼区間　78
　——の信頼区間　60
　——の多重比較　200
Bonferroni の多重比較法　202
Bonferroni の調整法　162

マ 行

前向き研究(prospective study)　3
McNemar 検定　109, 130
matched-pair sampling　130
マッチング(matching)　130
Mahalanobis 距離　254
稀な疾患(rare disease)　126, 134
Mantel-Cox 検定　195
Mantel-extension 検定　232
Mantel-extension 法　215, 220, 227
Mantel-Haenszel 型の非劣性検定　242
Mantel-Haenszel 法　220, 224
Mann-Whitney の U 検定　135

Miettinen の検定に基づく信頼区間(test-based interval)　128
Miettinen の方法　225
見かけの効果　6
mid-p 値(mid-p value)　108, 115

無限母集団(infinite population)　27
無構造モデル(unstructured model)　164, 167
無作為化(randomization)　5

無作為化比較試験(randomized controlled trial)　2, 66, 124
無作為性(randomness)　3
無作為抽出(random sampling)　1, 27
無作為標本(random sample)　27
無作為割付け(random allocation)　1

メディアン(median)　18

ヤ 行

有意差(significant difference)　172
有意差検定(significance test)　121
有意水準(significance level)　47, 172
尤度(likelihood)　43
有病率(prevalence rate)　100

用量-反応関係(dose-response relationship)　4, 117, 211
　——の仮説　211
予後因子(prognostic factor)　194
予測区間(prediction interval)　79, 98
予測値(predicted value)　98
予測平均(predicted mean)　98

ラ 行

ラテン方格法(Latin square design)　141, 155
random allocation　141

罹患率(incidence rate)　100, 114, 115
　——の信頼区間　119
罹患率の差(incidence rate difference, RD)　119, 120, 122
　——の検定　120
　——の信頼区間　120
罹患率の比(incidence rate ratio, RR)　119, 122
　——の検定　120
　——の信頼区間　121
離散量　28
リスク(risk)　124
リスク差(risk difference, RD)　124
　——の検定　124
リスク比(risk ratio, RR)　124
　——の検定　124
　——の信頼区間　124

risk factor 230
リスクファクター分析 249
両側検定(two-tailed test) 45
臨床試験(clinical trial) 1

累積相対度数(cumulative relative frequency)
　　11, 31

連続修正項(continuity correction) 102, 104, 112
連続量 28

log-rank 検定 191
ロジスティック回帰分析(logistic regression
　　analysis) 220, 229, 249, 256
ロジスティック回帰モデル 230
Rogers の方法 114

ワ 行

割合(proportion) 100

監修者略歴

古川 俊之（ふるかわ としゆき）

1931年　大阪府に生まれる
1955年　大阪大学医学部卒業
現　在　国立大阪病院名誉院長
　　　　東京大学名誉教授
　　　　医学博士
（2014年ご逝去）

著者略歴

丹後 俊郎（たんご としろう）

1950年　北海道に生まれる
1975年　東京工業大学大学院理工学
　　　　研究科修了
　　　　国立保健医療科学院
　　　　技術評価部部長を経て
現　在　医学統計学研究センター長
　　　　医学博士

統計ライブラリー
医学への統計学　第3版　　　　　　　　　定価はカバーに表示

1983年 9 月 2 日　　初　版第 1 刷
1992年 4 月15日　　　　　第12刷
1993年 9 月20日　　新　版第 1 刷
2012年 4 月20日　　　　　第19刷
2013年11月30日　　第 3 版第 1 刷
2020年 1 月15日　　　　　第 7 刷

監修者　古　川　俊　之
著　者　丹　後　俊　郎
発行者　朝　倉　誠　造
発行所　株式会社　朝倉書店
　　　　東京都新宿区新小川町 6-29
　　　　郵便番号　162-8707
　　　　電話　03(3260)0141
　　　　ＦＡＸ　03(3260)0180
　　　　http://www.asakura.co.jp

〈検印省略〉

© 2013〈無断複写・転載を禁ず〉　　　　Printed in Korea

ISBN 978-4-254-12832-1　C 3341

JCOPY 〈(社)出版者著作権管理機構　委託出版物〉

本書の無断複写は著作権法上での例外を除き禁じられています．複写される場合は，そのつど事前に，(社)出版者著作権管理機構（電話 03-3513-6969，FAX 03-3513-6979，e-mail: info@jcopy.or.jp）の許諾を得てください．

医学統計学研究センター 丹後俊郎・名大 松井茂之編

新版 医学統計学ハンドブック

12229-9 C3041　　　A5判 868頁 本体20000円

全体像を俯瞰し，学べる実務家必携の書［内容］統計学的視点／データの記述／推定と検定／実験計画法／検定の多重性／線形回帰／計数データ／回帰モデル／生存時間解析／経時的繰り返し測定データ／欠測データ／多変量解析／ノンパラ／医学的有意性／サンプルサイズ設計／臨床試験／疫学研究／因果推論／メタ・アナリシス／空間疫学／衛生統計／調査／臨床検査／診断医学／オミックス／画像データ／確率と分布／標本と統計的推測／ベイズ推測／モデル評価・選択／計算統計

医学統計学研究センター 丹後俊郎著
医学統計学シリーズ1

統計学のセンス
――デザインする視点・データを見る目――

12751-5 C3341　　　A5判 152頁 本体3200円

データを見る目を磨き，センスある研究を遂行するために必要不可欠な統計学の素養とは何かを説く．〔内容〕統計学的推測の意味／研究デザイン／統計解析以前のデータを見る目／平均値の比較／頻度の比較／イベント発生までの時間の比較

医学統計学研究センター 丹後俊郎著
医学統計学シリーズ2

統計モデル入門

12752-2 C3341　　　A5判 256頁 本体4000円

統計モデルの基礎につき，具体的事例を通して解説．〔内容〕トピックスI～IV／Bootstrap／モデルの比較／測定誤差のある線形モデル／一般化線形モデル／ノンパラメトリック回帰モデル／ベイズ推測／Marcov Chain Monte Carlo法／他

医学統計学研究センター 丹後俊郎著
医学統計学シリーズ4

新版 メタ・アナリシス入門
――エビデンスの統合をめざす統計手法――

12760-7 C3371　　　A5判 280頁 本体4600円

好評の旧版に大幅加筆．〔内容〕歴史と関連分野／基礎／手法／Heterogeneity／Publication bias／診断検査とROC曲線／外国臨床データの外挿／多変量メタ・アナリシス／ネットワーク・メタ・アナリシス／統計理論

医学統計学研究センター 丹後俊郎著
医学統計学シリーズ5

新版 無作為化比較試験
――デザインと統計解析――

12881-9 C3341　　　A5判 264頁 本体4500円

好評の旧版に加筆・改訂．〔内容〕原理／無作為割り付け／目標症例数／群内・群間変動に係わるデザイン／経時的繰り返し測定／臨床的同等性・非劣性／グループ逐次デザイン／複数のエンドポイント／ブリッジング試験／欠測データ

医学統計学研究センター 丹後俊郎・Taeko Becque著
医学統計学シリーズ8

統計解析の英語表現
――学会発表，論文作成へ向けて――

12758-4 C3341　　　A5判 200頁 本体3400円

発表・投稿に必要な統計解析に関連した英語表現の事例を，専門学術雑誌に掲載された代表的な論文から選び，その表現を真似ることから説き起こす．適切な評価を得られるためには，この視点で簡潔に適宜引用しながら解説を施したものである．

医学統計学研究センター 丹後俊郎・Taeko Becque著
医学統計学シリーズ9

ベイジアン統計解析の実際
――WinBUGSを利用して――

12759-1 C3341　　　A5判 276頁 本体4800円

生物統計学，医学統計学の領域を対象とし，多くの事例とともにベイジアンのアプローチの実際を紹介．豊富な応用例では，例→コード化→解説→結果という統一した構成［内容］ベイジアン推測／マルコフ連鎖モンテカルロ法／WinBUGS／他

医学統計学研究センター 丹後俊郎著
医学統計学シリーズ10

経時的繰り返し測定デザイン
――治療効果を評価する混合効果モデルとその周辺――

12880-2 C3341　　　A5判 260頁 本体4500円

治療への反応の個人差に関する統計モデルを習得すると共に，治療効果の評価にあたっての重要性を理解するための書〔内容〕動物実験データの解析／分散分析モデル／混合効果モデルの基礎／臨床試験への混合効果モデル／潜在クラスモデル／他

丹後俊郎・山岡和枝・高木晴良著
統計ライブラリー

新版 ロジスティック回帰分析
――SASを利用した統計解析の実際――

12799-7 C3341　　　A5判 296頁 本体4800円

SASのVer.9.3を用い新しい知見を加えた改訂版．マルチレベル分析に対応し，経時データ分析にも用いられている現状も盛り込み，よりモダンな話題を付加した構成．〔内容〕基礎理論／SASを利用した解析例／関連した方法／統計的推測

上記価格（税別）は2019年 12月現在